全国临床护理"三基"训练试题集

主 审

吴欣娟　么　莉

主 编

王爱平　丁炎明

副主编

成守珍　李　红　李虹彦

人民卫生出版社
·北京·

图书在版编目（CIP）数据

全国临床护理"三基"训练试题集 / 王爱平，丁炎
明主编 . 一北京：人民卫生出版社，2024.4（2025.8重印）
ISBN 978-7-117-36243-6

Ⅰ . ①全… Ⅱ . ①王… ②丁… Ⅲ . ①护理学 – 资格
考试 – 习题集 Ⅳ . ①R47-44

中国国家版本馆 CIP 数据核字（2024）第 085279 号

人卫智网	www.ipmph.com	医学教育、学术、考试、健康、购书智慧智能综合服务平台
人卫官网	www.pmph.com	人卫官方资讯发布平台

全国临床护理"三基"训练试题集
Quanguo Linchuang Huli "Sanji" Xunlian Shitiji

主　　编：王爱平　丁炎明
出版发行：人民卫生出版社（中继线 010-59780011）
地　　址：北京市朝阳区潘家园南里 19 号
邮　　编：100021
E - mail：pmph @ pmph.com
购书热线：010-59787592　010-59787584　010-65264830
印　　刷：三河市宏达印刷有限公司
经　　销：新华书店
开　　本：787 × 1092　1/16　　印张：22
字　　数：505 千字
版　　次：2024 年 4 月第 1 版
印　　次：2025 年 8 月第 3 次印刷
标准书号：ISBN 978-7-117-36243-6
定　　价：66.00 元

打击盗版举报电话：010-59787491　E-mail：WQ @ pmph.com
质量问题联系电话：010-59787234　E-mail：zhiliang @ pmph.com
数字融合服务电话：4001118166　　E-mail：zengzhi @ pmph.com

全国临床护理
"三基"训练试题集

主 审

吴欣娟　么　莉

主 编

王爱平　丁炎明

副主编

成守珍　李　红　李虹彦

编 者（以姓氏笔画为序）

丁炎明	北京大学第一医院	张琳琪	首都医科大学附属北京儿童医院
王 泠	北京大学人民医院	陈 红	复旦大学附属华山医院
王华芬	浙江大学医学院附属第一医院	陈 梅	北京大学第一医院
王建宁	南昌大学第一附属医院	陈美榕	福建省立医院
王爱平	中国医科大学附属第一医院	罗 蓟	中国医科大学附属第一医院
田 丽	天津市第三中心医院	岳丽青	中南大学湘雅医院
成守珍	中山大学附属第一医院	金静芬	浙江大学医学院附属第二医院
朱唯一	上海交通大学医学院附属瑞金医院	周春兰	南方医科大学南方医院
刘义兰	华中科技大学同济医学院附属协和医院	郑 瑾	中国医科大学附属第一医院
刘延锦	郑州大学第一附属医院	赵 菁	中日友好医院
江智霞	贵州护理职业技术学院	赵庆华	重庆医科大学附属第一医院
许璧瑜	中山大学附属第一医院	胡少华	安徽医科大学第一附属医院
孙惠杰	吉林大学第一医院	施 雁	同济大学附属第十人民医院
李 红	福建省立医院	姜 梅	首都医科大学附属北京妇产医院
李亚敏	中南大学湘雅二医院	骆金铠	首都医科大学附属北京友谊医院
李秀娥	北京大学口腔医院	顾则娟	南京医科大学第一附属医院
李虹彦	吉林大学第一医院	栾晓嵘	山东大学齐鲁医院
李葆华	北京大学第三医院	高凤莉	首都医科大学附属北京朝阳医院
杨 丽	广西医科大学第一附属医院	高学琴	哈尔滨医科大学附属第二医院
余梦清	北京协和医院	郭 莹	哈尔滨医科大学附属第四医院
辛 霞	西安交通大学第一附属医院	席淑新	复旦大学附属眼耳鼻喉科医院
汪 晖	华中科技大学同济医学院附属同济医院	常 红	首都医科大学宣武医院
张 军	中国医科大学附属第一医院	蒋 艳	四川大学华西医院
张文光	山西医科大学第一医院	蒙莉萍	海南医学院第一附属医院
张玲娟	海军军医大学第一附属医院	魏丽丽	青岛大学附属医院
张晓春	中国医科大学附属第一医院		

前言

护理工作与人民群众的健康利益和生命安全密切相关。护理工作在增进患者健康、促进疾病康复、保障医疗质量和安全、改善患者就医感受等方面起着非常重要的作用。

基本理论、基本知识、基本技能（简称"三基"）是护士为患者服务的基本功，是保证护理质量的基本要素。熟练掌握和运用基本理论、基本知识、基本技能对提升护理质量、保障患者安全至关重要。《全国护理事业发展规划（2021—2025年）》指出，要加强护士培养培训，建立以岗位需求为导向、以岗位胜任力为核心的护士培训制度；要加强临床护士"三基三严"培训，坚持立足岗位、分类施策，切实提升护士临床护理服务能力。

《全国临床护理"三基"训练试题集》由来自全国各地的50余位医疗、护理专家编写，共包括44套测试题。每套试题包括单项选择题、填空题、名词解释、简答题、论述题和案例分析题6种题型，并附有参考答案。其中，单项选择题包括A1型、A2型、A3/A4型和B型题。本书适用于临床护士和护理院校护生的训练、测试与考核。

衷心感谢本书的主审吴欣娟理事长和么莉主任，衷心感谢参与本书编写的所有编者。希望本书的出版能够帮助临床护士和护理院校护生夯实为患者服务的基本功，促进临床护理质量的提升；也希望各位读者对本书提出宝贵意见，以臻完善。

王爱平　丁炎明

2024年1月

目 录

第一章
基础医学

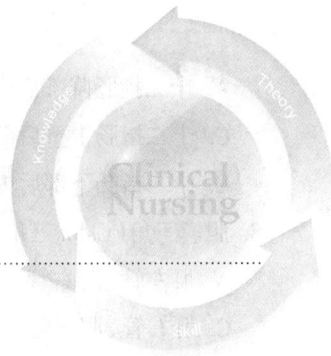

（含解剖学、生理学、病原生物学、免疫学、药理学、病理学）

试题一

一、单项选择题

（一）A1 型题

1. 人体内 O_2 和 CO_2 进出细胞膜的方式是

   A. 单纯扩散   B. 易化扩散   C. 原发性主动转运

   D. 继发性主动转运   E. 出胞或入胞作用

2. 成人的造血组织是

   A. 肝   B. 脾

   C. 全部骨髓腔的骨髓   D. 扁骨及长骨近端骨骺处骨髓

   E. 肝和骨髓

3. 醛固酮的主要作用是

   A. 增加肾近曲小管保钠排钾   B. 增加肾远曲小管和集合管保钠排钾

   C. 增加肾远曲小管和集合管保钾排钠   D. 增加肾近曲小管保钾排钠

   E. 增加肾髓袢保钠排钾

4. 安静时人体主要的产热器官是

   A. 肝   B. 骨骼肌   C. 脾   D. 肾   E. 脑

5. 骶管麻醉的穿刺部位正对

   A. 骶角   B. 骶岬   C. 骶管裂孔

   D. 骶前孔   E. 骶后孔

6. 关于膝关节的说法，**错误**的是

   A. 胫腓侧副韧带均贴关节囊   B. 前后交叉韧带能分别限制胫骨向前、向后移位

   C. 内侧半月板呈 C 形   D. 半月板随膝关节的运动而移动

   E. 髌韧带止于胫骨粗隆

7. 十二指肠大乳头位于

A. 十二指肠降部后内侧壁   B. 十二指肠降部后壁

C. 十二指肠上壁后部   D. 十二指肠降部后外侧壁

E. 十二指肠下部后内侧壁

8. 胆囊三角（Calot 三角）的围成部分是

A. 肝左管、肝右管与肝的脏面   B. 肝总管、胆囊管和肝的脏面

C. 肝右管、胆囊管与尾状叶   D. 胆总管、肝总管与肝的下面

E. 肝总管、门静脉与方叶

9. 关于室间隔，正确的描述是

A. 呈垂直位   B. 大部分缺乏肌质

C. 主要由结缔组织构成   D. 缺损多发生于膜部

E. 前、后缘的表面标志不明显

10. 人类 T 淋巴细胞分化成熟的部位是

A. 胸腺   B. 脾   C. 腔上囊

D. 淋巴结   E. 骨髓

11. 细菌的主要生长方式是

A. 有丝分裂   B. 二分裂   C. 孢子生殖

D. 复制   E. 腐生与寄生

12. 噬菌体的遗传物质是

A. DNA   B. RNA   C. DNA 或 RNA

D. RNA 和 DNA   E. 蛋白质

13. 实验室能用干烤法灭菌的物品是

A. 玻璃器皿   B. 滤菌器   C. 手术刀

D. 输液器接头   E. 胶皮手套

14. 能在无生命培养基上生长繁殖的最小微生物是

A. 细菌   B. 衣原体   C. 支原体

D. 立克次氏体   E. 螺旋体

15. 白色血栓的主要成分是

A. 红细胞   B. 单核细胞   C. 血小板

D. 纤维素   E. 中性粒细胞

16. 弥散性血管内凝血（DIC）是指

A. 脑、心、肝等重要器官中有较多的血栓形成

B. 全身小动脉内有广泛的血栓形成

C. 全身小静脉内有广泛的血栓形成

D. 微循环内有广泛的微血栓形成

E. 小动、静脉内有广泛的小血栓形成

17. 糖皮质激素用于治疗慢性炎症时发挥的作用是

    A. 具有强大抗炎作用,促进炎症消散

    B. 促进炎症区血管收缩,降低通透性

    C. 稳定溶酶体膜,减少蛋白水解酶释放

    D. 抑制肉芽组织生长,防止粘连和瘢痕形成

    E. 抑制花生四烯酸释放,使前列腺素合成减少

18. 静脉滴注硫酸镁**不用于**

    A. 子痫   B. 高血压危象

    C. 低镁血症伴洋地黄中毒性心律失常   D. 各种原因引起的惊厥

    E. 导泻

19. 冠状动脉粥样硬化时,**不会**出现的病变是

    A. 心肌的变性和坏死   B. 心肌的代偿性肥大

    C. 心肌内纤维化   D. 心肌内糖原沉淀

    E. 心肌萎缩

20. 心肌梗死所致的心脏破裂最常发生于

    A. 心肌梗死后 4~5h   B. 心肌梗死后 1d

    C. 心肌梗死后 1 周内   D. 心肌梗死后半年

    E. 心肌梗死后 1~4h

21. 右心衰竭可导致

    A. 肝细胞碎片状坏死   B. 坏死后性肝硬化

    C. 肝出血性梗死   D. 肝贫血性梗死

    E. 心源性肝硬化

(二)A2 型题

22. 男,35 岁。确诊艾滋病 5 年,近 1 年反复发生口腔白念珠菌感染,最可能的原因是

    A. HIV 感染导致该患者免疫监视功能下降

    B. HIV 感染导致该患者免疫监视功能增强

    C. HIV 感染导致该患者免疫自稳功能紊乱

    D. HIV 感染导致该患者免疫防御功能下降

    E. HIV 感染导致该患者免疫防御功能增强

23. 男,45 岁。服用地高辛治疗肾功能正常的慢性充血性心力衰竭,每日维持用量 0.25mg,口服。患者服药后心力衰竭症状逐渐好转,7d 后心力衰竭症状基本消失,但未出现洋地黄中毒表现,此时应

    A. 停用地高辛   B. 地高辛减量

    C. 适当增加地高辛用量   D. 地高辛用量不变

    E. 地高辛用量不变但加服苯妥英钠

24. 男，24岁。苯巴比妥急性中毒。此时可采取的急救措施是
    A. 静脉滴注生理盐水
    B. 静脉滴注低分子右旋糖酐
    C. 静脉滴注 5% 葡萄糖溶液
    D. 静脉滴注碳酸氢钠溶液
    E. 静脉滴注甘露醇

（三）B 型题
（25~28 题共用备选答案）
    A. 新生儿溶血病
    B. 系统性红斑狼疮
    C. 血清病
    D. 接触性皮炎
    E. 青霉素过敏性休克
25. 属于 Ⅰ 型超敏反应的疾病是
26. 属于 Ⅱ 型超敏反应的疾病是
27. 属于 Ⅲ 型超敏反应的疾病是
28. 属于 Ⅳ 型超敏反应的疾病是

二、填空题

1. 在同一细胞上，动作电位的大小不随着刺激强度和传导距离而改变的现象，称为（   ）。
2. 环状软骨弓平对第（   ）颈椎，是颈部的重要标志之一。
3. 细胞因子的作用方式有（   ）、（   ）、（   ）。
4. 寄居于人体，对人体无害的微生物称为（   ）。
5. 微生态失调的影响因素包括环境、（   ）、微生物三个方面。
6. Ⅰ 型呼吸衰竭的判断标准是（   ），Ⅱ 型呼吸衰竭的判断标准是（   ）。

三、名词解释

1. 突触   2. 乳糜池   3. 耻骨联合   4. 抗体

四、简答题

1. 简述心室肌的动作电位的五个期。
2. 简述食管的三个狭窄部位。
3. 简述端坐呼吸的发病机制。
4. 简述病毒的基本特点。

五、论述题

1. 何谓脊髓休克？有何表现？脊髓休克的产生与恢复说明了什么？
2. 请用解剖知识解释一下为什么胰头癌患者会出现黄疸、肠梗阻等症状？

六、案例分析题

女，26岁。下腹部疼痛 3d，左下腹部有中度痉挛性疼痛，阴道有大量黄色、无血、无味的分泌

物。患者一周前做过阴道后穹隆穿刺,引出 20ml 带血、恶臭的脓性液体,厌氧菌培养阳性。

请问:

1. 该患者可能为何种病原体感染?

2. 应给予何种抗生素治疗?

参考答案

一、单项选择题

（一）A1型题

1. A　2. D　3. B　4. A　5. C　6. A　7. A　8. B　9. D　10. A　11. B　12. C　13. A　14. C
15. C　16. D　17. D　18. E　19. D　20. C　21. E

（二）A2型题

22. D　23. D　24. D

（三）B型题

25. E　26. A　27. C　28. D

二、填空题

1. 全或无现象

2. 六

3. 自分泌、旁分泌、内分泌

4. 正常菌群

5. 宿主

6. $PaO_2 < 60mmHg$、$PaO_2 < 60mmHg$ 伴有 $PaCO_2 > 50mmHg$

三、名词解释

1. 突触:一个神经元的轴突末梢与其他神经元的胞体或突起相接触处所形成的特殊结构。

2. 乳糜池:位于第一腰椎前方,由左、右腰干和肠干汇合形成的膨大的胸导管起始部。

3. 耻骨联合:由两侧耻骨联合面借纤维软骨构成的耻骨间盘连接而成,其上方有耻骨上韧带,下方有耻骨弓状韧带加强。

4. 抗体:是免疫系统在抗原刺激下,由B淋巴细胞或记忆B细胞增殖分化成浆细胞所产生的、可与相应抗原发生特异性结合的免疫球蛋白。

四、简答题

1. 简述心室肌的动作电位的五个期。

0期(去极期)、1期(快速复极初期)、2期(缓慢复极期或平台期)、3期(快速复极末期)、4期(静息期)。

2. 简述食管的三个狭窄部位。

食管有三个狭窄部位,分别为:

(1)第一个狭窄位于食管起始处,距中切牙约15cm。

(2)第二个狭窄位于食管在左主支气管的后方与其交叉处,距中切牙约25cm。

(3)第三个狭窄位于食管穿过膈的食管裂孔处,距中切牙约40cm。

3. 简述端坐呼吸的发病机制。

①端坐时部分血液因重力关系转移到下半身,减轻肺淤血;②端坐时膈肌位置相对下移,胸腔容积增大,肺活量增加,通气改善;③端坐时可以减少水肿液的吸收,减轻肺淤血。

4. 简述病毒的基本特点。

病毒是一类非细胞型的微生物。病毒体积微小,可以通过滤菌器,结构简单,无完整细胞结构,只含一种类型的核酸,专性细胞内寄生,对抗生素不敏感,但对干扰素敏感。

五、论述题

1. 何谓脊髓休克?有何表现?脊髓休克的产生与恢复说明了什么?

(1)当人或动物的脊髓与高位中枢突然离断时,脊髓断面以下暂时丧失反射活动能力,进入无反应状态,称为脊髓休克。

(2)脊髓休克的主要表现:在断面以下的脊髓所支配的骨骼肌紧张性降低或消失;血压下降;粪尿潴留等。以后,脊髓反射活动可逐渐恢复。

(3)脊髓休克主要是由于脊髓突然失去高位中枢的易化性调节所致。脊髓休克的恢复说明脊髓存在并能完成这些脊髓反射。

2. 请用解剖知识解释一下为什么胰头癌患者会出现黄疸、肠梗阻等症状?

胆汁由肝脏产生,排出过程中经过左右肝管、肝总管、胆总管,胆总管在胰头与十二指肠之间,经肝胰壶腹进入十二指肠。发生胰头癌时,癌肿压迫胆总管,致使胆汁排出受阻,而反流入血形成黄疸。由于十二指肠与胰头的毗邻关系,有时可压迫十二指肠造成肠梗阻。

六、案例分析题

1. 该患者可能为何种病原体感染?

此患者为无芽孢厌氧菌中的脆弱拟杆菌感染。

2. 应给予何种抗生素治疗?

主要应用克林霉素、头孢西丁和亚胺硫霉素-西拉司丁钠等治疗。

(罗 蓟)

试题二

一、单项选择题

（一）A1 型题

1. 呼吸基本节律产生于
   - A. 脊髓前角运动神经元
   - B. 延髓呼吸神经元
   - C. 脑桥呼吸中枢
   - D. 下丘脑
   - E. 大脑皮质

2. 小肠特有的运动形式是
   - A. 容受性舒张
   - B. 蠕动
   - C. 移行性复合运动
   - D. 紧张性收缩
   - E. 分节运动

3. 主动脉瓣开放发生于
   - A. 心房收缩期末
   - B. 等容收缩期末
   - C. 等容舒张期末
   - D. 快速充盈期末
   - E. 减慢充盈期初

4. 神经调节的基本方式是
   - A. 正反馈
   - B. 负反馈
   - C. 前馈
   - D. 反射
   - E. 神经 - 体液调节

5. 成人子宫正常的位置是
   - A. 前倾前屈
   - B. 前倾后屈
   - C. 后倾前屈
   - D. 后倾后屈
   - E. 前倾不屈

6. 骑跨性损伤易损伤尿道的
   - A. 前列腺部
   - B. 膜部和尿道球部
   - C. 海绵体部
   - D. 尿道球部
   - E. 膜部

7. 关于肾结构的描述，正确的是
   - A. 肾实质分为肾皮质、肾髓质和肾窦
   - B. 肾窦内包含肾小盏、肾大盏、肾盂、神经、血管和脂肪组织等
   - C. 肾髓质富含血管、新标本上呈红褐色
   - D. 肾锥体尖端朝向皮质
   - E. 肾髓质由肾锥体和肾柱构成

8. 关于阑尾的描述，正确的是
   - A. 结肠带是寻找阑尾的标志
   - B. 没有系膜
   - C. 以回肠前位多见
   - D. 是腹膜间位器官
   - E. 由腹腔干供血

9. 咽鼓管咽口在

A. 咽鼓管圆枕后上方   B. 下鼻道后部

C. 咽鼓管圆枕前下方   D. 中耳鼓室

E. 口咽部

10. 抗原的基本特性是

A. 异物性和免疫反应性   B. 免疫原性和免疫反应性

C. 免疫原性和异物性   D. 免疫反应性和特异性

E. 免疫原性和特异性

11. 新生儿通过自然被动免疫可从母体获得的免疫球蛋白为

A. IgM 和 IgE   B. IgG 和 IgD   C. IgG 和 IgE

D. IgM 和 IgG   E. IgG 和 sIgA

12. 具有免疫记忆的细胞是

A. 肥大细胞   B. 巨噬细胞   C. 中性粒细胞

D. 淋巴细胞   E. NK 细胞

13. 关于灭活疫苗的叙述,**错误**的是

A. 选用免疫原性强的病原体用理化方法灭活而成

B. 较活疫苗易保存

C. 副作用大

D. 需多次小剂量注射

E. 常制成联合疫苗

14. 关于脊髓灰质炎病毒的特性,描述正确的是

A. DNA 病毒   B. 病毒只有一个血清型

C. 不获得牢固的免疫性   D. 病毒侵入机体不引起病毒血症

E. 局部分泌型抗体有重要意义

15. 关于玻璃样变性,描述**错误**的是

A. 是一组形态学上物理性状相同,化学成分、发生机制也相同的病变

B. 浆细胞内出现的是拉塞尔小体(Russell body)

C. 肝细胞内出现的是马洛里小体(Mallory body)

D. 纤维结缔组织玻璃样变性是由于胶原纤维的老化

E. 细动脉壁玻璃样变性可见于缓进型高血压病

16. 最常见的移植排斥反应是

A. 超急性排斥反应   B. 急性排斥反应

C. 亚急性排斥反应   D. 慢性排斥反应

E. 移植物抗宿主反应

17. 肝素的适应证**不包括**

A. 肺栓塞   B. DIC 早期

C. 严重高血压
D. 心脏瓣膜置换术

E. 血液透析

18. 呋塞米利尿的作用部位是

A. 髓袢升支粗段皮质部和髓质部
B. 髓袢降支髓质部

C. 近曲小管
D. 远曲小管

E. 集合管

19. 下列**不是**呋塞米不良反应的是

A. 低血钾
B. 高尿酸血症
C. 高血钙

D. 耳毒性
E. 碱血症

20. 恶性高血压患者死于尿毒症的主要原因是

A. 肾小管坏死
B. 肾小球纤维化

C. 大动脉血栓形成
D. 肾间质出血

E. 肾细小动脉纤维素样坏死

（二）A2 型题

21. 女，9 岁。因癫痫大发作入院，其母叙述患儿曾服苯巴比妥 10 个月，因疗效不佳，2d 前改服苯妥英钠，结果病情加重，可能的原因是

A. 苯妥英钠剂量太小

B. 苯妥英钠对大发作无效

C. 苯妥英钠诱导了肝药酶，加速自身代谢

D. 苯巴比妥突然停药后血药浓度下降，而苯妥英钠的血药浓度尚未达到有效血药浓度

E. 苯妥英钠剂量过大而中毒

22. 男，7 岁。因足跟被生锈铁钉刺破 3d 未做处理，出现全身乏力、头晕、头痛、咀嚼无力、张口困难、颈部发硬、反射亢进、烦躁不安等症状就诊。临床诊断：破伤风。紧急注射抗破伤风毒素血清制剂，并予以青霉素、地西泮肌内注射治疗，10d 后症状缓解，但患儿出现发热、皮疹、淋巴结肿大和蛋白尿等副作用，2 周后症状逐渐消失。引起患儿后期副作用的抗破伤风毒素血清制剂中的抗原是

A. 超抗原
B. 半抗原
C. 耐受原

D. 异种抗原
E. 自身抗原

23. 女，20 岁。主诉：阴道接触性出血半年多。宫颈活检提示：宫颈鳞状细胞癌。该患者最可能的发病原因是

A. HIV 感染
B. 持续性 HBV 感染

C. EBV 感染
D. 肥胖、高血压、糖尿病

E. 持续性人乳头状瘤病毒（HPV）感染

24. 男，34 岁。从昨日起左眼充血，有分泌物，流泪。今早右眼也出现同样的症状。体格检查发现结膜充血，但无出血，角膜无病变。耳前淋巴结肿大且有压痛，诊断为急性结膜炎。最易引起

本病的病毒是

A. 肠道病毒 70 型　　　　　B. 腺病毒　　　　　　　C. 沙眼衣原体

D. 麻疹病毒　　　　　　　E. 单纯疱疹病毒 I 型

25. 男，45 岁。发热、乏力伴消瘦 2 个月，两侧颈部和腹股沟可触及数粒蚕豆大小的淋巴结，脾肋下 2cm，结核菌素试验（－），骨髓检查正常。如要确诊，该患者应做的检查是

A. 骨髓活检　　　　　　　B. 腹部 B 超　　　　　　C. 胸部 CT

D. 淋巴结活检　　　　　　E. 染色体检查

26. 男，病史 2 周，贫血伴周身出血点，浅表淋巴结不肿大，胸骨压痛（＋），肝脏轻度肿大，外周血白细胞计数 $25 \times 10^9/L$，可见幼稚细胞，血小板计数 $50 \times 10^9/L$，血红蛋白 40g/L，该患者最可能的诊断是

A. 败血症　　　　　　　　B. 再生障碍性贫血　　　　C. 过敏性紫癜

D. 急性白血病　　　　　　E. 恶性淋巴瘤

（三）B 型题

（27~28 题共用备选答案）

A. 毒血症　　　　　　　　B. 菌血症　　　　　　　C. 败血症

D. 脓毒血症　　　　　　　E. 内毒素血症

27. 破伤风杆菌引起

28. 伤寒病早期体内出现

（29~30 题共用备选答案）

A. 中生　　　　　　　　　B. 栖生　　　　　　　　C. 互生

D. 拮抗共生　　　　　　　E. 偏生

29. 两种生物处于同一环境生存，一方受益，另一方不受任何影响和损害称为

30. 两种生物处于同一环境生存，互相受益的相互关系称为

二、填空题

1. 激素间的相互作用有（　　　）、（　　　）、（　　　）。

2. 顶骨与枕骨间的缝是（　　　），两顶骨间的缝是（　　　）。

3. 根据 B 细胞所处的活化阶段分类，B 细胞可分为（　　　）、（　　　）和（　　　）。

4. 通常以是否杀灭（　　　）作为判断灭菌效果的指标。

5. 乙酰胆碱受体根据药理学特异性配基的不同可分为毒蕈碱受体 M 受体和（　　　）。

三、名词解释

1. 心指数　　　　2. 麦氏点　　　　3. 超敏反应　　　　4. 无菌操作

四、简答题

1. 人体的散热方式有哪些？

2. 男性的肾盂结石在排出过程中易在何处滞留？

3. 简述细胞免疫和体液免疫的关系。

五、论述题

1. 人体屏障结构的组成和功能包括哪些？

2. 夜间阵发性呼吸困难的发病机制是什么？

六、案例分析题

男，61 岁，退休工人。突然呕血 1h 入院。患者于 1h 前进食晚餐后出现恶心，呕出鲜红色血液，量约 300ml，无血凝块，伴头晕、心悸、口干。入院后又呕鲜血约 500ml，头昏、乏力，次日晨共解柏油样便 2 次，每次约 150g。患者有乙肝病史多年，去年 7 月在外院诊断为"肝硬化失代偿期"。

入院体格检查：体温 36.9℃，脉搏 80 次/min，呼吸 22 次/min，血压 105/70mmHg，慢性病容，颈侧见 2 处蜘蛛痣，巩膜清，肝掌，腹膨软，肝肋下未及，脾肋下 3cm，腹部移动性浊音阳性。

实验室检查，各项结果如下：

肝肾功能：总蛋白 48.1g/L，白蛋白 27.6g/L，球蛋白 20.5g/L，A/G 1.3，总胆红素 27.9μmol/L，直接胆红素 8.5μmol/L，谷丙转氨酶 120U/L，尿素氮 8.10mmol/L，肌酐 120μmol/L，葡萄糖 7.60mmol/L。乙肝标志物测定（ELISA 法）：HBsAg 阳性、HBcAg 阳性、抗 HBc 阳性。

胃镜：食管中下段静脉中重度曲张。

B 超：提示肝硬化，门静脉高压，脾大，中等量腹水。腹水常规为漏出液。

腹水病理：未见癌细胞。

请问：

1. 根据提供的病史及检查结果，该患者应诊断为何种疾病？

2. 该疾病的概念及发病原因是什么？

参考答案

一、单项选择题

（一）A1 型题

1. B 2. E 3. B 4. D 5. A 6. D 7. B 8. A 9. C 10. B 11. E 12. D 13. D 14. E
15. A 16. B 17. C 18. A 19. C 20. E

（二）A2 型题

21. D 22. D 23. E 24. B 25. D 26. D

27. A   28. B   29. B   30. C

二、填空题

1. 协同作用、拮抗作用、允许作用

2. 人字缝、矢状缝

3. 初始B细胞、记忆B细胞、效应B细胞

4. 芽孢

5. 烟碱受体N受体

三、名词解释

1. 心指数：心排血量与体表面积成正比，以每平方米体表面积计算的心排血量，称为心指数。成人在安静情况下心指数为3.0~3.5L/（min·m²）。

2. 麦氏点：是阑尾根部的体表投影，是脐与右侧髂前上棘连线的中、外1/3交点处。

3. 超敏反应：是指机体受到某些抗原刺激时，出现生理功能紊乱或组织细胞损伤的异常适应性免疫应答，又称变态反应或过敏反应。

4. 无菌操作：指防止外界微生物进入体内或污染物品和局部环境的操作技术。

四、简答题

1. 人体的散热方式有哪些？

人体的散热方式有辐射散热、传导散热、对流散热和蒸发散热。

2. 男性的肾盂结石在排出过程中易在何处滞留？

（1）输尿管的三个狭窄：肾盂、输尿管连接处，输尿管跨髂血管处，输尿管膀胱壁内段。

（2）尿道的三个狭窄：尿道内口、尿道膜部、尿道外口。

3. 简述细胞免疫和体液免疫的关系。

细胞免疫和体液免疫的关系见表1-1。

表1-1　细胞免疫和体液免疫的关系

内容	细胞免疫	体液免疫
作用对象	靶细胞（被病原体感染的体细胞、体外细胞团和癌细胞）	位于细胞外的抗原（如病原体和毒素）
产生效应细胞	效应细胞毒性T细胞	效应B细胞（浆细胞）
产生效应方式	效应细胞毒性T细胞与靶细胞接触使靶细胞破裂	效应B细胞产生抗体与抗原结合
相互关系	相互配合，共同发挥作用	

五、论述题

1. 人体屏障结构的组成和功能包括哪些？

（1）皮肤与黏膜屏障：皮肤与黏膜构成了机体的外部屏障，是机体抵御病原菌入侵的第一道防线。其作用主要有机械性阻挡与排除作用、分泌杀菌物质、对病原菌产生拮抗和抑制作用。

（2）血脑屏障：由软脑膜、脉络丛的脑毛细血管和包绕在血管壁外的神经胶质细胞形成的胶质膜组成。血脑屏障能阻挡病原微生物及其毒性产物从血液进入脑组织或脑脊液，从而保护中枢神经系统。

（3）血胎屏障：是存在于母体与胎儿之间的一种屏障结构，由母体子宫内膜的基蜕膜和胎儿绒毛膜构成。血胎屏障能阻止母体血液中的病原微生物及其毒性产物进入胎儿体内，保护胎儿免受感染。

2. 夜间阵发性呼吸困难的发病机制是什么？

（1）平卧后胸腔容积减少，不利于通气。

（2）入睡后中枢神经系统处于相对抑制状态，反射的敏感性降低，只有当肺淤血使 PaO_2 下降到一定程度后才刺激呼吸中枢，使通气加强，患者也随之被惊醒，并感到气促。

（3）入睡后迷走神经相对兴奋，使支气管收缩，气道阻力增加。

（4）平卧位时，下半身静脉回流增多，水肿液吸收入血液循环也增多，加重肺淤血。

六、案例分析题

1. 根据提供的病史及检查结果，该患者应诊断为何种疾病？

该患者诊断为肝硬化（晚期）。

2. 该疾病的概念及发病原因是什么？

（1）肝硬化指由于反复交替发生的弥漫性肝细胞变性、坏死，纤维组织增生和肝细胞结节状再生而导致的肝结构改变，肝变形、变硬。

（2）发病原因包括病毒性肝炎、慢性酒精中毒、营养缺乏、毒性物质作用（如四氯化碳、磷、砷、辛可芬等），以及长期胆汁淤积。

（罗 蓟）

第二章
预防医学与院内感染控制

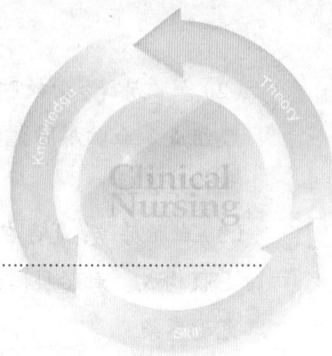

一、单项选择题

（一）A1 型题

1. 健康的概念**不包括**

   A. 身体健康　　　　　　B. 心理健康　　　　　　C. 精神健康

   D. 社会健康　　　　　　E. 身心健康

2. 以下**不属于**个体化运动处方的制订原则的是

   A. 循序渐进　　　　　　B. 有效性　　　　　　　C. 全面性

   D. 长期性　　　　　　　E. 普适性

3. 以下是医院内感染危险因素的是

   A. 使用无菌器械和设备　　B. 坚持正确的手卫生　　C. 适当应用抗生素

   D. 转移患者到单间病房　　E. 大量使用糖皮质激素

4. 以下**不属于**疾病流行强度术语的是

   A. 大流行　　　　　　　B. 散发　　　　　　　　C. 流行

   D. 暴发　　　　　　　　E. 大暴发

5. 处理肺结核患者的痰液最简单有效的方法是

   A. 深埋　　　　　　　　B. 焚烧　　　　　　　　C. 煮沸

   D. 高压灭菌　　　　　　E. 75% 乙醇浸泡

6. 关于无菌原则的描述，**错误**的是

   A. 取放无菌物品时，应面向无菌区

   B. 一套无菌物品只能给一位患者使用

   C. 已开启的无菌包有效期为 24h

   D. 铺无菌盘时手不能触及无菌巾内面

   E. 取用无菌溶液时将物品伸入无菌溶液内蘸取液体

7. 杀灭或清除传播媒介上的病原微生物，使其达到无害化的处理过程称为

   A. 清洁　　　　　　　　B. 清洗　　　　　　　　C. 消毒

   D. 灭菌　　　　　　　　E. 隔离

8. 能够杀灭芽孢的消毒剂是

A. 过氧乙酸   B. 乙醇   C. 碘伏

D. 氯己定   E. 二溴海因

9. 不耐热的金属诊疗器械灭菌可以选用

  A. 过氧乙酸   B. 戊二醛   C. 高温高压

  D. 含氯消毒剂   E. 二溴海因

10. 慢性病患者五种基本自我管理技能**不包括**

  A. 制订决策的技能   B. 寻找和利用社会资源的能力

  C. 解决问题的技能   D. 目标设定与采取行为的技能

  E. 自己开具处方的能力

11. 以下行为中，属于二级预防的是

  A. 预防接种   B. 禁止近亲结婚

  C. 定期体检   D. 加强自我锻炼

  E. 糖尿病患者使用胰岛素控制血糖

12. 健康促进的五大行动领域**不包括**

  A. 制定健康的公共政策   B. 营造支持性环境

  C. 强化社区行动   D. 调整卫生服务方向

  E. 加强医务人员服务质量

13. 医务人员近距离接触空气传播的疾病时应佩戴

  A. 纱布口罩   B. 外科口罩   C. 一次性医用口罩

  D. 医用防护口罩   E. 双层外科口罩

14. 以下属于半污染区的空间是

  A. 外科病房   B. 护士站   C. 医护值班室

  D. 治疗室   E. 库房

15. 以下**不属于**突发公共卫生事件特点的是

  A. 突发性   B. 普遍性   C. 复杂性

  D. 严重性   E. 特殊性

（二）A2 型题

16. 为了解某种疾病在各个年龄段的发病情况，将整个研究人群按照年龄分成 18~25 岁、26~35 岁、36~45 岁和 45 岁以上四个组别，并在每个年龄层次中随机选择一定数量的样本进行调查，这种抽样方法叫做

  A. 简单抽样   B. 系统抽样   C. 整群抽样

  D. 分层抽样   E. 多级抽样

17. 女，50 岁。因"脊髓灰质炎"收入院。医院应采取的隔离措施是

  A. 接触隔离   B. 消化道隔离   C. 空气隔离

  D. 飞沫隔离   E. 保护性隔离

18. 某实习护士打开无菌包后询问老师如何判断高压蒸汽灭菌效果,该带教老师应回答判断高压蒸汽灭菌效果最常用的方法是

    A. 生物监测法   B. 温度计法

    C. 化学指示卡   D. 灭菌包中明矾熔化

    E. 患者是否出现感染

19. 男,30岁。3d 前因脚被带锈的铁片扎伤,继而出现发热、牙关紧闭等表现,被诊断为破伤风,对该患者应采取

    A. 接触隔离   B. 消化道隔离   C. 空气隔离

    D. 飞沫隔离   E. 保护性隔离

(三)A3/A4 型题

(20~23 题共用题干)

男,8岁。诊断为"重症肺炎",肺部多重耐药菌感染。患者目前气管插管,呼吸机辅助呼吸。

20. 吸痰护理时,护士应执行的标准预防措施是

    A. 口罩、帽子、防护面罩   B. 口罩、帽子、手套

    C. 口罩、帽子、隔离衣   D. 口罩、帽子、手套、防护面罩

    E. 口罩、帽子、手套、隔离衣、防护面罩

21. 该患者的诊疗物品中,属于高度危险物品的是

    A. 听诊器   B. 呼吸机管道   C. 压舌板

    D. 吸痰管   E. 活检钳

22. 医务人员接触患者前,应确保手的菌落总数**不超过**

    A. 5CFU/cm^2 B. 10CFU/cm^2 C. 15CFU/cm^2

    D. 20CFU/cm^2 E. 25CFU/cm^2

23. 关于该患者的隔离措施,说法**不正确**的是

    A. 照顾患者后脱下隔离衣,悬挂在患者床旁时应清洁面向外

    B. 护士手上有伤口时应该戴双层手套

    C. 患者接触过的布品应该先灭菌再消毒

    D. 同病种感染者可同室隔离

    E. 患者的体温计、听诊器等专人专用,尽量使用一次性耗材

(24~27 题共用题干)

男,69岁。因"肺结核"收入院。

24. 该患者应采取的隔离方式是

    A. 飞沫隔离   B. 空气隔离   C. 接触隔离

    D. 保护性隔离   E. 肠道隔离

25. 对该患者痰液最简便有效的处理方法是

A. 深埋
B. 煮沸
C. 焚烧
D. 500mg/L 含氯消毒剂浸泡
E. 75% 乙醇浸泡

26. 该患者使用的体温计应采用的消毒方式是
A. 含氯消毒剂浸泡
B. 快速手消毒液擦拭
C. 紫外线灯照射
D. 75% 乙醇擦拭
E. 煮沸

27. 在肺结核患者病房进行空气消毒时,最适当的消毒方法是
A. UV 灯消毒
B. 喷雾消毒
C. 热蒸汽消毒
D. 化学药物喷洒消毒
E. 通风换气

(四) B 型题

（28~30 题共用备选答案）
A. 做家务
B. 加强锻炼
C. 音乐疗法缓解压力
D. 焦虑、抑郁
E. 吸烟

28. 属于医疗和行为管理的是
29. 属于角色管理的是
30. 属于情绪管理的是

二、填空题

1. 食源性疾病的基本特征是（　　　）途径、（　　　）多样性和具有临床特征。
2. 耐热、耐湿的诊疗器械应首选（　　　）灭菌。
3. 人体最大心率可以用公式进行估计,最大心率 =（　　　）。
4. 病毒性腮腺炎属于（　　　）隔离疾病,隔离室应采用（　　　）色隔离标识。
5. 根据《中华人民共和国传染病防治法》,我国甲类传染病包括（　　　）和（　　　）。
6. 过氧化氢属于（　　　）水平消毒剂。

三、名词解释

1. 医院内感染　　2. 食源性疾病　　3. 标准预防　　4. 保护性隔离

四、简答题

1. 简述发病率和患病率的概念有何不同。
2. 简述医务人员在何种情况下应穿着防护服。
3. 简述隔离技术原则有哪些。
4. 简述什么是清洁、消毒和灭菌。

五、论述题

1. 试述保护性隔离的主要措施。
2. 试述标准预防的具体措施。

六、案例分析题

某医院急诊接诊了一名年轻女性患者。患者主诉出现了腹泻、腹痛、腹胀等症状，并且排便中带有黏液和血丝。经询问病史得知，患者最近外出旅行，并在旅行期间食用了当地食物。临床初步诊断为"细菌性痢疾"。为了防止将细菌传播给他人，医院决定对患者进行隔离。

请问：

1. 针对该患者，医务人员应采取哪些隔离措施？
2. 医务人员在护理该患者时应该采取哪些防护措施？
3. 护士针对该患者的家庭成员和密切接触者应给予哪些指导？

参考答案

一、单项选择题

（一）A1型题

1. C　2. E　3. E　4. E　5. B　6. E　7. C　8. A　9. B　10. E　11. C　12. E　13. D　14. B
15. E

（二）A2型题

16. D　17. B　18. C　19. A

（三）A3/A4型题

20. E　21. E　22. B　23. A　24. B　25. C　26. A　27. E

（四）B型题

28. B　29. A　30. C

二、填空题

1. 经口、致病因子
2. 高压蒸汽
3. 220—年龄
4. 飞沫、粉
5. 鼠疫、霍乱
6. 高

三、名词解释

1. 医院内感染：又称医院获得性感染，是指住院患者、医院职工、就诊患者、探视者或陪住者在医院内获得的一切感染性疾病。

2. 食源性疾病：通过摄入食物而进入人体的各种致病因子引起的、具有感染或中毒性质的一类疾病。

3. 标准预防：指患者的血液、体液、分泌物（不包括汗液）、非完整皮肤和黏膜均可能具有传染性，针对医院所有患者和医务人员采取的一组预防感染措施。

4. 保护性隔离：以保护易感人群作为目标采取的隔离称为保护性隔离，又称为反向隔离。适用于免疫力低下或极易感染的患者，如早产儿，严重烧伤、白血病、器官移植和免疫缺陷患者。

四、简答题

1. 简述发病率和患病率的概念有何不同。

（1）发病率是指在一定时间内（一般为 1 年），特定人群中某病新发病例出现的频率。发病率等于在研究期间新发病例数除以研究期中处于风险的人口数。

（2）患病率又称为现患率，一般用来表示被研究人口中患某疾病或处于某种状态的人口比例。患病率可以用来描述风险因素、疾病或其他情况。

2. 简述医务人员在何种情况下应穿着防护服。

临床医务人员在接触甲类或按甲类传染病管理的传染病患者时，以及接触经空气传播或飞沫传播的传染病患者，可能受到患者血液、体液、分泌物、排泄物喷溅时应穿着防护服。

3. 简述隔离技术原则有哪些。

（1）隔离区域标志明确，卫生设施齐全。

（2）工作人员进出隔离室应按规定进行防护，一切操作要严格遵守隔离规程。

（3）隔离室内所有物品严格分类处理。

（4）隔离室内环境定期（每日）消毒。

4. 简述什么是清洁、消毒和灭菌。

（1）清洁：是指去除物体表面有机物、无机物和可见污染物的过程。

（2）消毒：是指杀灭或清除传播媒介上的病原微生物，使其达到无害化的处理。

（3）灭菌：是指清除或杀灭医疗器械、器具和物品上一切微生物的处理。

五、论述题

1. 试述保护性隔离的主要措施。

保护性隔离指为保护易感人群而采取的隔离措施，又称为反向隔离。适用于免疫力低下或极易感染的患者，其隔离的主要措施包括：

（1）设专用隔离室：患者应在单间病室隔离，室外悬挂明显的隔离标志。病室内空气应保持正压通风，定时换气；地面、家具均应每天严格消毒。

（2）进出隔离室要求：进入病室内应穿戴灭菌后的隔离衣、帽子、口罩、手套和拖鞋；未经消毒处理的物品不可带入隔离区域；护士接触患者前、后及护理另一位患者前均应洗手。

（3）污物处理：患者的引流物、排泄物、被其血液和体液污染的物品，应及时分装密闭，标记后送指定地点处理。

（4）探视、陪护要求：凡患呼吸道疾病者或咽部带菌者，包括工作人员，均应避免接触患者；原则上不允许探视，探视者需要进入隔离室时应采取相应的隔离措施。

2. 试述标准预防的具体措施。

标准预防的具体措施包括如下几个方面：

（1）接触血液、体液、分泌物、排泄物和被其污染的物品时应戴手套。

（2）脱去手套后应立即洗手。

（3）接触血液、体液、分泌物、排泄物和被其污染的物品后应立即洗手。

（4）医务人员的工作服、脸部及眼睛有可能被血液、体液、分泌物等物质喷溅到时，应戴一次性外科口罩或医用防护口罩、防护眼镜或者面罩，穿隔离衣或围裙。

（5）处理所有的锐器时应当特别注意，防止被刺伤。

（6）患者使用后的医疗器械、器具等应当采取正确的消毒措施。

六、案例分析题

1. 针对该患者，医务人员应采取哪些隔离措施？

（1）隔离室使用蓝色隔离标志。

（2）限制患者的活动范围，根据感染疾病类型确定入住单人隔离室，同病种感染者同室隔离。原则上禁止陪护和探视，探视者需要进入隔离室时，应采取相应的隔离措施。

（3）减少患者的转运，需要转运时，应采取有效措施，减少对其他患者、医务人员和环境的污染。

（4）患者接触过的一切物品，如被单、衣物、换药器械均应先灭菌，然后再进行清洁、消毒。被患者污染的敷料应装袋标记后予以焚烧处理。

2. 医务人员在护理该患者时应该采取哪些防护措施？

医务人员进入隔离室前必须戴好口罩、帽子。接触隔离患者的血液、体液、分泌物、排泄物等物质时，应戴手套；离开隔离室前、接触污染物品后，应脱下手套，洗手和/或手消毒。手上有伤口时应戴双层手套。从事可能污染工作服的操作时，应穿隔离衣；离开病室前，脱下隔离衣，按要求悬挂，每天更换清洗与消毒，或使用一次性隔离衣，用后按医疗废物管理要求进行处置。

3. 护士针对该患者的家庭成员和密切接触者应给予哪些指导？

家庭成员和密切接触者应进行病原学检查；采取个人防护措施，包括勤洗手、消毒、避免与其他人共用物品等，防止疾病传播。

（高凤莉）

第三章 全科医学

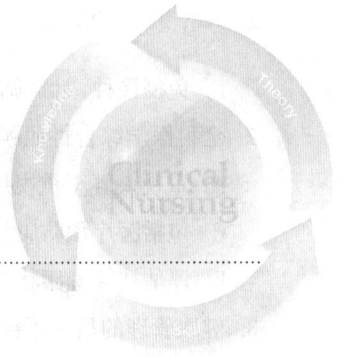

一、单项选择题

（一）A1 型题

1. 以下对全科医学与社区卫生服务关系的叙述，**错误**的是
   - A. 全科医生是发展社区卫生服务的核心力量
   - B. 全科医疗代表了社区卫生服务发展的最佳服务模式
   - C. 社区卫生服务是一种社区定向的卫生服务
   - D. 社区卫生服务人才队伍建设的核心是全科医生的培养
   - E. 全科医学又称社区卫生服务

2. 全科医生对所有问题进行初步诊断、鉴别、分类，是为了
   - A. 尽早开展疾病预防
   - B. 尽早明确诊断，开始治疗
   - C. 全面评价就诊患者的问题
   - D. 明确问题的线索和性质，避免延误病情
   - E. 按照上级规定进行操作

3. 有关生理、心理及社会兼顾的全人医疗照护 A+B+C+D=X 模式的描述，**错误**的是
   - A. A 是生物医学的状况
   - B. B 是重大生活事件
   - C. C 是患者处理事情的因应策略
   - D. D 是患者的认知
   - E. X 是危机或疾病

4. 老年人常见的最严重的意外伤害是
   - A. 意外跌落
   - B. 运动与休闲伤害
   - C. 烧伤烫伤
   - D. 碰击电击伤
   - E. 车祸伤

5. 时间分布一般呈严格季节性的传染病是
   - A. 虫媒传染病
   - B. 寄生虫病
   - C. 肠道传染病
   - D. 呼吸道传染病
   - E. 血液传染病

6. 关于一级、二级和三级预防的定义，描述正确的是
   - A. 病因预防、临床预防和临床前期预防
   - B. 发病期预防、发病后期预防和发病前期预防
   - C. 病因预防、临床前期预防和临床预防
   - D. 病因预防、发病期预防和发病后期预防

E. 免疫接种、社区筛查和康复治疗

7. 全科医学综合性照顾服务内容主要体现在

A. 重视人胜于重视疾病

B. 协调动员各类资源

C. 包括医疗预防康复和健康促进

D. 查询家庭问题,了解病因及恶化因素

E. 评估社区健康状况,提出干预计划

8. 健康管理的目标**不包括**

A. 完善健康和福利

B. 减少健康危险因素

C. 预防疾病高危人群患病

D. 增加临床效用、效率

E. 解决疾病高危人群患病问题

9. 健康教育与健康促进的主要区别是

A. 开展健康传播

B. 形成正确的健康观念

C. 拓展卫生健康知识

D. 养成良好的健康行为

E. 提供健康环境支持

10. 下列哪项**不是**社区诊断常用到的方法

A. 人口统计方法

B. 流行病学方法

C. 临床推理方法

D. 卫生统计方法

E. 行为测量法

11. 有关糖尿病膳食治疗的目的,描述**错误**的是

A. 调整膳食中糖的供给量

B. 减轻胰岛细胞的负担

C. 纠正糖代谢紊乱

D. 降低血糖

E. 消除症状

12. 有关社区康复护理的特点,描述**不正确**的是

A. 护理对象主要是功能障碍者

B. 主要依靠国家投资开展工作

C. 提供全面的康复护理

D. 社区康复注重功能训练

E. 由社区组织

(二) A2 型题

13. 女,75 岁。慢性心力衰竭 10 余年。近年来病情时好时坏,常年由家人照护。现患者病情加重,因呼吸困难、咳粉红色泡沫样痰入院。患者的诉求是由家人 24h 照护。目前该患者的心理状况是

A. 绝望

B. 烦躁

C. 依赖

D. 惊恐

E. 多疑

14. 男,78 岁。3 个月前妻子去世,因思念妻子整日沉浸在悲伤中,近期出现记忆力下降,出门忘记带钥匙,找不到回家的路,该患者可能患有

A. 抑郁症

B. 睡眠障碍

C. 焦虑症

D. 被害幻想

E. 阿尔茨海默病

15. 男,45 岁。间歇性上腹痛 3 年,进食后疼痛加剧,常伴有反酸、嗳气。近 3d 腹痛加重来院就

诊,经诊断为胃溃疡。该疾病反复发作最可能的原因是

A. 遗传因素   B. 饮食原因   C. 幽门螺杆菌感染

D. 精神因素   E. 吸烟

16. 男,73岁,有 COPD 病史5年。经过治疗现症状缓解,此时对患者进行健康教育。下列对健康
教育内容的描述,正确的是

A. 由口吸气   B. 由鼻吸气

C. 吸气时腹肌收缩   D. 呼气时缩拢口唇

E. 为减少残气量应尽量用力快速呼气

17. 男,72岁,以肺炎球菌性肺炎收入院。查体:体温40℃,心率100次/min,呼吸25次/min。白
细胞计数 3.8×10^9/L,中性粒细胞比例89%。此时护士要特别注意观察

A. 痰量   B. 出入量

C. 有无休克征象   D. 痰液颜色

E. 饮食情况

18. 患者2d前因胃癌术后出院,现申请接受家庭病床服务。全科医生对该患者的首次家访属于

A. 治疗性家访   B. 评估性家访

C. 急诊性家访   D. 连续照顾性家访

E. 看望性家访

19. 男,72岁。咳嗽、咳痰30年,加重伴气短10d。查体:神志清楚,口唇发绀,桶状胸,双肺闻
及少许干、湿啰音。胸部X线检查示:双肺纹理增粗、紊乱。血气分析:PaO_2 55mmHg,$PaCO_2$
39mmHg。该患者发生呼吸衰竭最主要的机制是

A. 肺内分流   B. 弥散功能障碍

C. 肺通气不足   D. 氧耗量增加

E. 通气血流比例失调

20. 女,22岁。因食欲缺乏、恶心、呕吐,伴乏力、尿黄1周前来就诊。病前1周曾生吃河虾。体格
检查:巩膜黄染,肝肋下1.5cm,有轻度触痛,脾肋下未触及。实验室检查:ALT 740U/L,AST
580U/L、TBil 173.5μmol/L,抗 HAV-IgM(+),HBsAg(+),抗 HBe(+),抗 HBc(+),HBeAg(−)。
其母亲为 HBV 携带者。该患者应诊断为

A. 急性乙型肝炎,甲型肝炎病毒携带者

B. 急性甲型肝炎,慢性乙型肝炎

C. 急性甲型肝炎,急性乙型肝炎

D. 被动获得甲型肝炎抗体,急性甲型肝炎,乙型肝炎病毒携带

E. 被动获得甲型肝炎抗体,急性乙型肝炎

(三)A3/A4 型题

(21~23题共用题干)

在高血压社区综合防治项目中,项目组通过移动在线网络向全体社区人群传递高血压防治知

识，如在公众平台发布高血压防治小视频、高血压防治知识网络游戏等。

21. 这种传播方式称为

    A. 人际传播   B. 大众传播   C. 组织传播

    D. 自我传播   E. 垂直传播

22. 在此传播过程中，社区人群被称为

    A. 传播者   B. 信息   C. 媒介

    D. 受传者   E. 时间

23. 若社区人群相信项目组传递的高血压相关健康信息，在传播效果层次上属于

    A. 知晓健康信息   B. 健康信念认同   C. 态度转变

    D. 形成特定价值观   E. 采纳健康行为

（24~27题共用题干）

    女，25岁。10min前家属发现患者在家中意识不清，四肢强直性痉挛，伴呼吸困难。体格检查：昏迷，瞳孔缩小，流涎，多汗，呼吸急促，两肺布满湿啰音，心率减慢，呼气有刺激性大蒜味。

24. 应对该患者立即采取的措施是

    A. 阿托品1mg静脉注射   B. 1%亚甲蓝10ml静脉注射

    C. 20%甘露醇滴注   D. 维生素K_1 10mg静脉注射

    E. 阿托品10mg静脉注射

25. 为明确诊断，需要做的检查是

    A. 血液碳氧血红蛋白测定   B. 全血胆碱酯酶活力测定

    C. 血乙醇浓度测定   D. 血铅测定

    E. 血氨浓度

26. 如果对该患者立即洗胃，描述**不正确**的是

    A. 插胃管要准确、到位

    B. 洗胃液一般用温开水，也可选用解毒物质

    C. 每次注入量200~250ml，每次灌注后尽量排出

    D. 洗胃液总量达1L后停洗胃

    E. 患者取左侧卧位

27. 如果患者出现肺水肿表现，最主要的抗肺水肿药物是

    A. 去乙酰毛花苷   B. 氨茶碱

    C. 利尿剂   D. 阿托品

    E. 糖皮质激素

（四）B型题

（28~30题共用备选答案）

    A. 血液碳氧血红蛋白测定   B. 全血胆碱酯酶活力测定

C. 血乙醇浓度   D. 血铅测定

E. 24h 尿酮测定

28. 急性有机磷农药中毒可做的相关检查是

29. 急性一氧化碳中毒可做的相关检查是

30. 氨基甲酸酯类杀虫剂中毒可做的相关检查是

二、填空题

1. 健康状态指身体生理生化的各种功能状态、疾病前状态和长寿,即(　　　)、(　　　)和(　　　)各方面均处于完好状态,而不仅是无病或虚弱。

2. 健康自我管理系统包括(　　　)、(　　　)、(　　　)和(　　　)。

3. 医患关系的三种基本模式是(　　　)、(　　　)、(　　　)。

三、名词解释

1. 全科医学   2. 健康教育   3. 社区诊断   4. 休克

四、简答题

1. 简述全科医学的研究对象。

2. 简述全科医疗服务关注的健康结局指标。

3. 简述如何评估机体活动功能,以及机体活动功能的分级。

4. 简述人工喂养的注意事项。

五、论述题

1. 试述老年人的用药原则。

2. 试述高热患者的护理措施。

六、案例分析题

男,68 岁。发热、咳嗽 4d 就诊。患者 3d 前受凉后出现寒战,体温达 39.7℃,伴咳嗽、咳铁锈色痰,无胸痛,无痰中带血。入院后食欲缺乏,睡眠差,大小便正常。无既往史。查体:体温 39.5℃,心率 96 次/min,呼吸 20 次/min,血压 145/90mmHg,患者神志清楚,无皮疹,浅表淋巴结无肿大,咽部无充血,颈静脉无怒张,胸廓无畸形,主诉喘气费力,左上肺叩诊浊音,语颤增强,有湿啰音,心界不大,心律齐,无杂音。实验室检查:红细胞计数 5.5×10^{12}/L,血红蛋白 145g/L,白细胞计数 12.5×10^9/L,中性粒细胞比例 75%,嗜酸性粒细胞比例 1.5%,淋巴细胞比例 22%,血小板计数 205×10^9/L,尿常规(－),粪便常规(－)。

请问:

1. 根据以上资料,该患者可能患有何种疾病? 简述其诊断依据。

2. 为明确诊断应进一步做哪些检查?

3. 应给予该患者哪些护理措施?

参考答案

一、单项选择题

（一）A1 型题

1. E　2. C　3. D　4. A　5. A　6. C　7. C　8. E　9. D　10. C　11. A　12. B

（二）A2 型题

13. C　14. E　15. C　16. D　17. C　18. B　19. C　20. B

（三）A3/A4 型题

21. B　22. D　23. B　24. E　25. B　26. D　27. D

（四）B 型题

28. B　29. A　30. B

二、填空题

1. 身体、精神、社会适应

2. 健康评估、健康计划、健康计划监督与反馈、社会支持

3. 主动 - 被动型、指导 - 合作型、共同参与型

三、名词解释

1. 全科医学：是面向个人、家庭与社区，整合临床医学、预防医学、康复医学以及人文社会学科相关内容于一体的综合性医学专业学科，其范围涵盖各种年龄、性别、器官系统的各类健康问题和疾病。其宗旨是强调以人为中心、以家庭为单位、以整体健康的维护与促进为方向的长期负责式照顾，并将个体与群体健康照顾融为一体。

2. 健康教育：是以传播、教育、干预为手段，以帮助个体和群体改变不健康行为和建立健康行为为目标，以促进健康为目的所进行的系列活动及其过程。

3. 社区诊断：是指社区卫生工作者通过一定的调查研究方法，收集必要的资料，通过科学、客观的方法确定并得到社区人群认可的该社区主要的公共卫生问题及其影响因素，为社区预防服务计划的制订提供科学依据的研究方法。

4. 休克：是指由于各种严重致病因素（如感染、创伤、低血容量、心源性及过敏等）引起神经、体液因子功能失调与急性循环功能不全，导致有效循环血量急剧减少，全身组织、器官微循环灌注不良，以组织代谢紊乱和细胞受损为特征的临床综合征。

四、简答题

1. 简述全科医学的研究对象。

（1）面向社区各类居民：即无论是健康的、高危的和患病的居民，均可为其提供适宜的卫生服务，着重常见健康问题的医疗、康复和预防。

（2）完整的人及其健康问题：即以人为本，以健康为中心，从生物、心理、社会等多层面全面了解患者作为一个完整的人的特征和需要。

（3）家庭的健康问题：即以家庭为单位，了解家庭与个人之间的关系和家庭对健康的影响，围绕个人和家庭周期各个阶段有针对性地为家庭成员提供相应服务。

2. 简述全科医疗服务关注的健康结局指标。

（1）复发率。

（2）死亡率。

（3）生命质量。

（4）遵医嘱情况。

3. 简述如何评估机体活动功能，以及机体活动功能的分级。

（1）通过对患者日常活动情况的评估来判断其活动能力，可通过观察患者的行走、穿衣、装饰、如厕等活动的完成情况进行综合评价。

（2）机体活动功能可分为5级。①0级：完全能独立，可自由活动；②1级：需要使用设备或器械；③2级：需要他人的帮助、监护和教育；④3级：既需要有人帮助，也需要设备和器械；⑤4级：完全不能独立，不能参加活动。

4. 简述人工喂养的注意事项。

（1）严格按照婴儿月龄及奶粉的说明书配制婴儿乳品。

（2）严格消毒哺乳用具。

（3）奶的温度及奶嘴孔的大小应适宜。

（4）各类果奶、麦乳精、炼乳不能作为婴儿食品喂养婴儿。

五、论述题

1. 试述老年人的用药原则。

（1）避免同时用药种类过多，临床用药时一定要明确目前治疗的主要问题，在正确诊断下，选择合适药物，避免重复用药，最大限度减少同时用药的种类。

（2）务必熟悉药物作用的机制、代谢和不良反应，老年人体内的脂肪含量相对较高，口服脂溶性药物后，其在老年人体内的存留时间和血药浓度可能会长于和高于年轻人。对高血压同时伴有慢性呼吸系统疾病的患者，考虑到普萘洛尔对支气管平滑肌的收缩作用，不利于呼吸系统疾病的恢复，因此不宜选用普萘洛尔来降压。

（3）老年人用药时适当减少用量，老年人用药应从小剂量开始，根据不同的药物种类，使用成人剂量的1/5~1/3；还应根据老年人的不同年龄段、体质情况进行调整。

（4）强调个体差别，同龄老年患者可因病理状态及病情不同，用药剂量相差很大。老年人的常见药物不良反应可以表现在多个方面，最常见的有低血压、心律不齐、心率减慢、神志不清、淡漠、锥体外系症状、血小板减少、肾功能减退等。当怀疑有药物不良反应时，应暂停用药。

2. 试述高热患者的护理措施。

（1）降低体温：可选用物理降温或药物降温方法。物理降温有局部和全身冷疗两种方法。使用药物降温时应注意药物的剂量，尤其是年老体弱及心血管疾病患者，应防止其出现虚脱或休克现象。

（2）加强病情观察：观察生命体征，定时测体温，一般每日测量4次，高热时应每4h测量一次，待体温恢复正常3d后，改为每日1~2次。注意发热类型、程度及经过，及时观察呼吸、脉搏和血压的变化。观察是否出现寒战，淋巴结肿大，出血，肝大、脾大，结膜充血等症状。观察发热的原因及诱因是否消除。观察治疗效果，比较治疗前后全身症状及实验室检查结果。观察饮水量、饮食摄取量、尿量及体重变化。

（3）补充营养和水分：给予高热量、高蛋白、高维生素、易消化的流质或半流质食物。

（4）促进患者舒适：休息可减少能量的消耗，有利于机体康复。高热者须卧床休息，低热者可酌情减少活动，适当休息。发热时由于唾液分泌减少，口腔黏膜干燥，易出现口腔感染，予以口腔护理。对长期持续高热者，应协助其改变体位，做好皮肤护理，防止压力性损伤、肺炎等并发症出现。

（5）心理护理。

六、案例分析题

1. 根据以上资料，该患者可能患有何种疾病？简述其诊断依据。

该患者可能患有左侧肺炎（肺炎链球菌肺炎）。

诊断依据：发病急，寒战、高热，咳嗽，咳铁锈色痰，无胸痛，无痰中带血，左上肺叩诊浊音，语颤增强，有湿啰音。实验室检查白细胞计数、中性粒细胞比例增高。

2. 为明确诊断应进一步做哪些检查？

胸部X线检查、痰培养及药物过敏试验。

3. 应给予该患者哪些护理措施？

（1）发热的护理：高热时应卧床休息，吸氧，氧流量2~4L/min，物理降温，或遵医嘱应用退热药物、抗炎药物，注意补充水分和电解质。

（2）咳嗽咳痰的护理：鼓励患者深呼吸，协助患者翻身及背部叩击，指导患者有效咳嗽咳痰。痰液黏稠不易咳出时，给予雾化吸入，密切观察患者生命体征。

（3）饮食护理：给予高蛋白、高热量、高维生素、易消化饮食，鼓励患者多饮水，饮水量每日在1 500~2 000ml。

（4）病房环境：每日通风2次，每次30min，保持室内空气新鲜，温度、湿度适宜。

（孙惠杰）

第四章 护理学导论

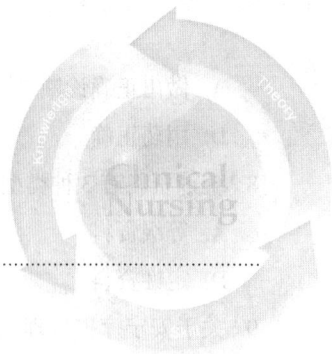

一、单项选择题

（一）A1 型题

1. 护理程序的第一个步骤是

   A. 护理诊断　　　　　　　　B. 护理计划　　　　　　　　C. 护理评估

   D. 护理实施　　　　　　　　E. 护理评价

2. 标志着现代护理伦理确立的是

   A. 南丁格尔誓言　　　　　　　　　　B. 希波克拉底誓言

   C. 国际护理学会护士伦理法典　　　　D. 护士伦理学国际法

   E. 国际护士守则

3. 从法律角度上说,护患关系是一种

   A. 主从关系　　　　　　　　B. 商品关系　　　　　　　　C. 并列关系

   D. 信托关系　　　　　　　　E. 契约关系

4. 用于指导卫生保健人员鉴别影响人们健康决策和行为的因素,帮助制订适宜的规划、计划和行为干预措施的健康教育模式是

   A. 健康信念模式　　　　　　B. 保健教育过程模式　　　　C. 健康促进模式

   D. 保健系统模式　　　　　　E. “知 - 信 - 行”模式

5. 护士在健康教育中的作用**不包括**

   A. 为服务对象提供有关健康的信息　　B. 帮助服务对象认识影响健康的因素

   C. 帮助服务对象确定潜在的疾病　　　D. 指导服务对象采纳健康行为

   E. 开展健康教育的研究

6. 护理评估的内容包括

   A. 生命体征、心理状态、认知反应

   B. 基本信息、生活状态、自理能力、治疗效果的预期

   C. 一般资料、生活状况及自理程度、健康评估、心理社会评估

   D. 生理状态、心理状态、家庭状况、社会支持

   E. 专业知识水平、专科技术能力、医疗设施水平

7. 对患者及人群健康照顾的目标是

A. 做出正确诊断　　　　　　B. 解决健康问题　　　　　　C. 早日康复

D. 用药正确　　　　　　　　E. 提高生命质量

8. 统计资料有3种类型,包括计量资料、计数资料和

A. 等级资料　　　　　　　　B. 基础资料　　　　　　　　C. 分类资料

D. 定性资料　　　　　　　　E. 随机资料

9. 关于安宁疗护的理念,描述正确的是

A. 以治愈为主　　　　　　　　　　　B. 延长生存时间

C. 允许患者保留原有的生活方式　　　D. 允许患者参与医护方案的制订

E. 注重临终患者家属的心理支持

10. 临终患者心理反应的5个阶段,依次为

A. 否认期、忧郁期、协议期、愤怒期、接受期

B. 否认期、协议期、愤怒期、忧郁期、接受期

C. 否认期、愤怒期、协议期、忧郁期、接受期

D. 协议期、否认期、愤怒期、忧郁期、接受期

E. 忧郁期、愤怒期、否认期、协议期、接受期

11. 发生重大过失行为,导致患者死亡或可能二级以上的医疗事故或导致3人以上人身损害后果
等情形,医疗机构向所在地卫生行政部门报告的时间为

A. 2h内　　　B. 6h内　　　C. 12h内　　　D. 24h内　　　E. 48h内

12. 造成患者中度残疾、器官组织损伤导致严重功能障碍,属于

A. 非医疗事故　　　　　　　B. 一级医疗事故　　　　　　C. 二级医疗事故

D. 三级医疗事故　　　　　　E. 四级医疗事故

(二) A2 型题

13. 男,24岁。因右下肢骨折入院,护士小王对其评估后按部分补偿系统原则进行护理,护士小王
运用的是

A. 人际关系模式　　　　　　B. 保健系统模式　　　　　　C. 生命过程模式

D. 适应模式　　　　　　　　E. 自理模式

14. 男,11岁。因小叶性肺炎入院,入院第3天夜间,患儿趁家长短暂离开病房时,将病房内设施
损坏。下列有关儿科护理伦理的观点中,**错误**的是

A. 家属具有不可替代性

B. 儿科患者的监护权转移到了医院

C. 对儿科患者的破坏性行为,其法定监护人需承担监护责任

D. 对儿科患者的破坏性行为,医院可以进行管理和约束

E. 护士有对患儿指导教育的责任

15. 男,43岁,体检时发现血压185/100mmHg,心率100次/min。体型肥胖,有烟酒嗜好。给予该
患者心理护理的原则**不包括**

A. 服务原则　　　　　　　　B. 平等原则　　　　　　　　C. 尊重原则

D. 监督原则　　　　　　　　E. 自我护理原则

16. 男,75岁,双眼晚期白内障待手术。护理过程中,沟通方式无效的是

A. 让患者用点头或摇头回答问题　　　　B. 用手势或面部表情来加强信息传递

C. 让患者用"是"或"不是"来回答问题　　D. 及时对患者听到的声响做出解释

E. 必要时用文字进行交流

17. 产妇,27岁。护士通过与产妇交谈了解,判断出年轻母亲缺乏婴儿喂养的知识和技能,这是患者健康教育程序的哪一阶段

A. 评估教育需求　　　　　　B. 进行教育诊断　　　　　　C. 教育效果评价

D. 实施教育计划　　　　　　E. 制订教育计划

18. 护士对本科室的糖尿病患者进行调查,即选择最容易找到的人作为研究对象,请问这种抽样方法是

A. 配额抽样　　　　　　　　B. 滚雪球抽样　　　　　　　C. 方便抽样

D. 分层抽样　　　　　　　　E. 系统抽样

19. 男,70岁。病情危重,但患者和家属执意要求出院,护士应

A. 本着救死扶伤的原则强制留住患者继续治疗

B. 按患者和家属意愿同意其出院

C. 让患者或其法定监护人在自动出院一栏上签字

D. 报告司法部门

E. 报告卫生部门

(三) A3/A4 型题

(20~23 题共用题干)

女,70岁,卵巢癌术后复发。患者住院期间疼痛难忍,提出了想要接受安宁疗护的要求。

20. 患者所提的要求体现了患者的

A. 自主权　　　　　　　　　B. 知情同意权　　　　　　　C. 隐私权

D. 尊重权　　　　　　　　　E. 健康权

21. 有关患者的自主权,说法**不正确**的是

A. 患者可以自主知情、自主同意、自主选择

B. 医护人员在任何情况下要尊重患者的自主权

C. 医护方做主的合理性依据在于患者或其家属行使自主权受到条件限制

D. 当患者或其家属错误地行使自主权,所做的错误决定明显对患者的健康和生命有严重危害,医护方有权行使干涉权

E. 当家属的决定明显违背患者自己本来的意愿时,医护方有权行使干涉权

22. 对该类患者,医护人员应

A. 不惜一切代价治疗

B. 尊重患者家属的意愿

C. 实施临终关怀

D. 在患者生命垂危时进行全力抢救

E. 极力劝说患者接受放射治疗及化学治疗

23. 安宁疗护的主要伦理原则**不包括**

    A. 舒缓照护为主   B. 适度治疗   C. 尊重患者权利

    D. 不浪费有限医疗资源   E. 满足患者一切要求

（24~26题共用题干）

    男，8个月。发热5d，体温37.5~40℃，偶有咳嗽，患病初期精神尚好，近日嗜睡，惊厥4次，表现为头后仰，双目上翻，双手握拳，四肢抖动，每次1~3min，惊厥后吃奶差，大便稀，每日3~4次。

24. 护士对该患儿的家长进行健康教育时，遵循的原则**不包括**

    A. 科学性   B. 可行性   C. 针对性

    D. 启发性   E. 经济性

25. 关于护士进行健康教育时的注意事项，说法**错误**的是

    A. 注意沟通技巧   B. 健康教育的个性化

    C. 采取多样化的方式进行健康教育   D. 注重理论和实践相结合

    E. 制订标准化健康教育内容，所有患者一视同仁

26. 护士对该患儿的家长进行健康教育时，说法**不正确**的是

    A. 指导家长掌握控制惊厥的措施

    B. 告知家长及时控制体温是预防高热惊厥的关键

    C. 为保证宣教效果，可采用夸张手法描述疾病后果

    D. 教会家长物理降温的方法

    E. 与家长进行有效沟通，解除其焦虑和恐惧心理

（四）B型题

（27~29题共用备选答案）

    A. 类实验性研究   B. 实验性研究   C. 质性研究

    D. 队列研究   E. 相关性研究

27. 了解肺癌患者的心理弹性与社会支持间关系的研究设计属于

28. 比较吸烟与不吸烟两组人群10年、30年后肺癌发病率的研究设计属于

29. 解释研究变量因果关系最强的是

二、填空题

    1. 护理伦理学是研究护理职业道德的科学，是运用一般伦理学原理去解决护理实践中护理人员与他人、（　　）、护理人员与社会之间关系的护理道德意识、规范和行为的科学。

    2. 护理伦理学的基本伦理理论基础有生命论、（　　）、（　　）、（　　）以及美德论。

3. 健康教育程序是一个连续不断的过程包括评估学习者的学习需要、（　　　）、拟定教育计划、（　　　）及（　　　）5个步骤。

4. 概率 P 是描述随机事件发生（　　　）大小的一个度量。

5. 文献检索工具按照其编著方式的不同主要可分为目录、题录、（　　　）和索引。

6. 法律意义上的护士是指（　　　）的卫生技术人员。

三、名词解释

1. 护理程序　　　　2. 循证护理　　　　3. 安宁疗护　　　　4. 护理研究

四、简答题

1. 护理程序的主要理论基础是什么？

2. 简述健康教育的注意事项。

3. 简述科研设计的类型。

4. 简述护理工作中法律问题的防范措施。

五、论述题

1. 论述护理伦理学的基本原则。

2. 临终患者家属的心理护理措施有哪些？

六、案例分析题

某日，实习护生小李根据医嘱执行加药操作时，由于不熟悉胰岛素的剂量，也未请教带教老师，误将胰岛素1瓶（400U）当成4U全部抽吸。小李正准备加入药瓶内，被带教老师发现并立即制止了操作，从而避免了一起事故的发生。

请问：

1. 如果上述事件没有被及时发现，造成患者死亡，按医疗事故分级原则，可以将该医疗事故确定为几级？

2. 带教老师和实习生各自应该承担什么责任？

参考答案

一、单项选择题

（一）A1型题

1. C　2. C　3. E　4. E　5. C　6. C　7. E　8. A　9. E　10. C　11. C　12. C

（二）A2型题

13. E　14. B　15. D　16. E　17. A　18. C　19. C

（三）A3/A4型题

20. A　21. B　22. C　23. E　24. E　25. E　26. C

（四）B型题

27. E　28. D　29. B

二、填空题

1. 护理人员之间

2. 义务论、功利论、人道论

3. 设立教育目标、实施教育计划、评价教育效果

4. 可能性

5. 文摘

6. 经过执业注册取得护士执业证书

三、名词解释

1. 护理程序：是一种有计划、系统而科学的护理工作方法，目的是确认和解决护理对象对现存和潜在健康问题的反应，是一个综合性、动态性、决策性和反馈性的思维及实践过程，包括护理评估、护理诊断、护理计划、护理实施、护理评价。

2. 循证护理：是护理人员在计划其护理活动过程中，审慎地、明确地、明智地将科研结论与其临床经验及患者愿望相结合，获取证据，作为临床护理决策依据的过程。

3. 安宁疗护：又称为善终服务、安宁服务，是一种为临终患者在生命的最后阶段所提供的特殊服务，包括医疗、护理和其他健康服务。

4. 护理研究：通过系统的科学探究，解释护理现象的本质，探索护理活动的规律，产生新的护理思想和知识，以直接或间接地指导护理实践，为护理决策提供有价值的证据，提升护理学科重要性的系统过程。

四、简答题

1. 护理程序的主要理论基础是什么？

（1）系统论：是护理程序的主要支持理论。核心内容是应将机体当作一个整体或系统考虑。系统是由若干要素相互联系、相互作用，组成具有特定结构及功能的整体，且广泛存在于自然界、人类社会及人类思维中。①系统的特征：集合性、整体性、相关性、层次性及动态性；②系统的分类：开放系统、闭合系统。

（2）控制论：主要研究系统行为的操纵控制和反馈调节，即研究系统在何种条件下处于稳定状态，采取何种措施可使系统从一种稳定状态向另一种期望的稳定状态过渡。

2. 简述健康教育的注意事项。

（1）注意沟通技巧。

（2）健康教育的个性化。

（3）健康教育的方式宜多样化。

（4）健康教育应注重理论与实践相结合。

（5）创造良好的学习环境和氛围。

3. 简述科研设计的类型。

（1）按研究性质：分为量性研究、质性研究和混合性研究。

（2）按研究设计：分为描述性研究、相关性研究、类实验性研究和实验性研究。

（3）按研究时间：分为回顾性研究和前瞻性研究。

4. 简述护理工作中法律问题的防范措施。

（1）强化法治观念。

（2）加强护理管理。

（3）规范护理行为。

（4）建立良好护患关系。

（5）促进信息沟通。

（6）做好护理记录。

（7）参加职业保险。

五、论述题

1. 论述护理伦理学的基本原则。

（1）尊重与自主：患者享有人格权是尊重原则具有道德合理性的前提和基础，广义的尊重原则，除尊重患者人格外，还包括尊重患者自主等。自主原则是指护理人员尊重患者的自主性，保证患者自己做主，理性地选择诊治决策的伦理原则。

（2）有利与不伤害：有利是指把有利于患者健康放在第一位并切实为患者谋利益的伦理原则。不伤害是指不使患者受到不应的伤害的伦理原则，是一系列具体原则中的底线原则。不伤害原则的真正意义不在于消除护理伤害，而在于强调培养为患者高度负责、保护患者健康和生命的护理伦理理念，正确对待护理伤害现象，在实践中努力使患者免受不应有的护理伤害。

（3）知情同意和保密：在医疗护理实践中，患者享有知情同意权并要求医护方遵循知情同意伦理准则。保护隐私权是患者享有的私人信息和私人生活受到保护，不被他人非法侵犯、利用和公开的一种人格权。

（4）公正与互助：公正原则是指在医疗护理服务中公平、正直地对待每一位患者的伦理原则。互助原则是指在医疗护理服务中互相合作、互相帮助的伦理原则，互助是医学道德关系本质的反映。

2. 临终患者家属的心理护理措施有哪些？

（1）重视需求，鼓励表达。

（2）适时提供病情及照护的相关信息。

（3）允许家属主动参与临终患者的照护工作。

（4）营造家庭温暖。

（5）进行死亡教育。

六、案例分析题

1. 按医疗事故分级原则，可以将该医疗事故确定为几级？

一级医疗事故。

2. 带教老师和实习生各自应该承担什么责任？

脱离专业护士和带教老师的监督指导，擅自行事并对服务对象造成损害时，护生应对自己的行为负法律责任；带教老师对护生有指导和监督的责任，若由于给护生指派的工作超出其能力，而发生护理差错或事故，带教老师应负有主要的法律责任，护生自己及其所在的医院也要负法律责任。

（赵　菁　骆金铠）

第五章
护理风险管理

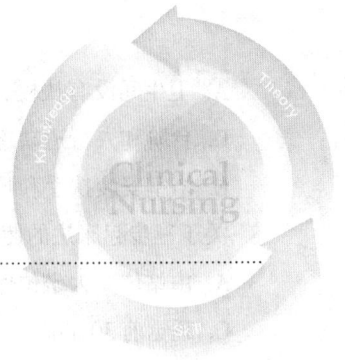

一、单项选择题

（一）A1 型题

1. 局部皮肤完整,但因受压出现压之不褪色的紫色改变,属于压力性损伤的

   A. 1 期   B. 2 期   C. 3 期

   D. 4 期   E. 深部组织损伤期

2. 压力性损伤的好发部位是

   A. 足底部   B. 腹股沟   C. 肛周

   D. 骶尾部   E. 大腿内侧

3. 关于医疗器械引起压力性损伤的常见部位,描述正确的是

   A. 血压袖带——前臂   B. 矫正鞋——足背

   C. 心电监测——电极片接触的皮肤   D. 口鼻面罩——额头

   E. 指夹式血氧仪——手掌

4. 预防压力性损伤的措施中,描述**不正确**的是

   A. 使用减压用品进行保护   B. 按摩受压部位发红的皮肤

   C. 保持皮肤清洁及适度湿润   D. 翻身及体位变换

   E. 选择质地柔软的衣物

5. 关于压力性损伤的处理方法,描述正确的是

   A. 每次换药前均要给予评估

   B. 每次仅评估患者局部情况即可

   C. 创面有异常变化时不需要再评估

   D. 体位变换仅适用于未出现压力性损伤的部位

   E. 每次换药有异常情况才记录

6. 为预防患者跌倒,应尽量保持床单位处于

   A. 方便家属陪住的位置   B. 最低位置

   C. 最高位置   D. 医护人员方便操作的位置

   E. 随患者喜好

7. 可以避免患者跌倒的环境因素是

A. 卫生间没有扶栏、把手
B. 不合适的家具高度和摆放位置
C. 台阶和人行道缺乏修缮
D. 昏暗的灯光,湿滑、不平坦的路面
E. 浴室安装扶手和呼叫装置

8. 关于三步起床法的使用时机,说法正确的是

A. 由站位变为坐位保持 30min
B. 由坐位变为平卧位保持 30min
C. 睡觉前 30min
D. 服用易引起直立性低血压的药物后
E. 睡醒后可立即起床

9. 为预防跌倒,患者可以选择

A. 合适的防滑鞋
B. 宽松的运动鞋
C. 皮鞋
D. 有跟棉拖鞋
E. 轻便塑料凉鞋

10. 下肢深静脉血栓形成的三个因素为

A. 恶性肿瘤、静脉血流淤滞、静脉壁损伤
B. 静脉壁损伤、血液高凝状态、制动
C. 手术与创伤、静脉血流淤滞、血液高凝状态
D. 高脂血症、手术与创伤、恶性肿瘤
E. 血液高凝状态、静脉血流淤滞、静脉壁损伤

11. 深静脉血栓并发肺栓塞时一般**不会**出现

A. 胸痛
B. 呼吸困难
C. 血压升高
D. 咯血
E. 晕厥

12. 对深静脉血栓风险评估为低风险的患者,正确的做法是

A. 术后常规进行深静脉血栓的筛查
B. 可应用基本预防措施进行深静脉血栓预防
C. 建议使用机械预防措施进行深静脉血栓预防
D. 建议使用药物预防措施进行深静脉血栓预防
E. 住院期间不需要再次进行血栓风险评估

13. 深静脉血栓机械预防措施**不包括**

A. 早期活动
B. 神经肌肉刺激器
C. 间歇充气加压装置
D. 足底静脉泵
E. 抗血栓梯度压力袜

14. 发生自杀行为但未导致死亡后果称为

A. 蓄意自伤
B. 他伤
C. 自杀意念
D. 自杀威胁
E. 自杀未遂

15. 自杀意念是指

A. 有寻死的想法,但没有采取任何实际行动
B. 有毁灭自我的行为,但并未导致死亡
C. 采取有意毁灭自我的行为,并导致死亡

D. 有意或故意伤害自己生命的行为

E. 反映死亡愿望并不强烈的一种行为

16. 精神疾病患者住院期间自杀的高峰期为

A. 住院后刚接受治疗的早期

B. 住院期间治疗较频繁的时期

C. 住院期间治疗相对较少的时期

D. 住院期间疾病的恢复期

E. 即将出院的时期

17. 有关自杀的预防措施,描述**错误**的是

A. 普及心理卫生常识,提高人群的心理素质

B. 宣传有关自杀的知识,让更多的人了解自杀

C. 减少自杀工具的易获得性

D. 建立预防自杀的专门机构

E. 对高危人群进行适当的保护性监控

(二) A2 型题

18. 男,66 岁。因胆囊炎收入院,第 2 天拟行胆囊摘除术,睡前服用安眠药物后不慎坠床,造成小腿擦伤,这属于跌倒伤害分级中的

A. 无:没有伤害

B. 严重程度 1 级

C. 严重程度 2 级

D. 严重程度 3 级

E. 严重程度 4 级

19. 男,78 岁。因腰椎管狭窄行腰椎后路手术。术后 3d,护士发现患者左下肢皮肤发红,软组织张力增加,皮温升高,测量腿围,较右侧增加 3cm,该患者最可能发生的情况是

A. 骨筋膜隔室综合征

B. 深静脉血栓形成

C. 肺栓塞

D. 水肿

E. 感染

20. 男,43 岁。护士与患者交谈时,患者出现下列哪项表达,提示护士要高度注意其有自杀风险

A. 我感觉自己的身体在逐渐好转,我很有信心能够康复

B. 我相信我会战胜这个疾病,我会积极配合治疗

C. 我会认真听从护士的指导,做好每一项康复锻炼

D. 等身体恢复后,我要去做很多想做的事情,让生活更加充实

E. 活着是一种痛苦,是家人的累赘,我不想再坚持了

(三) A3/A4 型题

(21~23 题共用题干)

男,65 岁,体重 57kg,身高 180cm。以"肝功能衰竭"为诊断收入院。行肝移植手术时长 18h,术毕带气管插管转入 ICU,患者留置导尿管,无漏尿。入 ICU 后,护士发现患者骶尾部有 4cm×6cm 大小的红斑,皮温略高,指压不褪色。

21. 患者目前骶尾部出现的皮肤损伤类型是

A. 失禁相关性皮炎

B. 压力性损伤

C. 擦伤

D. 烫伤

E. 挤压伤

22. 导致患者骶尾部皮肤损伤的最主要原因是

    A. 使用血管收缩剂　　　　B. 手术室温度过低　　　　C. 组织灌注不足

    D. 局部皮肤受压时间长　　E. 患者消瘦

23. 骶尾部红斑的处理方法是

    A. 不做特殊处理,密切观察　　　　B. 局部按摩,至少每2h一次

    C. 变换体位,至少每2h一次　　　　D. 直接使用橡胶气圈垫起红斑区域

    E. 局部使用抗感染软膏涂抹

(24~26题共用题干)

    女,70岁,身高162cm,体重68kg。以"右股骨干骨折"平车收入院。诊断为右股骨干粉碎性骨折,患者入院后右下肢肿胀明显,活动受限。D-二聚体为1.178mg/L,血红蛋白为75g/L。

24. 该患者若无出血禁忌证,应采取的预防措施是

    A. 基本预防　　　　　　　　　　B. 机械预防

    C. 药物预防　　　　　　　　　　D. 基本预防 + 机械预防

    E. 基本预防 + 机械预防 + 药物预防

25. 以下护理措施中,描述**错误**的是

    A. 将血栓风险的评估持续在整个住院过程中

    B. 进行药物预防前,不需要进行出血风险评估

    C. 介绍药物预防静脉血栓栓塞症的相关知识

    D. 将静脉血栓栓塞症预防知识列为住院 - 出院全程宣教内容

    E. 加强肢体观察,重视患者主诉,定期测量肿胀肢体周径,随时记录

26. 最应警惕肺栓塞发生的是患者出现了

    A. 患肢疼痛　　　　　　B. 患肢皮肤呈青紫色　　　　C. 患肢水肿加剧

    D. 呼吸困难　　　　　　E. 患肢皮温升高

(四)B型题

(27~30题共用备选答案)

    A. 有明确的伤害自己的意愿,但没有形成自杀的计划,没有行为准备,更没有实际的伤害自己的行为

    B. 在没有死亡愿望的情况下出现的故意自伤行为

    C. 采取了伤害自己生命的行为,但该行为没有直接导致死亡结局

    D. 自发完成的、故意的行为后果,行为者本人完全了解或期望这一行为的致死性后果

    E. 采取了伤害自己生命的行为,该行为直接导致了死亡结局

27. 符合自杀未遂特点的是

28. 符合自杀死亡特点的是

29. 符合自杀意愿特点的是

30. 符合蓄意自伤特点的是

二、填空题

1. Morse 跌倒评分量表适用于社区、护理院及(　　　)的所有患者。

2. 压力性损伤分期包括1期、2期、3期、4期、(　　　)、(　　　)。

3. 导致患者发生压力性损伤的外源性因素包括(　　　)、(　　　)、(　　　)等。

4. 深静脉血栓形成的三个主要因素为(　　　)、(　　　)和(　　　)。

三、名词解释

1. 压力性损伤　　　　2. 自溶清创　　　　3. 跌倒　　　　4. 深静脉血栓形成

四、简答题

1. 简述患者仰卧位、侧卧位和俯卧位时压力性损伤的好发部位。

2. 简述与住院患者跌倒相关的环境因素。

3. 简述机械预防深静脉血栓的注意事项。

4. 自杀行为三级预防的内容是什么?

五、论述题

1. 医疗器械相关压力性损伤的预防措施包括哪些?

2. 对于静脉血栓栓塞症中高风险人群,应进行哪些观察和护理?

六、案例分析题

女,82岁。以"肺部感染"经急诊以平车收入院。入院当日23:30穿拖鞋如厕,不慎跌倒在卫生间,护士闻声立即赶到病房,并通知医生,叫醒家属,医生检查后并无跌倒伤害,护士与家属一起搀扶患者躺回床上。家属埋怨地面有水导致患者跌倒。

请问:

1. 该患者发生跌倒的主要原因是什么?

2. 护士在患者跌倒后应如何处理?

3. 如何加强患者住院期间环境方面的安全?

参考答案

一、单项选择题

(一) A1型题

1. E　2. D　3. C　4. B　5. A　6. B　7. E　8. D　9. A　10. E　11. C　12. B　13. A　14. E

15. A　16. A　17. B

(二) A2型题

18. B　19. B　20. E

（三）A3/A4型题

21. B　22. D　23. C　24. E　25. B　26. D

（四）B型题

27. C　28. E　29. A　30. B

二、填空题

1. 医院

2. 不可分期、深部组织损伤期

3. 压力、剪切力、潮湿的环境

4. 静脉壁损伤、静脉血流淤滞、血液高凝状态

三、名词解释

1. 压力性损伤：是指由压力或压力联合剪切力所致的皮肤和/或皮下组织的局限性损伤，通常位于骨隆突处，但也可能与医疗器械或其他物品相关。

2. 自溶清创：是指利用封闭性或半封闭性敷料，维持伤口处于湿润的环境，激活伤口自身渗液中的多种酶及酶的活化因子来溶解坏死组织，从而达到清创的目的。

3. 跌倒：是指住院患者在医疗机构任何场所，未预见性地倒于地面或倒于比初始位置更低的地方，可伴或不伴外伤。

4. 深静脉血栓形成：是指血液在深静脉腔内不正常凝结，阻塞静脉腔，导致静脉回流障碍，常发生于下肢。

四、简答题

1. 简述患者仰卧位、侧卧位和俯卧位时压力性损伤的好发部位。

（1）仰卧位时，患者枕部、肩胛、骶尾部、足跟部是好发部位。

（2）侧卧位时，耳郭、肩部、肋骨、内外踝、足踝是好发部位。

（3）俯卧位时，额头、下颌、肩部、胸部、男性生殖器、女性耻骨联合、髂嵴、膝部、足踝是好发部位。

2. 简述与住院患者跌倒相关的环境因素。

（1）昏暗的灯光。

（2）湿滑、不平坦的地面。

（3）步行途中的障碍物。

（4）不合适的家具高度和摆放位置。

（5）楼梯台阶、卫生间没有扶手。

（6）不合适的鞋子和行走辅助工具等。

3. 简述机械预防深静脉血栓的注意事项。

（1）机械预防措施的选择应根据风险评估等级。

（2）实施前应排除相关禁忌证。

（3）患肢无法或不宜应用机械预防措施者，可在对侧肢体实施预防。

（4）单独使用机械预防仅适用于合并凝血异常疾病、有高危出血风险的患者，待出血风险降低后，建议与药物预防联合应用。

4. 自杀行为三级预防的内容是什么？

（1）一级预防：针对一般人群和潜在人群，普及心理健康知识，矫正不良的认知和行为，增强环境适应能力。

（2）二级预防：对有自杀风险的人进行早期发现、早期诊断、早期治疗。

（3）三级预防：降低自杀行为的死亡率，建立自杀急诊救治系统，提高自杀救治水平。

五、论述题

1. 医疗器械相关压力性损伤的预防措施包括哪些？

（1）评估医疗器械的使用目的及其作用，结合机构现有器械和患者病情、体型及经济情况等因素，选择合适类型、材质与型号的医疗器械，尽可能避免压力和/或剪切力所致的损伤。

（2）结合医疗器械产品说明书和患者自身情况，正确使用和固定医疗器械，保持松紧适宜，避免过度受压。

（3）定时对患者持续使用医疗器械的必要性进行评估，只要临床治疗允许，应尽早停用医疗器械。

（4）为患者调整体位和/或定期重置医疗器械时，使压力再分布，并减少剪切力。

（5）使用医疗器械时，器械接触部位的皮肤每天至少评估2次，查看与医疗器械接触处及周围皮肤组织有无压力性损伤的迹象。

（6）使用预防性敷料可有效降低医疗器械相关压力性损伤的发生，但需要继续采取其他常规预防措施。使用时，避免层叠过多，若敷料破损、移位、松动或饱和，则予以更换。

2. 对于静脉血栓栓塞症中高风险人群，应进行哪些观察和护理？

（1）风险评估：根据患者风险等级，在入院24h、手术前后24h及病情变化时，评估血栓发生风险，在使用药物预防前及病情变化时评估患者出血风险。

（2）进行健康教育：准备以患者为中心的健康教育材料；注意健康教育的效果，及时进行依从性评估，允许患者和家属提出自己的疑问，形成主动-动态-连续的健康教育过程。

（3）密切观察：观察患肢的血运、皮温、水肿和压痛情况。关注患者的疼痛强度，及时与医生沟通并配合处理。

（4）应急处理：发现患者突然出现下肢疼痛加剧、肿胀明显、足背动脉搏动消失、胸闷、大汗、心慌、憋喘等症状时，应立即通知医生，遵医嘱进行处理。

（5）心理护理：注意观察患者和家属的心理活动，积极与患者和家属交流，了解其不良情绪的原因，鼓励患者将内心的不安与恐惧表达出来，及时有效地解答患者的疑问，获得其信任。

六、案例分析题

1. 该患者发生跌倒的主要原因是什么？

患者穿拖鞋，地面湿滑；护士巡视不到位且安全意识差；家属未尽责看护。

2. 护士在患者跌倒后应如何处理？

患者发生跌倒后，护士应立刻评估其各项生命体征，协助医生检查（病情允许时，才能将患者移至病床上），必要时进行 X 线和 CT 检查，以便对患者的损伤及时采取相应的处理和补救措施；同时，对患者跌倒事发现场的环境进行评估。

3. 如何加强患者住院期间环境方面的安全？

（1）保证病室和走廊足够的照明度，尤其是晚上。

（2）保持可移动床、桌、椅的脚轮处于制动状态。

（3）走廊安装扶手且畅通，无障碍物。

（4）仪器的各种线路安置妥当，以防绊倒患者。

（5）卫生间安装扶手、护栏、呼叫器；淋浴开关方便开启，设在患者坐在椅上易触及处。

（6）地板防滑，保持干燥，清洁后的潮湿地面处放置"小心地滑"提示牌。

（王　泠）

第六章
基础护理学

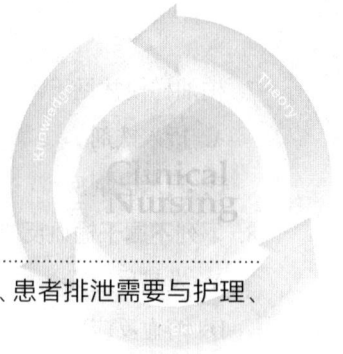

（含环境、入院和出院护理、患者舒适与安全护理、生命体征评估与护理、患者排泄需要与护理、给药治疗护理、静脉输液与输血、病情观察、护理职业防护）

试题一

一、单项选择题

（一）A1 型题

1. 老年病房最适宜的温度和相对湿度为

    A. 14~16℃，15%~25%   B. 16~18℃，30%~40%   C. 18~22℃，50%~60%

    D. 22~24℃，50%~60%   E. 24~26℃，60%~70%

2. 急救物品应做到"五定"，其中**不包括**

    A. 定品种数量   B. 定点安置   C. 定人保管

    D. 定期更换   E. 定期消毒、灭菌

3. 测量血压时**不必要**的措施是

    A. 血压计要定期检查和校对

    B. 测量前血压计汞柱保持在零点

    C. 血压计零点和心脏位置需要在同一水平

    D. 卧位时肱动脉应平腋中线

    E. 袖带宽窄要适宜

4. 正常成人右上肢血压通常比左上肢血压高

    A. 7.5mmHg   B. 10~20mmHg   C. 21~25mmHg

    D. 26~30mmHg   E. 31~45mmHg

5. 多尿常见于

    A. 发热   B. 休克   C. 糖尿病

    D. 药物中毒   E. 急性肾衰竭

6. 膀胱冲洗溶液的温度为

    A. 32~34℃   B. 34~36℃   C. 36~38℃   D. 38~40℃   E. 40~42℃

7. 柏油样便常见于

    A. 摄入铁剂   B. 胆道梗阻   C. 肠套叠

    D. 阿米巴痢疾   E. 上消化道出血

8. 下列**不属于**输血反应的是

    A. 发热反应   B. 过敏反应   C. 高钙血症

    D. 溶血反应   E. 与输血相关的传染病

9. 下列血液制品使用前应放在 37℃ 温水中复温的是

    A. 普通血浆   B. 库存血   C. 新鲜血

    D. 血小板   E. 冰冻血浆

10. 中心静脉压在 $15cmH_2O$ 以上，血压低，提示

    A. 血容量不足   B. 血容量补足   C. 心力衰竭

    D. 肾功能衰竭   E. 休克

11. SpO_2 的正常值是

    A. 大于 90%   B. 小于 90%   C. 96% 以下

    D. 100% 以上   E. 96%~100%

12. 有机磷农药中毒的瞳孔表现为

    A. 双侧瞳孔散大   B. 双侧瞳孔缩小

    C. 双侧瞳孔不等大   D. 双侧瞳孔不等大且不固定

    E. 瞳孔不规则

（二）A2 型题

13. 女，58岁。因病情需要行气管切开术，病房环境应特别注意

    A. 保持适宜的温度   B. 创造安静的环境

    C. 定时通风   D. 合理采光

    E. 保持适宜的湿度

14. 女，50岁。行肾肿瘤切除术，术后 3d 未排便，以下护理措施中**不妥**的是

    A. 提供适当的排便环境   B. 选取适宜的排便姿势

    C. 使用简易通便剂   D. 首选口服缓泻药物

    E. 必要时可遵医嘱灌肠

15. 女，36岁。因急性胃肠炎住院，血钾为 3.4mmol/L，遵医嘱行补钾治疗，静脉滴注 5% 葡萄糖溶液 500ml，其中加入 10% 氯化钾的最大量为

    A. 1.5ml   B. 10ml   C. 15ml   D. 20ml   E. 2ml

16. 女，2岁。护士对其进行头皮静脉输液穿刺时如果误入动脉，头皮局部可表现为

    A. 充血、发绀   B. 无大变化   C. 条索状红线

    D. 苍白、水肿   E. 呈树枝分布状苍白

17. 女，18岁。因患大叶性肺炎使用青霉素治疗。有关青霉素的使用方法，描述正确的是

A. 青霉素过敏者再次用药时须重做药物过敏试验

B. 试验结果阴性者,再用时可不做药物过敏试验

C. 青霉素非静脉用药时可不做药物过敏试验

D. 注射前应准备好急救药品及物品

E. 停用3d后再用可不做药物过敏试验

18. 男,46岁。入院时面容憔悴,面色晦暗,目光黯淡,该患者的面容称为

    A. 脱水面容   B. 肾病面容   C. 二尖瓣面容

    D. 急性面容   E. 慢性面容

19. 护士小张护理一位肺结核患者。有关该患者治疗后产生的废弃物和有机垃圾的处理方法,描述正确的是

    A. 深埋地面2m以下

    B. 置于双层黑色密封塑料袋内

    C. 用浓度为4 000mg/L的有效含氯消毒剂处理后弃之

    D. 环氧乙烷熏蒸后弃之

    E. 焚烧处理

(三) A3/A4 型题

(20~22 题共用题干)

男,62岁。颈椎骨折、脊髓损伤瘫痪术后,意识清醒,自主呼吸,双上肢肌力2级,双下肢肌力0级。

20. 目前该患者的卧位为

    A. 自主体位   B. 被动体位   C. 被迫体位

    D. 主动体位   E. 随意体位

21. 帮助该患者翻身的时间为

    A. 每小时一次   B. 每2h一次   C. 每3h一次

    D. 每4h一次   E. 每5h一次

22. 该患者翻身、搬运和转移的正确方法是

    A. 翻身时先翻动肩部,再翻动下肢   B. 轴线翻身

    C. 单人搬运   D. 双人搬运

    E. 轮椅转移

(23~24 题共用题干)

男,39岁,有高血压病史。因未遵医嘱规律服用降压药,近期出现耳鸣、眼花,伴有心悸、多汗、头痛等症状。查体:血压为191/116mmHg。

23. 该患者最准确的诊断为

    A. 高血压   B. 1级高血压(轻度)   C. 2级高血压(中度)

    D. 3级高血压(重度)   E. 单纯收缩期高血压

24. 有关护士对该患者的饮食指导,描述正确的是
    A. 宜进食易消化、低脂、低胆固醇、低盐、低维生素、低纤维的食物
    B. 宜进食易消化、低脂、低胆固醇、低盐、高维生素、富含纤维的食物
    C. 宜进食易消化、高脂、高胆固醇、低盐、高维生素、富含纤维的食物
    D. 宜进食易消化、低脂、低胆固醇、高盐、高维生素、低纤维的食物
    E. 宜进食易消化、低脂、低胆固醇、正常盐、高维生素、富含纤维的食物

(25~26题共用题干)

男,50岁。近1年排便费力,排便次数<3次/周,且粪便干硬,呈栗子样,便后粪便表面有微量鲜红色血。平素进食水果较少。近6d无明显诱因未排大便,伴腹胀、腹痛、直肠肛门疼痛。查体:腹部较硬且紧张,可触及包块。

25. 该患者出现的排便异常为
    A. 肠胀气　　　B. 便秘　　　C. 粪便嵌塞　　　D. 腹泻　　　E. 大便失禁

26. 护士遵医嘱为该患者灌肠,注意事项**不包括**
    A. 协助患者左侧卧位,双膝屈曲
    B. 避免灌肠液温度过低
    C. 灌肠液液面高度距离肛门40~60cm
    D. 如出现脉速、大汗等,应立即停止灌肠
    E. 嘱患者保留灌肠液15~20min后再排便

(27~28题共用题干)

急诊科一名护士在给一名患者抽血时,由于持针不当,针回缩导致针刺伤。当时急诊患者较多,她简单冲洗伤口并用碘伏消毒后继续工作。下班后,检验结果回报得知此患者是乙型肝炎患者。1年后该护士体检查出"乙肝表面抗原(HBSAg)阳性、乙肝e抗原(HBeAg)阳性、乙肝核心抗体(抗-HBC)三项阳性",查阅该护士进院以来的体检记录,乙肝检验指标均为阴性。

27. 护理人员在临床工作中感染血源性传染病,最常见的原因是
    A. 污染锐器伤害　　　　　　　　B. 侵入性操作
    C. 接触传染病患者的体液　　　　D. 为传染病患者的污染伤口换药
    E. 为患者抽血或静脉穿刺

28. 针刺伤发生后护理人员应尽早报告部门负责人、预防保健科及
    A. 护理部　　　　　　　B. 医务部　　　　　　　C. 检验科
    D. 人力资源部　　　　　E. 感染管理科

(四)B型题
(29~31题共用备选答案)
    A. 半坐卧位　　　　　　B. 中凹卧位　　　　　　C. 去枕平卧位
    D. 左侧卧位　　　　　　E. 右侧卧位

29. 椎管内麻醉患者术后6h内应采取的体位为

30. 阿米巴痢疾患者保留灌肠应采取的体位为

31. 慢性细菌性痢疾患者保留灌肠应采取的体位为

二、填空题

1. 医院工作人员在工作中,应做到的"四轻"为说话轻、走路轻、(   )、关门轻。

2. 紫外线的照射可以促进机体内部合成(   )。

3. 氧气浓度与流量的关系是:吸氧浓度(%)=(   )+4×氧流量(L/min)。

4. 灌肠时,溶液温度一般为(   )℃,降温时用(   )℃,中暑用(   )℃。

5. 常用的注射给药法包括皮内注射、(   )、(   )及静脉注射。

6. 取回的血应在(   )内输注,(   )内输完,不得将血液自行储存于病区普通冰箱内。

三、名词解释

1. 舒适　　2. TAT脱敏注射法　　3. 中心静脉压　　4. 护士职业损伤的生物性因素

四、简答题

1. 洗胃的适应证有哪些?

2. 简述大量不保留灌肠的目的。

3. 简述输血"三查十对"的具体内容。

4. 格拉斯哥昏迷量表将意识障碍分为哪几类? 写出具体分值对应的意识障碍种类。

五、论述题

1. 男,76岁。因重症肺炎入住呼吸内科ICU病房10d,行机械通气,遵医嘱使用抗生素,3次/d。近日患者体温38.9℃,血培养结果为:耐万古霉素的金黄色葡萄球菌。试述该患者的病房环境、隔离措施、仪器设备管理以及污物处理方式。

2. 在临床护理工作中,如何有效实施职业防护措施,以保护护士的职业健康和安全?

六、案例分析题

女,55岁,药物中毒。患者2h前于家中自服有机磷农药敌百虫约200ml,家属发现后急送至某医院急诊科。医生查体:患者呈昏迷状,双侧瞳孔呈针尖样缩小,体表冰冷,可闻及大蒜味,未见明显抽搐,膝反射存在,双肺呼吸音对称,体温36.5℃,心率64次/min,呼吸26次/min,血压135/79mmHg。医生立即开具医嘱,予以催吐、洗胃、导泻等处理。洗胃过程中患者突发心搏骤停,给予心肺复苏、气管插管等救治措施,复苏成功后转入ICU进一步治疗。

请问:

1. 医生在为该患者查体的过程中,运用了哪些病情观察方法?

2. 为该患者洗胃宜使用哪种溶液?

3. 心肺复苏成功的有效指标有哪些?

参考答案

一、单项选择题

（一）A1型题

1. D 2. D 3. C 4. B 5. C 6. D 7. E 8. C 9. E 10. C 11. E 12. B

（二）A2型题

13. E 14. D 15. C 16. E 17. D 18. E 19. E

（三）A3/A4型题

20. B 21. B 22. B 23. D 24. B 25. C 26. E 27. A 28. E

（四）B型题

29. C 30. E 31. D

二、填空题

1. 操作轻

2. 维生素D

3. 21

4. 39~41、28~32、4

5. 皮下注射、肌内注射

6. 30min、4h

三、名词解释

1. 舒适：是指个体身心处于轻松自在、满意、无焦虑、无疼痛的健康、安宁状态的一种自我感觉。

2. TAT脱敏注射法：是将所需要的破伤风抗毒素（TAT）剂量分次少量注入人体内的方法。

3. 中心静脉压：是指上、下腔静脉与右心房交界处的压力，是反映右心前负荷的指标，正常值为5~12cmH$_2$O。

4. 护士职业损伤的生物性因素：主要指护士在从事治疗、护理及检查等工作过程中，意外沾染或密切接触了病原微生物或含有病原微生物的污染物，是护理职业安全最常见的职业性有害因素。

四、简答题

1. 洗胃的适应证有哪些？

非腐蚀性毒物中毒，如有机磷农药、镇静催眠药、重金属、生物碱及食物中毒。

2. 简述大量不保留灌肠的目的。

（1）解除便秘、肠胀气。

（2）清洁肠道：为肠道手术、检查或分娩做准备。

（3）减轻中毒：稀释并清除肠道内的有害物质。

（4）降低温度：灌入低温液体，为高热患者降温。

3. 简述输血"三查十对"的具体内容。

（1）三查：血液有效期、血液质量、输血装置。

（2）十对：床号、姓名、性别、年龄、住院号/ID号、科室/门急诊号、患者血型及RH因子、献血者血袋编码、献血者的血型及RH因子、血液制品的种类及量。

4. 格拉斯哥昏迷量表将意识障碍分为哪几类？写出具体分值对应的意识障碍种类。

格拉斯哥昏迷量表总分为3~15分，按意识障碍分为轻、中、重三度。①轻度：13~14分；②中度：9~12分；③重度3~8分。低于8分为昏迷，低于3分为深度昏迷。

五、论述题

1. 男，76岁。因重症肺炎入住呼吸内科ICU病房10d，行机械通气，遵医嘱使用抗生素，3次/d。近日患者体温38.9℃，血培养结果为：耐万古霉素的金黄色葡萄球菌。试述该患者的病房环境、隔离措施、仪器设备管理以及污物处理方式。

（1）病房环境：患者安置在单间或同种病原同室隔离，病床间距不少于1.1m；减少人员出入隔离室，严格限制人员进出隔离室。

（2）隔离措施：接触隔离。医务人员加强手卫生和个人防护，近距离操作如吸痰、插管等需戴防护镜；护士护理患者时应穿一次性隔离衣。

（3）仪器设备管理：加强隔离室物品的消毒处理。仪器设备用后应清洁、消毒和/或灭菌，每天定期擦拭消毒物体表面，并进行床单位消毒。患者使用的仪器设备要求专用，用后清洁、灭菌。

（4）污物处理方式：标本需用密闭容器运送；患者的生活物品清洁、消毒后方可带出；医疗废物应用双层防渗漏密闭容器运送、利器放入锐器盒；排泄物排入医院污水处理系统进行消毒处理。

2. 在临床护理工作中，如何有效实施职业防护措施，以保护护士的职业健康和安全？

在临床护理工作中，护士经常接触到各种有害物质，如细菌、病毒、化学物质等，这些物质可能会对护士的健康造成危害。为了保护护士的职业健康和安全，实施职业防护措施是必要的。

有效的职业防护措施如下：

（1）在进行护理操作时，应穿戴合适的个人防护装备，如手套、口罩、护目镜等，以防止有害物质的接触。

（2）在处理感染性物质时，应遵循标准操作规程，避免交叉感染。

（3）应定期进行健康检查，包括职业健康检查和免疫接种，以确保护士的身体健康。

（4）应提供足够的职业健康教育和培训，以提高护士的职业防护意识和技能。

（5）应提供安全的工作环境，如通风、清洁、消毒等，以减少有害物质的暴露。

（6）应建立职业健康管理制度，包括职业健康监测、报告和处理机制，以确保职业防护措施的有效实施。

六、案例分析题

1. 医生在为该患者查体的过程中，运用了哪些病情观察方法？

运用了视诊、触诊、听诊、嗅诊等病情观察方法。

2. 为该患者洗胃宜使用哪种溶液？

宜选用温开水或者0.9%氯化钠注射液为该患者洗胃。

3. 心肺复苏成功的有效指标有哪些？

心肺复苏成功的有效指标如下：

（1）能扪及大动脉搏动。

（2）自主呼吸恢复。

（3）瞳孔由大变小，对光反射恢复。

（4）口唇、面色、甲床等颜色转红润。

（5）患者出现神经反射或挣扎。

（赵庆华　李虹彦　张玲娟　陈美榕）

试题二

一、单项选择题

（一）A1 型题

1. 体温上升期的表现为

    A. 畏寒、皮肤苍白、无汗   B. 畏寒、皮肤潮红、无汗

    C. 畏寒、皮肤厥冷、无汗   D. 畏寒、皮肤潮红、大汗

    E. 畏寒、皮肤苍白、大汗

2. 有关血压的生理变化的叙述，**不妥**的是

    A. 环境寒冷时血压上升   B. 上肢血压低于下肢血压

    C. 坐位血压低于卧位血压   D. 围绝经期前女子血压略低于男子血压

    E. 睡眠不佳时血压可稍升高

3. 关于保护具的应用，描述**错误**的是

    A. 严格掌握应用指征，做好解释，并征得患者及家属的同意

    B. 长期使用制动性保护具，应每 4h 松解一次

    C. 使用保护具时，患者肢体处于功能位

    D. 使用约束带时，局部需要加衬垫，松紧适宜

    E. 每 15min 观察一次约束部位的末梢循环情况

4. 患者在医院中发生的物理性损伤**不包括**

    A. 跌倒和坠床   B. 电刀灼伤   C. 压力性损伤

    D. 放射性皮炎   E. 昆虫咬伤

5. 血尿指的是新鲜尿离心后，尿沉渣每高倍镜视野红细胞大于等于

    A. 3 个   B. 5 个   C. 10 个   D. 15 个   E. 20 个

6. 少尿指的是 24h 尿量少于

    A. 100ml   B. 200ml   C. 300ml   D. 400ml   E. 500ml

7. 药物在体内吸收速度依次为

    A. 舌下含服>肌内注射>皮下注射>口服给药

    B. 舌下含服>肌内注射>口服给药>皮下注射

    C. 肌内注射>皮下注射>舌下含服>口服给药

    D. 皮下注射>肌内注射>舌下含服>口服给药

    E. 口服给药>舌下含服>皮下注射>肌内注射

8. 上臂三角肌肌内注射定位于

    A. 上臂外侧，三角肌上缘下 2~3 横指处   B. 上臂内侧，三角肌上缘下 2~3 横指处

C. 三角肌下 1/3 处   D. 上臂外侧,肩峰下 2~3 横指处

E. 上臂内侧,肩峰下 2~3 横指处

9. 输液时引起急性肺水肿的典型症状是

A. 发绀、胸闷   B. 胸痛、咳嗽

C. 心悸、烦躁不安   D. 面色苍白、血压下降

E. 呼吸困难、咳粉红色泡沫样痰

10. 下列药物中常用舌下给药的是

A. 阿司匹林   B. 硝酸甘油   C. 维拉帕米

D. 二甲双胍   E. 奥美拉唑

11. 使用洋地黄类药物时,护士应观察

A. 血压   B. 血糖   C. 心律

D. 体温   E. 呼吸

12. 对缺氧伴 CO_2 潴留的患者应给予

A. 低浓度低流量吸氧   B. 低浓度高流量吸氧   C. 高浓度低流量吸氧

D. 高浓度高流量吸氧   E. 间断高浓度吸氧

(二) A2 型题

13. 女,70 岁。因"神志不清 2h"入院,急诊科查体:体温 34℃,心率 31 次/min,血压 160/72mmHg,肢端动脉搏动微弱、四肢厥冷、肢端发绀明显。以下护理措施中**不妥**的是

A. 提供合适的环境温度,维持室温在 22~24℃

B. 给予毛毯、棉被、电热毯、热水袋、添加衣服,防止体热散失

C. 观察生命体征,持续监测体温的变化,每 2h 测量一次

D. 去除引起体温过低的原因,使体温恢复正常

E. 教会患者及家属避免导致体温过低的因素,如营养不良、衣服穿着过少、供暖设施不足等

14. 男,68 岁,行胃大部切除术。术后采取半坐卧位的目的是

A. 预防腹膜粘连   B. 改善局部血供

C. 减轻心脏负担   D. 减轻伤口张力

E. 促进气体交换

15. 女,42 岁。自述有 2 次自然分娩史,平时活动时无尿液流出,咳嗽、打喷嚏时有少量尿液不自主地由尿道口溢出。该症状最可能是

A. 持续性尿失禁   B. 充溢性尿失禁

C. 急迫性尿失禁   D. 压力性尿失禁

E. 功能性尿失禁

16. 男,58 岁。患者因肺炎住院,既往有慢性肺源性心脏病病史,在输液过程中突然出现呼吸困难、严重发绀、气促、咳嗽,咳出粉红色泡沫样痰。该患者正确的急救措施是

A. 继续输液   B. 10% 乙醇湿化吸氧

C. 给予血管收缩剂   D. 采取左侧卧位和头低足高位

E. 给予强心剂

17. 男,35岁。因上呼吸道感染需要输注 2 000ml 的液体。患者从早上 9:00 开始输注,点滴系数为 15 滴/ml,滴速为 50 滴/min,输完的时间是

     A. 18:00   B. 18:30   C. 19:00

     D. 20:30   E. 21:00

18. 男,65岁,行胃大部切除术后转入 ICU。现患者出现躁动不安,试图拔除身上引流管,该患者的 RASS 评分为

     A. 1分   B. 2分   C. 3分   D. 4分   E. 5分

19. 男,74岁。肺部感染经治疗后好转,遵医嘱停止吸氧,护士在停氧时应首先

     A. 取下氧气装置   B. 取下鼻导管

     C. 关流量表   D. 关总开关

     E. 取下湿化瓶

20. 护士小陈在给新入院患者采血时,不慎被患者用过的针头刺伤手指,应立即采取的措施**不包括**

     A. 立即在伤口处挤压   B. 用肥皂水清洗伤口

     C. 用 75% 乙醇消毒伤口   D. 在伤口近心端向远心端轻轻挤压

     E. 包扎伤口

21. 护士小李要为甲、乙两位患者更换引流袋,其操作过程如下,正确的是

     A. 洗手 - 戴手套 - 换甲患者引流袋 - 换乙患者引流袋 - 摘手套 - 洗手

     B. 洗手 - 戴手套 - 换甲患者引流袋 - 洗手 - 换乙患者引流袋 - 摘手套 - 洗手

     C. 洗手 - 戴手套 - 换甲患者引流袋 - 换手套 - 换乙患者引流袋 - 摘手套 - 洗手

     D. 洗手 - 戴手套 - 换甲患者引流袋 - 摘手套 - 洗手 - 戴手套 - 换乙患者引流袋 - 摘手套 - 洗手

     E. 洗手 - 戴手套 - 换甲患者引流袋 - 摘手套 - 洗手 - 戴手套 - 换乙患者引流袋 - 洗手 - 摘手套

(三)A3/A4 型题

(22~23 题共用题干)

男,60岁。因"风湿性心脏病、心房颤动"入院,主诉头晕、胸闷、心悸、四肢乏力,护士测量其脉搏,发现脉搏细速、不规则,同一单位时间内脉率少于心率,听诊心律完全不规则,心率快慢不一,心音强弱不等。

22. 此脉搏称

     A. 细脉   B. 脉搏短绌   C. 间歇脉

     D. 交替脉   E. 奇脉

23. 护士为该患者测量脉搏,叙述**错误**的是

     A. 测量前嘱患者安静   B. 将患者手臂放于舒适位置

     C. 将手指指端按压在桡动脉搏动处   D. 由 2 名护士同时测量心率和脉率

     E. 测量时间为 30s,将所测的数乘以 2

（24~25题共用题干）

男，68岁。1年前出现排尿困难、尿频、尿急、夜尿增多，未经系统治疗，1d前症状加重，主诉下腹部胀痛难忍、排尿费力。查体：耻骨上膨隆，叩诊呈实音，有压痛，且患者极度虚弱。

24. 患者可能发生了

    A. 尿道炎   B. 膀胱结石   C. 尿道狭窄

    D. 急性尿潴留   E. 膀胱刺激征

25. 对该患者留置尿管后，首次放尿量**不应超过**

    A. 500ml   B. 800ml   C. 1 000ml

    D. 1 500ml   E. 2 000ml

（26~27题共用题干）

男，26岁，诊断为再生障碍性贫血。因全血细胞减少，医生开具医嘱：新鲜全血200ml静脉滴注。护士注意到患者输血达100ml左右时，发生寒战，继而诉头疼、恶心，测体温39.5℃。

26. 该患者最可能发生了

    A. 肺水肿   B. 空气栓塞   C. 过敏   D. 发热反应   E. 溶血反应

27. 护士应立即采取的护理措施是

    A. 暂停输血，静脉滴注生理盐水   B. 患者端坐、双腿下垂

    C. 乙醇擦浴降温   D. 给予低流量氧气吸入

    E. 遵医嘱给予强心、利尿、扩血管的药物

（四）B型题

（28~30题共用备选答案）

    A. 洗肉水色   B. 酱油样色   C. 黄褐色

    D. 乳白色   E. 淡黄色

28. 患者发生溶血反应时，尿液颜色常呈

29. 丝虫病患者尿液呈

30. 急性肾小球肾炎患者的尿液颜色常呈

二、填空题

1. 发热的过程一般包括三个时期，即（   ）、高热持续期、（   ）。

2. 无尿是指24h尿量少于（   ）或（   ）小时内无尿液产生者。

3. 执行给药时，应注意"三查八对"，核对住院号/ID号、姓名、药名、浓度、剂量、（   ）、时间、（   ）。

4. 使用手压式雾化器雾化吸入时，每次吸1~2喷，两次间隔至少（   ）小时。

5. 常见护士职业损伤的物理因素有（   ）、负重伤、（   ）、（   ）。

三、名词解释

1. 弛张热   2. 膀胱刺激征   3. 成分输血   4. 意识障碍

四、简答题

1. 清除呼吸道分泌物的护理技术有哪些？适用人群是什么？

2. 简述一级护理的适用对象及护理要点。

3. 静脉输液发生空气栓塞的原因有哪些？

五、论述题

1. 试述发热患者的护理措施。

2. 论述溶血反应的临床表现及处理原则。

六、案例分析题

男，40岁。因车祸经急诊入住 ICU。负责照顾患者的护士张某在为患者进行注射后，不慎被患者用过的针头刺伤。随后张某在仅用碘伏消毒之后，使用创口贴保护伤口。3d 后患者检测出 HIV 阳性。半个月后，张某出现了持续低热、咳嗽、皮疹等症状，经检测 HIV 阳性。

请问：

1. 接触感染者血液时，护士的防护措施有哪些？

2. 在今后的工作中，小张应该如何预防锐器伤？

3. 发生锐器伤后，受伤护士应该如何正确处理？

参考答案

一、单项选择题

（一）A1型题

1. A 2. C 3. B 4. E 5. A 6. D 7. A 8. D 9. E 10. B 11. C 12. A

（二）A2型题

13. C 14. D 15. D 16. E 17. C 18. C 19. B 20. A 21. D

（三）A3/A4型题

22. B 23. E 24. D 25. C 26. D 27. A

（四）B型题

28. B 29. D 30. A

二、填空题

1. 体温上升期、退热期

2. 100ml、12

3. 用法、药品有效期

4. 3~4

5. 锐器伤、放射性损伤、温度性损伤

三、名词解释

1. 弛张热：是指体温常在39℃以上，24h内温差达1℃以上，体温最低时仍高于正常水平。常见于败血症、风湿热、化脓性感染等。

2. 膀胱刺激征：患者同时出现尿频、尿急、尿痛的症状，称为膀胱刺激征。

3. 成分输血：是指分离或单采献血者的某种血液成分，根据临床输血原则安全地输给患者，以期达到最佳的治疗效果。此类输血包括红细胞输注、血小板输注、血浆输注、冷沉淀输注、粒细胞输注等。

4. 意识障碍：是指人对周围环境及自身状态的识别和觉察能力出现障碍。任何原因引起大脑高级神经中枢功能损害时，都可出现意识障碍，可表现为嗜睡、意识模糊、昏睡和昏迷。

四、简答题

1. 清除呼吸道分泌物的护理技术有哪些？适用人群是什么？

（1）有效咳嗽：适用于神志清醒、尚能咳嗽的患者。

（2）叩击：适用于长期卧床，久病体弱、排痰无力的患者。

（3）体位引流：适用于痰量较多、呼吸功能尚好的支气管扩张、肺脓肿患者。

（4）吸痰：适用于年老体弱、危重、昏迷、麻醉未清醒等各种原因引起的不能有效咳嗽、排痰者。

2. 简述一级护理的适用对象及护理要点。

（1）适用对象：①病情趋向稳定的重症患者；②病情不稳定或随时可能发生变化的患者；③手术后或治疗期间需要严格卧床的患者；④自理能力中度依赖的患者。

（2）护理要点：①每15~30min巡视患者一次，观察病情及生命体征变化；②制订护理计划，严格执行各项诊疗及护理措施，及时准确、逐项填写特别护理记录单；③做好基础护理，严防并发症，满足患者身心需要。

3. 静脉输液发生空气栓塞的原因有哪些？

（1）输液导管内空气未排尽。

（2）拔出较粗的、近胸腔的深静脉导管后，穿刺点封闭不严密。

（3）加压输液、输血时无人守护，液体输完未及时更换药液或拔针。

五、论述题

1. 试述发热患者的护理措施。

（1）降温：可选用物理降温或药物降温方法，使用药物降温时应注意药物的剂量，实施降温措施30min后测量体温，并做好记录和交班。

（2）加强病情观察：①观察生命体征，定时测体温。②观察是否出现寒战、淋巴结肿大、意识障碍等伴随症状。③观察发热的原因及诱因是否消除，如受寒、饮食不洁、过度疲劳等。④观察治疗结果，比较治疗前后全身症状及实验室检查结果。⑤观察饮水量、饮食摄取量、尿量及体重变化。⑥观察四肢末梢循环情况,高热而四肢末梢厥冷、发绀等提示病情加重。⑦观察是否出现抽搐,给予对症处理。

(3)补充营养和水分:给予高热量、高蛋白、高维生素、易消化的流质或半流质食物。注意食物的色、香、味,鼓励少量多餐,以补充高热的消耗,提高机体的抵抗力。鼓励患者多饮水,以每日3 000ml为宜,以补充高热消耗的大量水分,并促进毒素和代谢产物的排出。

(4)促进患者舒适:①休息。②口腔护理,保持口腔清洁。③皮肤护理,退热期及时擦干汗液,更换衣服、床单,防止受凉,保持皮肤清洁、干燥。

(5)心理护理:耐心解答患者的各种问题,尽量满足患者的合理需求,给予精神安慰等。

2. 论述溶血反应的临床表现及处理原则。

(1)临床表现:常出现高热、寒战、心悸、气短、腰背痛、血红蛋白尿甚至尿闭、急性肾衰竭和DIC表现等。

(2)处理原则:①立即停止输血。②早期应用糖皮质激素,如地塞米松或氢化可的松,减轻免疫反应。③抗休克,扩充血容量。对休克严重及有出血倾向者应输注新鲜同型血或冰冻血浆。④保护肾脏,静脉输入5%碳酸氢钠溶液,碱化尿液,防止肾小管阻塞。用利尿药加快游离血红蛋白的排出。如出现肾衰竭,可进行血液透析。⑤严重者考虑换血疗法,清除异形红细胞及抗原抗体复合物。

六、案例分析题

1. 接触感染者血液时,护士的防护措施有哪些?

接触感染者血液时,护士应戴口罩和手套。处理后应摘除手套,洗手或手消毒。手部有伤口时应戴双层手套。血液有喷溅可能时,应戴护目镜和防护面屏,必要时应穿防护衣。

2. 在今后的工作中,小张应该如何预防锐器伤?

(1)建立锐器伤防护制度,提高自我防护意识。

(2)纠正易引起锐器伤的危险行为。

(3)严格管理医疗废物。

(4)加强护士的健康管理。

(5)与患者沟通配合。

(6)适当调整护士工作强度和心理压力。

(7)使用具有安全装置的护理器材。

3. 发生锐器伤后,受伤护士应该如何正确处理?

(1)受伤护士要保持镇静,戴手套者按规范迅速脱去手套。

(2)处理伤口:①立即用健侧手从伤口的近心端向远心端挤出伤口的血液,禁止在伤口局部挤压或按压,以免产生虹吸现象,将污染血液吸入血管,增加感染概率;②用肥皂水清洗伤口,并在流动水下反复冲洗5min以上,再用生理盐水反复冲洗皮肤或暴露的黏膜;③用75%乙醇或0.5%碘伏消毒伤口,并包扎。

(3)及时填写锐器伤登记表,并尽早报告部门负责人、预防保健科及感染管理科。

(4)评估锐器伤:根据患者血液中含有病原微生物(病毒、细菌)的多少和伤口的深度、范围及暴露时间进行评估，并做相应处理。

（5）患者为乙型肝炎病毒、丙型肝炎病毒或艾滋病病毒携带者时，受伤护士还应进行血清学监测，必要时建立追踪档案，采取相应措施。

（赵庆华　李虹彦　张玲娟　陈美榕）

第七章
内科护理学

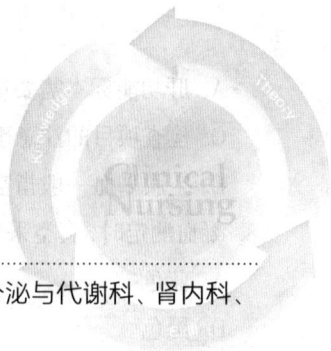

（含诊断学、症状学、心血管内科、呼吸内科、消化内科、血液内科、内分泌与代谢科、肾内科、风湿免疫性疾病、传染科、神经内科、老年病科）

试题一（诊断学、症状学）

一、单项选择题

（一）A1 型题

1. 最适用于腹腔压痛点检查的方法是
   - A. 浅部触诊法
   - B. 深部滑行触诊法
   - C. 双手触诊法
   - D. 深压触诊法
   - E. 冲击触诊法

2. 有关肝脏触诊方法的描述，**不正确**的是
   - A. 以示指前端桡侧指腹接触肝脏
   - B. 右手宜置于腹直肌外缘稍外处向上触诊
   - C. 吸气时手指上抬速度要快于腹壁的抬起
   - D. 如遇腹水患者可应用浮沉触诊法
   - E. 如右腹部饱满，需要自髂前上棘或更低的平面开始触诊

3. 肺内空洞的叩诊音为
   - A. 清音
   - B. 浊音
   - C. 过清音
   - D. 鼓音
   - E. 实音

4. 正常肺部叩诊音为
   - A. 清音
   - B. 浊音
   - C. 实音
   - D. 过清音
   - E. 鼓音

5. 腹腔叩诊移动性浊音阳性，表明腹腔内游离液体至少达
   - A. 100ml
   - B. 200ml
   - C. 500ml
   - D. 1 000ml
   - E. 1 500ml

6. 支气管肺泡呼吸音的特点为
   - A. 像水泡似的声音
   - B. 像哨笛样的声音
   - C. 呼气与吸气时间大致相等
   - D. 呼气时间小于吸气时间
   - E. 呼气时间大于吸气时间

7. 下列关于血标本采集的描述，**不妥**的是

A. 肝功能标本需要饭后抽血　　　　　B. 全血标本均需要一针见血，充分混匀

C. 检查项目的注意事项应先告知患者　D. 采集血培养标本时，应防污染

E. 空腹采血一般指空腹 8~12h 以后采血

8. 凝血测定时，真空采血管的采血帽颜色是

A. 蓝色　　　　　　　　B. 红色　　　　　　　　C. 紫色

D. 黑色　　　　　　　　E. 黄色

9. 查寄生虫卵的标本应采集粪便的

A. 脓血部分　　　　　　B. 黏液部分　　　　　　C. 边缘部分

D. 不同部分　　　　　　E. 中间部分

10. 急性肾炎患者典型的首发水肿表现是

A. 胸腔积液　　　　　　B. 神经性水肿　　　　　C. 全身性水肿

D. 晨起眼睑水肿　　　　E. 双下肢凹陷性水肿

11. 上消化道出血的特征性临床表现是

A. 贫血　　　　　　　　B. 发热　　　　　　　　C. 呕血、黑便

D. 肠源性氮质血症　　　E. 急性周围循环衰竭

12. 喷射性呕吐常见的疾病是

A. 妊娠　　　　　　　　B. 脑炎　　　　　　　　C. 急性胆囊炎

D. 有机磷农药中毒　　　E. 胃神经症

13. 支气管哮喘和心源性哮喘的不同点在于

A. 慢性、阵发性、季节性发作史　　　B. 呼气性呼吸困难

C. 肺部听诊哮鸣音　　　　　　　　　D. 心脏无特殊体征

E. 咳粉红色泡沫样痰

14. 青霉素过敏性休克循环衰竭的临床表现**不包括**

A. 面色苍白、出冷汗　　B. 脉细弱　　　　　　　C. 发绀

D. 幻觉、谵妄　　　　　E. 血压下降

15. 下列**不符合**典型稳定型心绞痛发作的是

A. 胸骨后压榨性疼痛

B. 疼痛很少超过 15min

C. 休息 5min 疼痛消失

D. 含服硝酸甘油 3~5min，疼痛不能缓解

E. 疼痛发作均有诱因

16. 关于大量咯血患者的护理措施，说法**错误**的是

A. 绝对卧床休息　　　　　　　　B. 健侧卧位

C. 禁食　　　　　　　　　　　　D. 轻轻拍击健侧背部

E. 密切观察患者咯血的颜色、性状、量

（二）A2 型题

17. 某患者的心电图显示,每两个正常心脏搏动后出现一次过早搏动,此为

    A. 二联律　　　　　　B. 三联律　　　　　　C. 三音律

    D. 奔马律　　　　　　E. 早搏

18. 男,29 岁。肠道内积聚过量气体不能排出,伴随腹胀与腹痛症状。下列护理措施中**错误**的是

    A. 进行腹部热敷　　　　　　　　　　B. 必要时肛管排气

    C. 鼓励患者适当运动　　　　　　　　D. 向患者解释胀气的原因

    E. 指导患者服用易消化的食物,多喝牛奶

19. 男,80 岁。咳嗽、咳痰伴发热 3d,意识不清 4h。患者有高血压病史 12 年,否认糖尿病病史。该患者的以下体征中对诊断糖尿病有特殊意义的是

    A. 皮肤干燥　　　　　　B. 中度昏迷　　　　　　C. 心动过速

    D. 呼气有烂苹果味　　　E. 血压 153/98mmHg

20. 男,79 岁。患脑梗死 3 年,5d 前再发脑梗死。查体:血压 156/86mmHg,右侧下肢可以抬离床面,但不能抵抗阻力。该患者右下肢的肌力分级是

    A. 0 级　　　　B. 1 级　　　　C. 2 级　　　　D. 3 级　　　　E. 4 级

（三）A3/A4 型题

（21~22 题共用题干）

女,34 岁。主诉 2h 前突然发生左上腹疼痛剧烈,伴恶心、呕吐、畏寒。查体:体温 38.5℃,左上腹部压痛、腹肌紧张,麦氏点压痛(－),墨菲征(－)。

21. 该患者可能患有

    A. 急性胃肠炎　　　　　　B. 急性胰腺炎　　　　　　C. 急性阑尾炎

    D. 急性胆囊炎　　　　　　E. 急性腹膜炎

22. 护士应重点监测该患者实验室检查中的

    A. 血清蛋白　　　　　　　B. 血清胆红素　　　　　　C. 血糖

    D. 血清胆固醇　　　　　　E. 血清淀粉酶

（23~25 题共用题干）

男,70 岁。患者因脑出血瘫痪在床多年,进行性排尿困难 4 年余,近 2 个月来每天排尿 10 余次,常有尿液不受控制地从尿道口溢出。

23. 该患者的排尿异常属于

    A. 真性尿失禁　　　　　　B. 假性尿失禁　　　　　　C. 充溢性尿失禁

    D. 功能性尿失禁　　　　　E. 压力性尿失禁

24. 护士遵医嘱为该患者留置导尿管,其主要目的是

    A. 测量尿比重　　　　　　B. 预防尿路感染　　　　　　C. 记录每小时尿量

    D. 保持膀胱空虚状态　　　E. 保持会阴部清洁干燥

25. 为防止该患者出现泌尿系统逆行感染,下列护理措施中**不妥**的是

A. 每天进行会阴部护理

B. 定期更换导尿管，一般为 1~4 周更换一次

C. 定期更换集尿袋，观察患者尿液的性状、颜色、量等情况

D. 在训练膀胱反射功能时，可采用间歇性夹管方式，每 2h 开放一次

E. 在病情允许情况下鼓励患者多喝水，每日摄入液体 2 000~2 500ml

（四）B 型题

（26~28 题共用备选答案）

A. 左锁骨中线内侧第 5 肋间   B. 胸骨右缘第 2 肋间

C. 胸骨左缘第 3~4 肋间   D. 胸骨左缘第 2 肋间

E. 胸骨下段近剑突处

26. 二尖瓣听诊区位于

27. 主动脉瓣第一听诊区位于

28. 肺动脉瓣听诊区位于

二、填空题

1. 通过问诊获得的患者主观感受到的不适或痛苦称为（ ）。

2. 正常人除 aVR 外，其他导联 Q 波的振幅均小于同导联 R 波的（ ）。

3. 正常肺部可听到 3 种性质不同的呼吸音，即（ ）、（ ）、（ ）。

4. 阿 - 斯综合征发作时间持续 2~3s 时，患者可出现一过性眩晕及意识混乱；若脑缺血持续（ ），患者可突然跌倒；若脑缺氧时间（ ），则出现全身抽搐。

5. "三凹征" 是指（ ）、（ ）和（ ）明显凹陷。

三、名词解释

1. 主诉   2. 体格检查   3. 谵妄   4. 尿路刺激征

四、简答题

1. 简述心房颤动的心电图特点。

2. 简述巴宾斯基征的检查方法、阳性表现及其临床意义。

3. 简述高尿酸血症肾病的预防和用药护理。

4. 简述低血糖的诱因。

五、论述题

1. 试述咳嗽与咳痰的问诊要点。

2. 如何判断上消化道大量出血患者有继续出血或再次出血？

六、案例分析题

男，56 岁。因 "突发右侧肢体偏瘫伴言语不能 3d" 入院。入院时神志清，精神可，测体温

36.5℃，心率 80 次/min，呼吸 16 次/min，血压 130/80mmHg，推入病房。

查体：运动性失语，发育正常，皮肤无黄染、皮疹、斑痣、压力性损伤，头颅无畸形，双侧瞳孔等大等圆，直径约 3.0mm，对光反射灵敏，右侧额纹、鼻唇沟变浅，右侧口角轻度下垂，伸舌右偏，无舌肌萎缩及肌纤维颤动，双侧软腭上抬可，悬雍垂居中。右侧肢体肌张力下降，肌力 0 级，左侧肌张力、肌力正常。双侧腱反射正常，四肢浅感觉正常。

辅助检查：头颅 CT 示左侧基底节区出血，出血量为 30ml。

既往史：既往有"高血压病" 4 年余，目前口服"苯磺酸氨氯地平、美托洛尔、氯沙坦钾"，血压控制在 140/90mmHg。1 年前有"胃溃疡出血"史。

家族史、过敏史：其父 45 岁死于脑出血，母亲有原发性高血压病史。无药物、食物过敏史。

生活及自理能力：饮食以米面为主，3d 未进食，入院后低盐低脂饮食。睡眠良好。二便正常。自理能力方面，可自己刷牙，需要协助进食、沐浴、床上排便。活动能力：绝对卧床休息。

心理社会状况：患者感到极度恐惧和焦虑。

请问：

1. 该患者是否可能出现再出血？

2. 引起该患者再出血的原因可能有哪些？

3. 护理工作中如何预防患者发生再出血？

参考答案

一、单项选择题

（一）A1型题

1. D　2. C　3. D　4. A　5. D　6. C　7. A　8. A　9. D　10. D　11. C　12. B　13. E　14. D
15. D　16. B

（二）A2型题

17. B　18. E　19. D　20. D

（三）A3/A4型题

21. B　22. E　23. C　24. E　25. D

（四）B型题

26. A　27. B　28. D

二、填空题

1. 主观资料

2. 1/4

3. 支气管呼吸音、肺泡呼吸音、支气管肺泡呼吸音

4. 5~6s、长达 12s

5. 胸骨上窝、锁骨上窝、肋间隙

三、名词解释

1. 主诉：通过问诊获得的患者主观感受到的不适或痛苦。

2. 体格检查：是指护士运用自己的感官，或借助体温计、血压计、听诊器、电筒和叩诊锤等检查器具，客观地了解和评估患者身体状况的最基本的检查方法，一般于采集完健康史后开始。

3. 谵妄：一种突发的严重的脑功能改变，表现为患者对周围环境的认识及反应能力下降，可出现认知、注意力、定向能力、记忆功能的受损，思维迟钝，语言功能障碍，错觉、幻觉、睡眠觉醒周期紊乱等，可表现出紧张、恐惧和兴奋不安，甚至有冲动和攻击行为。

4. 尿路刺激征：由于膀胱颈和膀胱三角区受到炎症或理化因素刺激而发生膀胱痉挛，引起尿频、尿急、尿痛和排尿不尽感，称为尿路刺激征。

四、简答题

1. 简述心房颤动的心电图特点。

（1）P 波消失，代之以大小、形态不一的颤动波（f 波），频率 350~600 次/min。

（2）心室律绝对不规则。

（3）QRS 波群形态和时限正常。

2. 简述巴宾斯基征的检查方法、阳性表现及其临床意义。

（1）检查方法：巴宾斯基征是最典型的病理反射。检查时嘱患者保持仰卧位，双下肢伸直，评估者一手托其踝部，另一手持钝头竹签由足底外侧，沿足跟向前划至小趾根部足掌，再转向踇趾侧。

（2）阳性表现：踇趾背屈，其余四趾呈扇形展开。

（3）临床意义：见于锥体束受损。

3. 简述高尿酸血症肾病的预防和用药护理。

（1）鼓励患者多饮水，化学治疗期间每天饮水量应达 3 000ml 以上。

（2）遵医嘱口服别嘌醇，抑制尿酸形成。

（3）化学治疗前后遵医嘱给予利尿剂，及时稀释并排泄降解的药物。嘱患者尽可能每小时排尿一次，持续 5h，就寝前排尿一次。

4. 简述低血糖的诱因。

（1）使用外源性胰岛素或促胰岛素分泌剂。

（2）未按时进食或进食过少。

（3）运动量增加。

（4）乙醇摄入，尤其是空腹饮酒。

（5）胰岛素瘤等疾病。

（6）胃肠外营养治疗等。

五、论述题

1. 试述咳嗽与咳痰的问诊要点。

（1）有无与咳嗽、咳痰相关的疾病病史或诱发因素。

（2）咳嗽的性质、持续时间、节律、音色及其与体位、睡眠的关系。

（3）痰液的性质、颜色、量、气味、黏稠度及其与体位的关系。

（4）能否有效咳嗽和咳痰。

（5）咳嗽对患者的影响。

（6）诊断、治疗与护理经过。

2. 如何判断上消化道大量出血患者有继续出血或再次出血？

如果患者出现以下迹象，提示有活动性出血或再次出血：

（1）反复呕血，甚至呕吐物由咖啡色转为鲜红色。

（2）黑便次数增多且粪质稀薄，色泽转为暗红色，伴肠鸣音亢进。

（3）经充分补液、输血治疗后，血流动力学指标改善不明显，或好转后又恶化，表现为血压波动、心率加快、中心静脉压不稳定。

（4）血红蛋白浓度、红细胞计数、血细胞比容持续下降，网织红细胞计数持续增高。

（5）在补液充足、尿量正常的情况下，血尿素氮持续或再次增高。

（6）门静脉高压患者原有脾大，在出血后常暂时缩小，如果发现脾恢复肿大提示出血未止。

六、案例分析题

1. 该患者是否可能出现再出血？

患者可能会再次脑出血，长期禁食可能会导致消化道出血。

2. 引起该患者再出血的原因可能有哪些？

导致患者再出血的原因有：血压偏高，波动大；过度焦虑、紧张；休息不好；长期禁食等。

3. 护理工作中如何预防患者发生再出血？

（1）严密观察患者的生命体征、意识状态、言语功能、肌力状态，右侧口角下垂、伸舌右偏的程度等。

（2）评估患者焦虑、恐惧的程度；向患者及家属讲解疾病相关知识；家属在旁陪伴，给予情感支持；用客观指标向患者展示病情好转的征象。

（3）早起可进行被动活动，翻身等幅度宜小，尽量减少频次，以防止并发症发生；自主活动宜从床上坐 - 床边站 - 短距离搀扶下行走等逐渐增加。

（4）使用降压药时，注意血压下降速度，尽量保持血压平稳，每天监测血压。

（5）评估患者睡眠情况，必要时给予安眠药，保证患者充分休息。

（6）消化道出血：根据医嘱使用抗酸或抑酸药，尽早少量经口进食，根据适应情况，逐渐增加量及调整饮食的类别，早期少纤维饮食。注意观察大便颜色、量等情况，观察有无呕吐及呕吐物性状等。

（李葆华　顾则娟　刘延锦）

试题二（心血管内科）

一、单项选择题

（一）A1 型题

1. 心源性呼吸困难最先出现的是

   A. 急性肺水肿
   B. 阵发性夜间呼吸困难
   C. 劳力性呼吸困难
   D. 心源性哮喘
   E. 端坐呼吸

2. 慢性充血性心力衰竭的诱发因素中最常见的是

   A. 严重的心律失常
   B. 妊娠与分娩
   C. 过劳和情绪激动
   D. 各种感染
   E. 过快过量

3. 护士给予慢性心力衰竭患者的饮食指导中，**不妥**的是

   A. 应少量多餐
   B. 饮食应清淡、易消化
   C. 每日摄盐量应少于 5g
   D. 增加味精和酱油等调味品的食用，以促进食欲
   E. 限制腌制食品和碳酸饮料

4. 心室颤动最常见的病因是

   A. 心肌炎
   B. 心脏瓣膜病
   C. 急性心肌梗死
   D. 低钾血症
   E. 休克

5. 判断心搏骤停最可靠、迅速的依据是

   A. 意识丧失和大动脉搏动消失
   B. 呼吸停止
   C. 心音消失
   D. 瞳孔散大
   E. 瞳孔对光反射消失

6. 下列对二尖瓣狭窄的病理生理的描述，正确的是

   A. 右心衰竭使肺动脉压升高
   B. 左心房平均压升高，导致肺静脉压和肺毛细血管压升高
   C. 肺动脉压升高从而导致左心房压升高
   D. 右心衰竭导致肺毛细血管压升高
   E. 左心衰竭导致肺毛细血管压升高

7. 发生急性心肌梗死的病理基础是

   A. 动脉粥样斑块破裂
   B. 动脉粥样硬化致管腔严重狭窄和心肌供血不足

C. 出血

D. 血栓形成

E. 冠状动脉痉挛

8. 目前国际上统一的成人高血压的诊断标准是

  A. 收缩压≥160mmHg 和/或舒张压≥95mmHg

  B. 收缩压≥120mmHg 和/或舒张压≥80mmHg

  C. 收缩压≥150mmHg 和/或舒张压≥100mmHg

  D. 收缩压≥140mmHg 和/或舒张压≥90mmHg

  E. 收缩压≥130mmHg 和/或舒张压≥90mmHg

9. 高血压急症患者首选的降压药是

  A. 硝酸甘油   B. 氢氯噻嗪   C. 硝普钠

  D. 阿替洛尔   E. 利血平

10. 诊断扩张型心肌病最重要的手段是

  A. 心电图   B. 胸部 X 线检查   C. 超声心动图

  D. 心导管检查   E. 心内膜心肌活检

11. 确诊病毒性心肌炎的可靠依据是

  A. 持续发热 1~10d   B. 心尖部闻及第三心音

  C. 出现房室传导阻滞   D. 外周血检出肠道病毒核酸

  E. 心肌内检出病毒

12. 引起亚急性感染性心内膜炎最常见的致病菌是

  A. 甲型溶血性链球菌   B. 白色葡萄球菌   C. 肠球菌

  D. 金黄色葡萄球菌   E. 链球菌

13. 感染性心内膜炎最常见的症状是

  A. 疼痛   B. 栓塞   C. 发热

  D. 心力衰竭   E. 心律失常

14. 心包穿刺时,为防止由于心包腔内压力迅速降低,回心血量增多而出现心功能不全,一般首次
抽液量**不宜**超过

  A. 100~200ml   B. 200~300ml   C. 300~500ml

  D. 500~800ml   E. 1 000ml

15. 治疗单纯二尖瓣狭窄的首选方法是

  A. 经皮穿刺球囊二尖瓣成形术   B. 二尖瓣闭式分离术

  C. 二尖瓣直式分离术   D. 人工瓣膜置换术

  E. 二尖瓣修复术

（二）A2 型题

16. 女,36 岁。房颤,长期口服华法林。为预防出血风险,该患者应定期检测凝血酶原时间国际标

准化比值，使其维持在

A. 0.5~1.0   B. 1.0~1.5   C. 1.5~2.0

D. 2.0~3.0   E. 3.0~4.0

17. 女，56岁。既往有心脏病史，自述心慌反复发作。心电图示：P波消失，代之以间距、振幅不等的颤动波，QRS波正常，心率120次/min，R-R间距绝对不等。最可能的心电图诊断是

     A. 室上性心动过速   B. 室性心动过速

     C. 房性心动过速   D. 心房扑动

     E. 心房颤动

18. 女，45岁。风湿性心脏病合并二尖瓣狭窄5年，伴心房颤动2年。1d前无明显原因突然出现意识障碍，最可能的原因是

     A. 发生心室颤动   B. 心排血量减少，脑供血不足

     C. 心房血栓脱落，脑栓塞   D. 高凝状态，脑血栓形成

     E. 发生心房颤动

19. 男，55岁。急性下壁心肌梗死，入院后2d突感头晕，血压70/50mmHg，听诊心律齐，心率41次/min，应考虑患者发生了

     A. 窦性心动过缓   B. 室性心动过速

     C. 房性期前收缩   D. 室性期前收缩

     E. 房室传导阻滞

20. 男，48岁。长期高血压，突然出现头痛、呕吐、多汗、面色苍白、视物模糊，测血压为254/117mmHg，经及时治疗抢救，血压有所下降，考虑患者可能出现了

     A. 恶性高血压   B. 脑血管意外

     C. 高血压急症   D. 主动脉夹层

     E. 急性心肌梗死

21. 男，68岁。诊断为高血压，口服降压药物治疗。为评估降压效果，其测量血压的最佳时间为

     A. 服用降压药前   B. 服用降压药后

     C. 两次服用降压药之间   D. 服用降压药半小时后

     E. 服用降压药2h后

（三）A3/A4型题

（22~23题共用题干）

    男，58岁。高血压10余年，间歇发作胸闷、胸痛2年，医生确诊为原发性高血压、冠心病。此次上厕所后，突然出现胸闷、气短，咳粉红色泡沫样痰。查体：心率100次/min，双肺可闻及水泡音，双下肢无水肿。

22. 该患者目前最可能的诊断是

     A. 心包积液   B. 急性左心衰竭   C. 全心衰竭

     D. 急性心肌梗死   E. 劳力性心绞痛

23. 有关该患者的护理措施, **不妥**的是

    A. 取平卧位, 头偏向一侧   B. 给予鼻导管吸氧

    C. 给予心电监测   D. 建立静脉通路

    E. 记录 24h 尿量

（24~25 题共用题干）

    男, 42 岁。平时工作压力大、经常熬夜, 近期出现头晕、乏力, 入院检查测得血压为 165/90mmHg。

24. 根据血压水平的定义和分类, 该患者的血压属于

    A. 正常值   B. 正常高值   C. Ⅰ级高血压

    D. Ⅱ级高血压   E. Ⅲ级高血压

25. 该患者饮食中的钠盐含量应

    A. <2g/d   B. <4g/d   C. <6g/d   D. <8g/d   E. <10g/d

（26~27 题共用题干）

    女, 32 岁。关节游走性疼痛 8 年, 近 2 年加重。查体: 心尖部闻及舒张期隆隆样杂音, 心律不齐。M 型超声示: 二尖瓣前叶活动曲线 EF 斜率降低, 双峰消失, 前后叶同向运动, 呈"城墙样"改变。诊断为风湿性心脏病, 二尖瓣狭窄。

26. 该疾病最早出现的临床症状是

    A. 阵发性夜间呼吸困难   B. 劳力性呼吸困难   C. 咳嗽、咳痰

    D. 端坐呼吸困难   E. 声音嘶哑

27. 该疾病最常见的并发症是

    A. 心房颤动   B. 肺动脉栓塞   C. 感染性心内膜炎

    D. 右心衰竭   E. 急性肺水肿

（四）B 型题

（28~30 题共用备选答案）

    A. 同步直流电复律   B. 非同步直流电复律   C. 安装人工心脏起搏器

    D. 导管射频消融手术   E. 按摩颈动脉窦

28. 三度房室传导阻滞伴有血流动力学障碍, 应采取的治疗措施是

29. 心室颤动首选的治疗措施是

30. 持续性心房颤动药物转复无效时, 可以采取的治疗措施是

二、填空题

    1. 心力衰竭的主要临床表现有呼吸困难、（　　　　）和（　　　　）。

    2. 心脏性猝死的临床经过可分为前驱期、（　　　　）、（　　　　）、生物学死亡 4 个时期。

    3. 高血压非药物治疗的主要措施包括（　　　　）、减少食物中钠盐的摄入量并增加钾盐的摄入量、减少脂肪摄入、（　　　　）、适当运动、减少精神压力保持心理平衡。

4. 心脏压塞的临床特征 Beck 三联征为（　　　　）、心音低弱、（　　　　）。

5. 主动脉内球囊反搏的常见并发症包括下肢缺血、（　　　　）、（　　　　）、出血血肿，及气囊破裂发生空气栓塞。

三、名词解释

1. 心律失常　　　　2. 心脏瓣膜病　　　　3. 冠心病　　　　4. 扩张型心肌病

四、简答题

1. 简述洋地黄中毒时的表现及处理措施。

2. 简述静脉使用胺碘酮时的注意事项。

3. 简述高血压患者直立性低血压的预防与处理。

4. 简述经皮冠脉介入术术后的常见并发症。

五、论述题

1. 试述美国纽约心脏病学会（NYHA）的心功能分级方法。

2. 试述急性心肌梗死溶栓治疗的护理配合。

六、案例分析题

男，58 岁。门诊以"冠心病，急性心肌梗死"收入院。2h 前患者突感心前区压榨样闷痛，向左前臂放射，出冷汗、躁动不安，有濒死感。体格检查：体温 37℃，心率 100 次/min，呼吸 20 次/min，血压 150/80mmHg。平卧位，意识清，表情痛苦，肺部闻及干湿啰音，心律不齐，心音低钝。心电图示：窦性心律，V_1~V_5 导联见宽而深的 Q 波、S-T 段弓背向上抬高、T 波倒置，见室性期前收缩 6~8 次/min。

请问：

1. 该患者心电监护的护理要点有哪些？

2. 为制订护理计划，责任护士应进一步收集哪些资料？

3. 该患者住院期间何时开始心脏康复？

参考答案

一、单项选择题

（一）A1型题

1. C　2. D　3. D　4. C　5. A　6. B　7. B　8. D　9. C　10. C　11. E　12. A　13. C　14. B
15. A

（二）A2型题

16. D　17. E　18. C　19. E　20. C　21. E

（三）A3/A4型题

22. B　23. A　24. D　25. C　26. B　27. A

（四）B型题

28. C　29. B　30. A

二、填空题

1. 乏力、体液潴留

2. 终末事件期、心搏骤停

3. 控制体重、戒烟限酒

4. 低血压、颈静脉怒张

5. 主动脉破裂、感染

三、名词解释

1. 心律失常：是指心脏冲动的频率、节律、起源部位、传导速度或激动次序的异常。

2. 心脏瓣膜病：是指由于炎症、黏液样变性、退行性改变、先天畸形、缺血性坏死、创伤等原因引起的单个或多个瓣膜结构的功能或结构异常，导致瓣口狭窄和/或关闭不全的心脏病。

3. 冠心病：是指冠状动脉粥样硬化使血管腔狭窄、阻塞和/或因冠状动脉功能性改变（痉挛）导致心肌缺血缺氧或坏死而引起的心脏病，统称冠状动脉性心脏病，简称冠心病，亦称缺血性心脏病。

4. 扩张型心肌病：是指以左心室或双心室扩大伴收缩功能障碍为特征的心肌病。临床表现为心脏扩大、心力衰竭、心律失常、血栓栓塞及猝死。

四、简答题

1. 简述洋地黄中毒时的表现及处理措施。

（1）临床表现：①各类心律失常，最常见的是室性期前收缩，多呈二联律或三联律。②胃肠道反应，表现为食欲下降、恶心、呕吐等。③神经系统症状，表现为头痛、倦怠、视物模糊、黄视、绿视等。

（2）处理措施：①立即停用洋地黄类药物。②低血钾者可口服或静脉补钾，停用排钾利尿药。③纠正心律失常。快速型心律失常可用利多卡因或苯妥英钠，一般禁用电复律（易致心室颤动）；有传导阻滞及缓慢型心律失常者可静脉注射阿托品或安置临时心脏起搏器。

2. 简述静脉使用胺碘酮时的注意事项。

（1）胺碘酮静脉制剂尽可能经过中心静脉导管给药；稀释药液只能用5%葡萄糖溶液。

（2）观察患者的意识与生命体征：注意用药前、用药过程中及用药后的心率、心律、PR间期、QT间期等的变化，以判断疗效和有无心脏不良反应。

（3）监测患者的呼吸状况，监测血氧、血清转氨酶、甲状腺功能、胃肠道反应等，警惕心脏外其他不良反应的发生。

3. 简述高血压患者直立性低血压的预防与处理。

（1）向患者解释直立性低血压的表现，出现直立性低血压时可有乏力、头晕、心悸、出汗、恶心、呕吐等不适症状；特别是当患者联用药、服用首剂药物或药物加量时。

（2）一旦发生直立性低血压，患者应平卧且下肢取抬高位，以促进下肢血液回流。

（3）指导患者预防直立性低血压的方法：①避免长时间站立，尤其在服药后最初几小时；②改变姿势，特别是从卧位、坐位起立时动作宜缓慢；③选在平静休息时服药，服药后应继续休息一段时间再进行活动；④避免用过热的水洗澡或洗蒸汽浴；⑤不宜饮酒。

4. 简述经皮冠脉介入术术后的常见并发症。

（1）急性冠状动脉闭塞。

（2）穿刺血管并发症：①桡动脉穿刺的主要并发症包括桡动脉闭塞、前臂血肿、骨筋膜隔室综合征；②股动脉穿刺的主要并发症包括穿刺处出血或血肿、腹膜后出血或血肿、假性动脉瘤和动静脉瘘、穿刺动脉血栓形成或栓塞。

（3）尿潴留。

（4）低血压。

（5）对比剂不良反应。

五、论述题

1. 试述美国纽约心脏病学会（NYHA）的心功能分级方法。

心力衰竭的严重程度常采用美国纽约心脏病学会（NYHA）的心功能分级方法，见表7-1。

表7-1　美国纽约心脏病学会的心功能分级

心功能分级	依据及特点
Ⅰ级	患者患有心脏病，但日常活动量不受限制，一般活动不引起疲乏、心悸、呼吸困难或心绞痛
Ⅱ级	体力活动轻度受限。休息时无自觉症状，但平时一般活动可出现上述症状，休息后很快缓解
Ⅲ级	体力活动明显受限。休息时无症状，低于平时一般活动量时即可引起上述症状，休息较长时间后症状方可缓解
Ⅳ级	任何体力活动均可引起不适，休息时亦有心力衰竭的症状，稍有体力活动后症状即加重。若不需要静脉给药，可在室内或床边活动者为Ⅳa级，不能下床并需要静脉给药支持者为Ⅳb级

2. 试述急性心肌梗死溶栓治疗的护理配合。

（1）协助评估患者是否有溶栓禁忌证。

（2）溶栓前先检查血常规、出凝血时间和血型。

（3）迅速建立静脉通路，遵医嘱应用溶栓药物，注意观察有无不良反应：①过敏反应表现为寒战、发热、皮疹等；②低血压（收缩压低于90mmHg）；③出血，包括皮肤黏膜出血、血尿、便血、咯血、颅内出血等，一旦出血，应紧急处理。

（4）溶栓疗效观察：可根据下列指标间接判断溶栓是否成功。①胸痛2h内基本消失；②心电图ST段于2h内回降>50%；③2h内出现再灌注性心律失常，如窦性心动过缓、加速性室性自主心律、房室传导阻滞或束支传导阻滞突然改变或消失；④肌钙蛋白 I（cTnI）或肌钙蛋白 T（cTnT）峰值提前至发病后 12h 内，血清肌酸激酶同工酶（CK-MB）峰值提前出现（14h 内）。上述 4 项中，②和④最重要，也可以根据冠状动脉造影直接判断溶栓是否成功。

六、案例分析题

1. 该患者心电监护的护理要点有哪些？

（1）持续心电监护，严密监测心率、心律、心电图、生命体征变化。发现频发（每分钟在 5 次以上）、多源性、成对的或呈 R-on-T 现象的室性期前收缩，及室性心动过速等其他严重的心律失常，立即报告医生。

（2）安放监护电极前应清洁皮肤，用乙醇棉球去除油脂，电极放置部位应避开胸骨右缘及心前区，以免影响做心电图和紧急电复律；1~2d 更换电极片一次，或电极片松动时随时更换，去除电极片后及时清洁皮肤。部分患者易致过敏，应观察有无皮肤发红、瘙痒、水疱甚至破溃等。

2. 为制订护理计划，责任护士应进一步收集哪些资料？

（1）病史：主要包括患病与诊治经过、心理社会状况等。重点了解患者此次发病有无饱餐、重体力活动、情绪激动、寒冷刺激、用力排便等诱发因素。询问病程经过，如首次发病的时间；胸痛的特点和严重程度；有无乏力、心悸、气急、烦躁、心绞痛；有无发热、恶心、呕吐、腹胀等表现；就诊经历及有无使用药物及药物疗效等。

（2）实验室检查：重点查看血清心肌坏死标志物：肌钙蛋白、肌酸激酶同工酶、肌红蛋白，及血常规、C 反应蛋白、血气分析检查结果。

（3）其他检查：重点查看超声心动图、冠状动脉造影检查结果。

3. 该患者住院期间何时开始心脏康复？

（1）过去 8h 内没有新的或再发胸痛。

（2）肌钙蛋白水平无进一步升高。

（3）没有出现新的心力衰竭失代偿先兆（静息呼吸困难伴湿啰音）。

（4）过去 8h 内没有新的明显的心律失常或心电图动态改变。

（5）静息心率 50~110 次/min。

（6）静息血压 90~150/60~100mmHg。

（7）血氧饱和度>95%。

（高学琴）

试题三（呼吸内科）

一、单项选择题

（一）A1 型题

1. 下列疾病容易发生吸气性呼吸困难的是
   A. 大气道阻塞　　　　　　B. 慢性支气管炎　　　　　　C. 慢性阻塞性肺疾病
   D. 支气管哮喘　　　　　　E. 肺栓塞

2. 关于结核菌素试验，描述正确的是
   A. 左前臂屈侧上中 1/3 交界处做皮下注射　　B. 局部出现 3~4mm 大小的圆形皮丘为宜
   C. 注射 24h 后测量皮肤硬结的直径　　　　D. 硬结直径 5~10mm 为阳性
   E. 出现阳性表明一定患有结核病

3. 关于肺结核化学治疗的原则，描述**不正确**的是
   A. 早期　　　B. 规律　　　C. 全程　　　D. 足量　　　E. 联合

4. 哮喘急性发作首选的治疗药物是
   A. 短效 β_2 受体激动剂　　　B. 长效 β_2 受体激动剂　　　C. 白三烯调节剂
   D. 茶碱类　　　　　　　　　E. 抗胆碱药

5. "肺梗死三联征" 为
   A. 呼吸困难、胸痛、晕厥　　　　　　B. 呼吸困难、胸痛、咯血
   C. 胸痛、晕厥、咯血　　　　　　　　D. 晕厥、咯血、咳嗽
   E. 呼吸困难、咯血、咳嗽

6. 张力性气胸患者胸膜腔穿刺排气的最佳位置是
   A. 腋前线第 3、4 肋间　　　　　　B. 腋前线第 4、5 肋间
   C. 锁骨中线外侧第 2 肋间　　　　　D. 腋中线第 6、7 肋间
   E. 肩胛线第 7、8 肋间

7. 一般情况下，胸腔闭式引流装置置于较低水平，引流装置的液平面与引流管胸腔出口平面的高度差至少为
   A. 40cm　　　　　　B. 50cm　　　　　　C. 60cm
   D. 80cm　　　　　　E. 100cm

8. 慢性肺源性心脏病最常见的病因是
   A. 慢性阻塞性肺疾病　　　　　　B. 下肢静脉血栓栓塞
   C. 原发性肺泡通气不足　　　　　D. 睡眠呼吸暂停低通气综合征
   E. 肺栓塞

9. 肺癌最常见的类型是

A. 鳞癌   B. 大细胞癌   C. 小细胞癌

D. 淋巴上皮瘤样癌   E. 腺癌

10. 气管插管气囊充气后压力应维持在

A. $15\sim20cmH_2O$ B. $20\sim25cmH_2O$ C. $25\sim30cmH_2O$

D. $30\sim35cmH_2O$ E. $35\sim40cmH_2O$

（二）A2 型题

11. 男，78 岁。3 年前发生大面积脑梗死，遗留有右侧肢体偏瘫。本次入院主诉是"高热 4d，呼吸困难 1d"。入院诊断为吸入性肺炎。该患者最可能的病因是

A. 误吸   B. 受寒   C. 感染

D. 疲劳   E. 高龄

12. 女，57 岁。以"咳嗽、咯血 1d"为主诉入院。遵医嘱使用垂体后叶激素止血。有关垂体后叶激素的使用，描述正确的是

A. 快速静脉推注   B. 注意高钠血症的发生

C. 扩张肺动脉，减少血流量   D. 可引起心率减慢

E. 不良反应有腹痛、大便频率增加

13. 男，75 岁。以"干咳 3d"为主诉入院。入院诊断：鳞癌（$T_1N_0M_0$）。该患者首选的治疗方案是

A. 手术治疗   B. 化学治疗   C. 放射治疗

D. 靶向治疗   E. 免疫治疗

14. 男，55 岁。以"反复发热 1 个月，发热伴呼吸困难 4d"为主诉入院。胸部 X 线检查示：右侧胸部呈内低外高弧形积液影。胸腔穿刺引流，引流液黄色，混浊。引流液送检提示：pH 7.20，白细胞计数 $600\times10^9/L$。该患者最可能的诊断为

A. 乳糜胸   B. 血胸   C. 胸膜肿瘤

D. 脓胸   E. 肺梗死

15. 男，43 岁。今晨剧烈咳嗽后突发胸痛，入院诊断为气胸。抽气后 15min，患者再次胸痛。该患者可能的气胸类型是

A. 闭合性气胸   B. 单纯性气胸   C. 交通性气胸

D. 张力性气胸   E. 高压性气胸

16. 男，42 岁。夜间睡觉鼾声响亮且不规律，其妻子经常发现患者呼吸暂停而将其推醒，遂患者入院进行多导睡眠监测。结果显示：患者病情分度为中度，夜间最低 SaO_2 为 84%。该患者可能的睡眠呼吸暂停低通气指数为

A. 5   B. 10   C. 25   D. 35   E. 40

17. 男，77 岁。急性呼吸窘迫综合征后行有创机械通气，7d 后患者出现呼吸机相关性肺炎（VAP）。下列**不属于** VAP 的高危因素的是

A. 半坐卧位   B. 误吸   C. 高龄

D. 长时间机械通气   E. 过度镇静

（三）A3/A4 型题

（18~20 题共用题干）

男，64 岁。以"呼吸困难伴咯血 3d"为主诉入院。胸部 X 线检查纵切面显示"双轨征"，横切面显示"环形阴影"。患者目前每天咯血 20ml，情绪紧张，晨起咳嗽剧烈。

18. 有关该患者的护理措施，描述正确的是

    A. 静卧休息　　　　　　　　　　B. 禁食

    C. 取健侧卧位　　　　　　　　　D. 禁止使用镇咳药

    E. 排便时用力

19. 今晨该患者咯血后突然出现胸闷、气促、出冷汗、烦躁不安，正确的护理措施是

    A. 取头高脚低位　　　　　　　　B. 低浓度吸氧

    C. 指导患者屏气　　　　　　　　D. 用吸痰管进行负压吸引

    E. 咯血时协助拍击患侧背部

20. 该患者目前痰液黏稠，需要进行体位引流，病灶部位在右肺下叶，正确的引流体位是

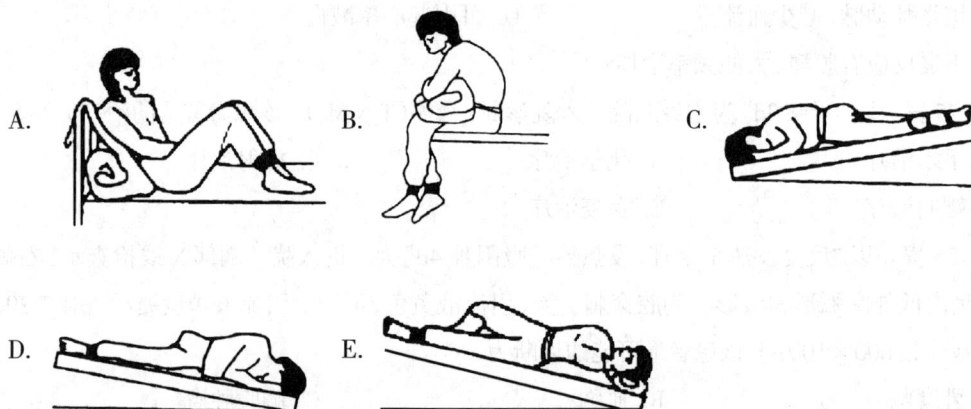

A.　　　　　　　　B.　　　　　　　　C.

D.　　　　　　　　E.

（21~23 题共用题干）

女，59 岁。跌倒后右股骨颈骨折，急诊手术后第 7 天。今晨活动后出现呼吸困难，血压 84/43mmHg，心率 127 次/min，SpO$_2$ 85%。心电图示：窦性心动过速。

21. 该患者需要进行的实验室检查为

    A. 血浆 D-二聚体　　　　B. 脑钠肽　　　　C. 凝血时间

    D. 肌钙蛋白　　　　　　E. 血常规

22. 护士遵医嘱给予该患者溶栓治疗，下列描述正确的是

    A. 每 24h 监测一次 APTT

    B. 推荐使用中心静脉导管行溶栓治疗

    C. 当 APTT 达到正常值时开始抗凝治疗

    D. 最常见的并发症是颅内出血

    E. 穿刺部位应压迫止血

23. 该患者经过溶栓治疗后，疾病逐渐好转。当患者处于疾病恢复期时，有关护理措施**不正确**的是

    A. 定期测量双侧下肢周径   B. 下肢进行被动关节运动

    C. 穿抗栓袜   D. 在腿下放置枕头

    E. 保持大便通畅

（24~26题共用题干）

    男，23岁。今晨抬重物后突然出现一侧刀割样胸痛，持续时间较短，随即出现胸闷、呼吸困难。由急诊入院。

24. 该患者胸部X线检查提示大量气胸，若从肺尖部测量，气胸线到侧胸壁的距离可能为

    A. 0.5cm   B. 1cm   C. 1.5cm   D. 2cm   E. 3cm

25. 该患者进行大量抽气后，呼吸困难缓解，但再次出现胸闷，伴有顽固性咳嗽，患侧肺部闻及湿啰音，考虑该患者可能出现了

    A. 胸腔积液   B. 复张性肺水肿   C. 急性心力衰竭

    D. 支气管哮喘   E. 呼吸衰竭

26. 该患者目前留置一根引流管，关于引流管的护理措施，描述正确的是

    A. 引流装置每日更换一次   B. 更换引流装置前，夹闭引流管近心端

    C. 水封瓶长管末端在液面下4~6cm   D. 引流液超过70ml/h，及时通知医生

    E. 看不到水柱波动，表示引流管堵塞

（四）B型题

（27~29题共用备选答案）

    A. 肺炎链球菌肺炎   B. 铜绿假单胞菌感染

    C. 金黄色葡萄球菌感染   D. 急性肺水肿

    E. 厌氧菌感染

27. 铁锈色痰常见于

28. 粉红色泡沫样痰常见于

29. 恶臭痰常见于

二、填空题

    1. "三凹征"是（   ）、（   ）和（   ）明显凹陷。

    2. 大量咯血是指每天咯血量（   ）或一次咯血量（   ）。

    3. 支气管扩张症患者的痰液静置一段时间后会分层，上层是（   ），中层是（   ），下层是（   ），最下层是（   ）。

    4. Ⅱ型呼吸衰竭的血气分析特点为PaO_2（   ），$PaCO_2$（   ）。

三、名词解释

    1. 支气管扩张症   2. 慢性阻塞性肺疾病   3. 肺源性心脏病   4. 支气管哮喘

四、简答题

1. 简述慢性阻塞性肺疾病患者长期家庭氧疗的使用指征和方法。

2. 简述 Virchow 三要素。

3. 简述体位引流的定义及原则。

4. 简述咯血的并发症窒息的临床表现。

五、论述题

1. 试述溶栓治疗的主要并发症及其护理。

2. 试述胸部叩击的方法及注意事项。

六、案例分析题

男，63 岁。以"咳嗽、咳痰伴呼吸困难 5d"为主诉入院。既往有慢性支气管炎病史 20 年。

查体：桶状胸，叩诊呈过清音，心浊音界减小。听诊双肺呼吸音减弱，可闻及湿啰音。肺功能检查示：吸入支气管舒张药后 FEV_1/FVC 为 56%，肺总量（TLC）增高，功能残气量（RV）增高，肺活量（VC）减低。肺 CT 示：肺气肿表现，右肺下叶斑片影。动脉血气分析示：PaO_2 48mmHg，$PaCO_2$ 65mmHg，SaO_2 87%。

请问：

1. 该患者最可能的疾病是什么？

2. 如何指导患者进行有效咳嗽？

3. 如何指导患者进行呼吸功能锻炼？

4. 经过一段时间治疗后，患者仍需要进行长期家庭氧疗，如何指导患者进行家庭氧疗？

参考答案

一、单项选择题

（一）A1 型题

1. A   2. D   3. D   4. A   5. B   6. C   7. C   8. A   9. E   10. C

（二）A2 型题

11. A   12. E   13. A   14. D   15. C   16. C   17. A

（三）A3/A4 型题

18. A   19. D   20. D   21. A   22. E   23. D   24. E   25. B   26. D

（四）B 型题

27. A   28. D   29. E

二、填空题

1. 胸骨上窝、锁骨上窝、肋间隙

2. >500ml、>100ml

3. 泡沫、混浊黏液、脓性成分、坏死组织

4. <60mmHg、>50mmHg

三、名词解释

1. 支气管扩张症：由于急、慢性呼吸道感染和支气管阻塞后，反复发生支气管化脓性炎症，致使支气管壁结构破坏、管壁增厚，引起的支气管异常和持久性扩张的一类异质性疾病的总称。临床特点为慢性咳嗽、咳大量脓痰和/或反复咯血。

2. 慢性阻塞性肺疾病：一种以持续存在的气流受限为特征，以逐渐进展的咳嗽、咳痰、气急为主要临床表现的呼吸系统常见疾病，简称慢阻肺。主要特征是持续存在的呼吸系统症状和气流受限，通常与显著暴露于有害颗粒或气体引起的气道和/或肺泡异常有关。

3. 肺源性心脏病：简称肺心病，指由于支气管 - 肺组织、胸廓或肺血管病变引起的肺血管阻力增加，产生肺动脉高压，继而导致右心室结构和/或功能改变的疾病。根据起病缓急和病程长短可以分为急性肺心病和慢性肺心病两类。

4. 支气管哮喘：简称哮喘，是一种以慢性气道炎症和气道高反应性为特征的异质性疾病，以气道慢性炎症、气道对多种刺激因素呈现的高反应性、多变的可逆性气流受限和气道重塑等为主要特征。临床表现为反复发作的喘息、气急、胸闷或咳嗽等症状，多于夜间或凌晨发作或加重，多数患者可自行或治疗后缓解。

四、简答题

1. 简述慢性阻塞性肺疾病患者长期家庭氧疗的使用指征和方法。

（1）指征：① PaO_2 <55mmHg 或 SaO_2 ≤88%，有或没有高碳酸血症；② PaO_2 55~60mmHg 或 SaO_2 <89%，并有肺动脉高压、右心衰竭或红细胞增多症。

（2）方法：一般用鼻导管吸氧，氧流量为 1~2L/min，吸氧时间>15h/d。目的是使患者在海平面、静息状态下，达到 PaO_2 ≥60mmHg 和/或使 SaO_2 升至 90% 以上。

2. 简述 Virchow 三要素。

Virchow 三要素是静脉血栓栓塞的重要危险因素，即血液淤滞、静脉系统内皮损伤和血液高凝状态。

3. 简述体位引流的定义及原则。

体位引流是指通过适当的体位摆放，使患者受累肺段的支气管尽可能垂直于地面，利用重力的作用使支气管内的分泌物流向气管，然后通过咳嗽等方式排出体外。原则是病变的部位在高处，引流支气管开口位于低处。

4. 简述咯血的并发症窒息的临床表现。

咯血突然减少或中止，患者感到胸闷、憋气，出冷汗，随即烦躁、表情紧张或惊恐、两手乱动或手指喉头（示意空气吸不进来），继而出现发绀、呼吸窘迫、全身抽搐、昏迷，甚至心搏、呼吸停止而死亡。

五、论述题

1. 试述溶栓治疗的主要并发症及其护理。

溶栓治疗的主要并发症是出血，最常见的出血部位为血管穿刺处，严重的出血包括腹膜后出血和颅内出血，一旦发生，预后差，约半数患者死亡。因此对溶栓治疗患者应采取以下措施：

（1）密切观察出血征象：如皮肤青紫、血管穿刺处出血过多、血尿、腹部或背部疼痛、严重头疼、神志改变等。

（2）严密监测血压，患者血压过高时及时报告医生进行适当处理。

（3）给药前宜留置外周静脉套管针，以便溶栓过程中取血监测，避免反复穿刺血管。静脉穿刺部位压迫止血需要加大压力并延长压迫时间。

（4）溶栓治疗后，应每2~4h测定一次PT或APTT，当其水平降至正常值的2倍时遵医嘱开始应用肝素抗凝。

2. 试述胸部叩击的方法及注意事项。

胸部叩击是通过叩击所产生的振动和重力作用，使滞留在气道内的分泌物松动，移行到中心气道，并通过咳嗽的方式排出体外。胸部叩击禁用于骨折及肿瘤区域、肺栓塞、严重胸壁疼痛、不稳定型心绞痛及有明显出血倾向的患者。

（1）方法：患者侧卧位或在他人协助下取坐位，叩击者两手手指弯曲并拢，使掌侧呈杯状，以手腕力量，从肺底自下而上、由外向内、迅速而有节律地叩击胸壁，每一肺叶叩击1~3min，叩击时发出一种空而深的拍击音则表明叩击手法正确。

（2）注意事项：①评估，叩击前听诊肺部有无呼吸音异常及干湿啰音，明确痰液潴留部位。②叩击前准备，用单层薄布覆盖叩击部位，以防直接叩击引起皮肤发红，但覆盖物不宜过厚，以免降低叩击效果。③叩击要点，叩击时避开乳房、心脏、骨突部位（如脊椎、肩胛骨、胸骨）及衣服拉链、纽扣等；叩击力量应适中，以患者不感到疼痛为宜；每次叩击时间以3~5min为宜，应安排在餐后2h至下一餐前30min完成，以避免治疗中引发呕吐；叩击时应密切观察患者的反应。④操作后，嘱患者休息并协助做好口腔护理，去除痰液气味；询问患者的感受，观察痰液情况，复查生命体征、肺部呼吸音及啰音变化。

六、案例分析题

1. 该患者最可能的疾病是什么？

慢性阻塞性肺疾病急性加重。

2. 如何指导患者进行有效咳嗽？

指导患者尽可能采用坐位，先进行深而慢的腹式呼吸5~6次，然后深吸气至膈肌完全下降，屏气3~5s，继而缩唇，缓慢地经口将肺内气体呼出，再深吸一口气屏气3~5s，身体前倾，从胸腔进行2~3次短促有力的咳嗽，咳嗽时同时收缩腹肌，或用手按压上腹部，帮助痰液咳出。也可让患者取俯卧屈膝位，借助膈肌、腹肌收缩，增加腹压，咳出痰液。

3. 如何指导患者进行呼吸功能锻炼？

在疾病的急性加重期，患者应以休息为主，待进入到疾病的恢复期或出院前开始训练，护士应指导患者进行呼吸功能锻炼。主要包括：缩唇呼吸、膈式或腹式呼吸等训练呼吸肌，以加强呼吸肌的肌力和耐力，让腹肌参与到呼吸运动中，从而改善呼吸功能。每天训练3~4次，每次重复8~10次。

（1）缩唇呼吸：鼻吸气，缩唇(吹口哨样)缓慢呼气，同时收缩腹部，吸气与呼气时间比为1:4。

（2）膈式或腹式呼吸：患者可以取立位、平卧位或半坐卧位，两手分别放于前胸和上腹部，鼻缓慢吸气，腹肌松弛，腹部隆起，膈肌下降。呼气时经口呼气，腹肌收缩，膈肌随腹腔压力增加而上抬，推动肺部气体排出。

4. 经过一段时间治疗后，患者仍需要进行长期家庭氧疗，如何指导患者进行家庭氧疗？

一般用鼻导管吸氧，氧流量为1~2L/min，吸氧时间>15h/d。指导患者及家属注意安全，供氧装置周围严禁烟火，防止氧气燃烧爆炸。氧疗装置定期更换、清洁、消毒。

（张晓春）

试题四（消化内科）

一、单项选择题

（一）A1 型题

1. 慢性胃炎最可靠的诊断方法是
   - A. 胃镜及胃黏膜活组织检查
   - B. 胃肠钡餐造影
   - C. 粪便隐血试验
   - D. Hp 检测
   - E. 胃液分析

2. 胃溃疡的疼痛特点是
   - A. 餐前疼痛—进餐后缓解—餐后 2~4h 再痛
   - B. 餐前疼痛—进餐后缓解，午夜痛多见
   - C. 餐后 1h 疼痛—餐前缓解—进餐后 1h 再痛
   - D. 餐后 2~4h 疼痛—进餐后缓解，午夜痛少见
   - E. 餐前疼痛缓解—进餐后 1h 再痛，午夜痛多见

3. 肠结核主要位于
   - A. 空肠
   - B. 回盲部
   - C. 阑尾
   - D. 升结肠
   - E. 乙状结肠

4. 溃疡性结肠炎病变主要限于
   - A. 大肠的黏膜层
   - B. 大肠的黏膜层与黏膜下层
   - C. 大肠的黏膜下层
   - D. 大肠的黏膜下层与肌层
   - E. 大肠的肌层

5. 克罗恩病的治疗方法**不包括**
   - A. 使用氨基水杨酸制剂
   - B. 使用免疫抑制剂
   - C. 使用生物制剂
   - D. 手术治疗
   - E. 化学治疗

6. 酒精性肝病的治疗关键是
   - A. 药物治疗
   - B. 营养支持
   - C. 戒酒
   - D. 运动治疗
   - E. 肝移植

7. 肝硬化门静脉高压的临床表现**不包括**
   - A. 脾淤血而肿胀
   - B. 胃底静脉曲张
   - C. 腹壁静脉曲张
   - D. 盆腔积液
   - E. 胸腔积液

8. 有关肝硬化患者血氨升高时的饮食护理，描述**不正确**的是
   - A. 经常评估患者的饮食和营养状态
   - B. 避免损伤曲张的静脉

C. 保证维生素 C 的摄取 D. 蛋白质的摄入量为 1.2~1.5g/（kg·d）

E. 动物脂肪不宜过多摄入

9. 关于急性胰腺炎淀粉酶测定，说法正确的是

A. 血清淀粉酶一般在起病后 2~12h 开始升高

B. 尿淀粉酶一般在起病后 4~16h 开始升高

C. 尿淀粉酶超过正常值 5 倍即可诊断为急性胰腺炎

D. 血清淀粉酶的高低反映病情轻重

E. 尿淀粉酶的数值不易受患者尿量影响

10. 关于上消化道大出血，说法正确的是

A. 短时间内失血量超过 1 000ml 或循环血量的 10%

B. 上消化道大出血后，均有急性失血性贫血

C. 上消化道大出血后，血尿素氮升高一般不超过 16.3mmol/L

D. 上消化道大出血后，多数患者在 48h 内出现发热

E. 失血性周围循环衰竭是上消化道大出血的特征性表现

（二）A2 型题

11. 男，58 岁。近 2 个月以来常在餐后 1h 出现烧心和反流，平卧位、弯腰或用力排便时可加重，自诉偶有咽部异物感、咳嗽等症状。该患者最可能患有

A. 胃食管反流病 B. 慢性咽炎 C. 消化性溃疡

D. 急性胃炎 E. 胃癌

12. 女，40 岁。间断上腹痛 1 年余，上腹部饱胀不适、餐后疼痛加重 1 周，反复大量呕吐酸腐味宿食近 3 个月。体格检查：腹部未扪及肿块，可见胃型及胃蠕动波，有振水音。该患者可能出现了

A. 消化道穿孔 B. 胃溃疡癌变 C. 幽门梗阻

D. 电解质紊乱 E. 消化道出血

13. 男，72 岁。近半年来食欲缺乏，有早饱感，上腹隐痛，有时疼痛不能耐受，3 个月以来体重下降 10kg，触诊时上腹部可扪及一肿块，行胃镜检查可见胃壁凹凸不平，且表面有一不规则的大溃疡。该患者最可能患有

A. 急性胃扩张 B. 老年人消化性溃疡

C. 慢性萎缩性胃炎 D. 十二指肠溃疡瘢痕性幽门梗阻

E. 进展期胃癌

14. 男，28 岁。最近工作繁忙，经常熬夜，饮食不规律，诉腹痛不适，每天腹泻达 10 次以上，为黏液脓血便，粪便检查可见红细胞、脓细胞和巨噬细胞。结肠镜检查可见大肠黏膜充血、水肿，且有弥漫性糜烂和多发性浅溃疡。该患者最可能的诊断是

A. 克罗恩病 B. 急性胃肠炎 C. 肠结核

D. 溃疡性结肠炎 E. 消化性溃疡

15. 女，34岁，身形消瘦、贫血貌。诉脐周痛1个月，排气或排便后可缓解，近半年来时有腹泻，为糊状，无脓血和黏液。为明确诊断首选的检查方法是

    A. 胃肠钡餐造影   B. 结肠镜检查   C. 粪便检查

    D. MRI肠道检查   E. 血液检查

16. 男，47岁。患者诉腹部持续隐痛1周，疼痛部位不定，常有低热，夜间可见盗汗，结核菌素试验阳性。体格检查：腹部触诊有揉面感，伴腹部膨隆。该患者最可能的诊断为

    A. 肠结核   B. 肝硬化腹水   C. 结核性腹膜炎

    D. 急性阑尾炎   E. 肠梗阻

17. 男，65岁。肝硬化腹水2年余，近日出现食欲缺乏、乏力、呕吐、腹泻，使用利尿药后出现尿少，意识模糊，血钾为3.1mmol/L，血钠为122mmol/L，该患者可能发生了

    A. 肝肾综合征   B. 肝性脑病   C. 尿毒症

    D. 肝肺综合征   E. 门静脉血栓形成

18. 男，49岁。患者诉进行性消瘦半年，近1个月出现右上腹持续钝痛，有时疼痛可放射至右肩或右背部。体格检查：上腹部局部隆起，触诊肝区质地坚硬，边缘不规则，有不同程度的压痛。甲胎蛋白（AFP）为300μg/L。与进一步明确诊断**无关**的检查是

    A. 肝脏增强CT检查   B. 肿瘤标志物检测

    C. 幽门螺杆菌检测   D. 选择性肝动脉造影

    E. 肝穿刺活组织检查

19. 男，70岁。患者有肝硬化病史12年，发现食管-胃底静脉曲张6年。因在家中呕吐鲜血2次入院，神志不清，脑电图明显异常。近日出现昏睡，可以唤醒，醒时尚可应答，扑翼样震颤可引出。该患者处于肝性脑病的

    A. 潜伏期   B. 前驱期   C. 昏迷前期

    D. 昏睡期   E. 昏迷期

20. 男，33岁。患者聚餐时突发腹痛，疼痛剧烈，位于中左上腹并向腰背部放射。CT检查显示胰腺肿大、渗出改变，血清淀粉酶升高明显，诊断为轻症急性胰腺炎。以下有关患者的治疗措施，描述**错误**的是

    A. 禁食1~3d后，可尝试经口进食无脂流食

    B. 使用质子泵抑制剂抑制胃酸及胰液分泌

    C. 腹胀明显时可口服乳果糖保持大便通畅

    D. 静脉输液维持水、电解质和酸碱平衡

    E. 腹痛剧烈时可遵医嘱注射盐酸布桂嗪止痛

（三）A3/A4型题

（21~24题共用题干）

男，53岁。饮酒后出现腹痛，随即解黑便4次，急诊以"消化道出血"收治入院。入院后，呕血3次，带血凝块。体格检查：意识清楚、精神疲倦、面色苍白、脉搏细弱，血压76/43mmHg，呼吸

40次/min,心率120次/min,既往有胃溃疡病史。

21. 该患者入院后,首要的治疗方案是

    A. 静脉注射生长抑素   B. 补充血容量

    C. 内镜直视下止血   D. 三腔双囊管压迫止血

    E. 介入栓塞治疗

22. 该患者消化道出血最可能的病因是

    A. 食管静脉曲张破裂出血   B. 胃底静脉曲张破裂出血

    C. 食管贲门黏膜撕裂伤   D. 消化性溃疡

    E. 应激性溃疡

23. 该患者紧急输注浓缩红细胞的指征是

    A. 收缩压<90mmHg,心率>120次/min,血红蛋白<70g/L

    B. 收缩压<90mmHg,心率>120次/min,血红蛋白<90g/L

    C. 收缩压<90mmHg,心率>100次/min,血红蛋白<70g/L

    D. 收缩压较基础收缩压降低幅度>30mmHg,心率>100次/min,血细胞比容<30%

    E. 收缩压较基础收缩压降低幅度>30mmHg,心率>100次/min,血细胞比容<25%

24. 该患者拟行内镜直视下止血治疗,最佳治疗时间是出血后

    A. 6~8h 内   B. 12~24h 内   C. 24~48h 内

    D. 48~72h 内   E. 3~5d 内

(25~27题共用题干)

    女,38岁。腹部隐痛 1 个月,大便不成形半年,行结肠镜检查提示结肠多发息肉,最大者直径为 2.2cm,行内镜下黏膜剥离术以摘除息肉,术后患者腹痛剧烈,未见呕血、黑便情况,行腹部 CT 检查示膈下多个游离气液平面。

25. 该患者可能出现了

    A. 肠胀气   B. 肠穿孔   C. 肠梗阻

    D. 消化道出血   E. 急性腹膜炎

26. 有关该患者结肠息肉摘除术术后的护理措施,描述正确的是

    A. 术后禁食24h,可给予半流质饮食

    B. 术后3d可适当进行体育活动

    C. 术后避免常规使用抗生素治疗

    D. 术后遵医嘱严格禁食禁水,给予抑酸药,密切观察病情变化

    E. 剧烈腹痛时可给予山莨菪碱 10mg 肌内注射止痛后再行其他检查

27. 行结肠息肉摘除术术后常见的并发症**不包括**

    A. 肠出血   B. 肠穿孔   C. 肠梗阻

    D. 皮下气肿   E. 溃疡面经久不愈

（四）B 型题

（28~30 题共用备选答案）

A. 溃疡性结肠炎　　　B. 克罗恩病　　　　　　C. 结肠息肉

D. 复合性溃疡　　　E. 十二指肠溃疡

28. 最易并发肠梗阻的疾病是

29. 最易并发中毒性巨结肠的疾病是

30. 最易并发幽门梗阻的疾病是

二、填空题

1. 复合性溃疡是指（　　）与（　　）同时存在溃疡。

2. 根据有无长期过量饮酒,临床上将脂肪性肝病分为（　　）肝病和（　　）肝病。

3. 根据是否出现腹水、上消化道出血或肝性脑病等并发症,临床上将肝硬化分为（　　）和（　　）。

4. 急性胰腺炎从病理上可分为（　　）和（　　）两型。

5. 留置三腔双囊管压迫止血时,气囊充气加压（　　）应放松牵引,放气（　　）,如出血未止,再注气加压。

三、名词解释

1. 便秘　　　　　2. 胃癌　　　　　3. 炎症性肠病　　　　　4. 肝硬化

四、简答题

1. 何为超声内镜?

2. 如何鉴别胃溃疡与十二指肠溃疡?

3. 如何判断有上消化道活动性出血?

4. 简述肝硬化腹水的治疗原则。

五、论述题

1. 试述原发性肝癌肝动脉栓塞化疗及其护理。

2. 试述肝性脑病昏迷前期的临床表现及处理。

六、案例分析题

男,56 岁。患者以"反复上腹痛 1 年,加重 8h 伴恶心、呕吐"为主诉入院。患者 8h 前聚餐后出现左上腹刀割样剧烈疼痛,阵发性加剧,并向腰背部放射,呕吐物为胃内容物。体格检查:体温 38.6℃,心率 102 次/min,呼吸 23 次/min,血压 98/64mmHg,急性病面容,表情痛苦,皮肤巩膜无黄染,腹肌紧张,全腹压痛(+),反跳痛(-),腹部叩诊呈鼓音,移动性浊音(+),肠鸣音减弱。实验室检查:白细胞计数 $18.5×10^9/L$,中性粒细胞比例 88.1%,血淀粉酶 1 841U/L,尿淀粉酶 1 668U/L。辅助检查:CT 示胆总管扩张,边缘不清,胰腺体积增大,周围脂肪间隙不清。

请问:

1. 从检查结果看,该患者发生了什么?

2. 如何判断此病的严重程度?

3. 该患者入院后,主要的护理诊断有哪些?

4. 针对首优的护理诊断提出护理措施。

参考答案

一、单项选择题

（一）A1型题

1. A 2. C 3. B 4. B 5. E 6. C 7. D 8. D 9. A 10. B

（二）A2型题

11. A 12. C 13. E 14. D 15. B 16. C 17. A 18. C 19. D 20. A

（三）A3/A4型题

21. B 22. D 23. A 24. C 25. B 26. D 27. C

（四）B型题

28. B 29. A 30. D

二、填空题

1. 胃、十二指肠

2. 非酒精性脂肪性、酒精性

3. 代偿期、失代偿期

4. 急性水肿型、急性出血坏死型

5. 12~24h、15~30min

三、名词解释

1. 便秘:排便频率减少,一周内排便次数少于3次,排便困难,大便干结量少,便后仍有便意,可伴有肛门疼痛、肛裂、痔,常可在左下腹乙状结肠部位触及条索状物。

2. 胃癌:源于胃黏膜上皮细胞的恶性肿瘤,主要是胃腺癌。

3. 炎症性肠病:一组病因尚未阐明的慢性非特异性肠道炎症性疾病,包括溃疡性结肠炎和克罗恩病。

4. 肝硬化:一种由不同病因引起的慢性进行性弥漫性肝病。病理特点为广泛的肝细胞变性坏死、再生结节形成、纤维组织增生、正常肝小叶结构破坏和假小叶形成。

四、简答题

1. 何为超声内镜?

经内镜导入超声探头进行检查,在内镜下观察腔内病变的同时进行实时超声扫描,了解黏膜下病变的性质、深度、大小及周围邻近脏器的情况,且可在超声引导下穿刺取材进行活检,亦有助于提高病变的检出率。

2. 如何鉴别胃溃疡与十二指肠溃疡?

(1)发病年龄:胃溃疡好发于中老年,十二指肠溃疡好发于青壮年。

(2)发病机制:胃溃疡主要的发病机制是防御/修复因素减弱;十二指肠溃疡主要的发病机制是侵袭因素增强。

(3)常见部位:胃溃疡的常见部位为胃角或胃窦、胃小弯;十二指肠溃疡的常见部位为十二指肠球部。

(4)胃酸分泌:胃溃疡胃酸分泌正常或降低;十二指肠溃疡胃酸分泌增多。

(5)节律性疼痛特点:胃溃疡疼痛多在餐后 1h 内出现,经 1~2h 后逐渐缓解,至下餐进食后再次出现疼痛,午夜痛少见;十二指肠溃疡疼痛表现为空腹痛,即餐后 2~4h 和/或午夜痛,进食或服用抗酸药后可缓解。

3. 如何判断有上消化道活动性出血?

(1)反复呕血,甚至呕吐物由咖啡色转为鲜红色。

(2)黑便次数增多且粪质稀薄,色泽转为暗红色,伴肠鸣音亢进。

(3)周围循环衰竭的表现经充分补液、输血而改善不明显,或好转后又恶化,血压波动,中心静脉压不稳定。

(4)血红蛋白浓度、红细胞计数、血细胞比容持续下降,网织红细胞计数持续增高。

(5)在补液足够、尿量正常的情况下,血尿素氮持续或再次增高。

(6)门静脉高压患者原有脾大,出血后常暂时缩小,如不见脾恢复肿大亦提示出血未止。

4. 简述肝硬化腹水的治疗原则。

(1)限制钠和水的摄入:限钠可加速腹水消退,水的摄入一般无须过于严格,如血钠<125mmol/L 时,须限制水的摄入。

(2)使用利尿药:常用的保钾利尿药有螺内酯,排钾利尿药有呋塞米,若单独应用排钾利尿药要注意补钾。

(3)提高血浆胶体渗透压:定期输注血浆、新鲜血或白蛋白。

(4)难治性腹水:如无感染、上消化道出血、肝性脑病等并发症,肝代偿功能尚可,凝血功能正常时,可采取大量放腹水加输注白蛋白进行治疗,或行经颈静脉肝内门体分流术。

五、论述题

1. 试述原发性肝癌肝动脉栓塞化疗及其护理。

肝动脉栓塞化疗,是原发性肝癌非手术治疗的最常用方法之一,是经皮穿刺股动脉,在 X 线透视下将导管插至固有动脉或其分支注射抗肿瘤药物和栓塞剂,常用栓塞剂有碘化油和吸收性明胶海绵碎片。目前临床多采用抗肿瘤药物和碘化油混合后注入肝动脉,发挥持久的抗肿瘤作用。首次治疗后,后续肝动脉栓塞的频次根据随访结果而定。

肝动脉栓塞化疗患者的护理：

（1）术前护理：①做好各项术前检查，包括测量生命体征，做心电图，检测出凝血时间、血常规、肝肾功能等。②行术前准备，如碘过敏试验、备皮等。③术前1d给予易消化饮食，术前4~6h禁食禁水。

（2）术后护理：①穿刺部位压迫止血15min再加压包扎，沙袋压迫6~8h，保持穿刺侧肢体伸直24h，并观察穿刺部位有无血肿及渗血。注意观察肢体远端脉搏、皮肤颜色、温度和功能，防止包扎过紧。②观察生命体征，多数患者于术后4~8h体温升高并可持续1周左右，对高热者应采取降温措施；观察患者有无肝性脑病前驱症状，一旦发现，及时配合医生进行处理。③术后初期摄入清淡、易消化饮食，少量多餐，以减轻恶心、呕吐症状。④一周后，应根据医嘱静脉输注白蛋白，适量补充葡萄糖溶液。准确记录出入量，作为补液的依据。

2. 试述肝性脑病昏迷前期的临床表现及处理。

肝性脑病昏迷前期的临床表现：嗜睡、行为异常、言语不清、书写障碍及定向力障碍。有腱反射亢进、肌张力增高、踝阵挛及巴宾斯基征阳性等体征。此期扑翼样震颤存在，脑电图有特异性异常。

肝性脑病昏迷前期的处理：

（1）病情观察：观察患者思维及认知的改变，监测并记录生命体征，定期复查血氨、肝肾功能、电解质，若有异常及时协助医生处理。

（2）减少或避免诱因：及时准确应用抗菌药，预防及控制感染；使用生理盐水或弱酸性溶液灌肠，清除胃肠内积血，减少氨的吸收；避免快速利尿和大量放腹水，防止有效循环血量减少、大量白蛋白丢失及低钾血症；慎用镇静催眠药、麻醉药等；监测患者排便情况，保持大便通畅，防止便秘。

（3）加强巡视，及早发现异常情况，指导患者以卧床休息为主，必要时加床栏、使用约束带，防止发生坠床或撞伤等意外。

（4）尊重患者，给予其耐心解释和沟通，解除其顾虑和不安情绪，鼓励其增强战胜疾病的信心。

六、案例分析题

1. 从检查结果看，该患者发生了什么？

急性胰腺炎。

2. 如何判断此病的严重程度？

根据修订后的亚特兰大分类标准，急性胰腺炎的严重程度分为轻症、中度重症和重症3级。

（1）轻症急性胰腺炎：无器官功能衰竭，也无局部或全身并发症。

（2）中度重症急性胰腺炎：存在局部并发症或全身并发症；可伴有短暂性器官功能衰竭，持续时间不超过48h。

（3）重症急性胰腺炎：伴有持续性器官功能衰竭，持续时间大于48h。

3. 该患者入院后，主要的护理诊断有哪些？

疼痛：腹痛　与胰腺及其周围组织炎症、水肿或出血坏死有关。

潜在并发症：低血容量性休克。

体温过高　与胰腺炎症反应、出血、坏死有关。

4. 针对首优的护理诊断提出护理措施。

（1）休息与体位：①患者应绝对卧床休息，保证睡眠，促进体力恢复。②腹痛时协助患者取弯腰、前倾坐位或屈膝侧卧位，以缓解疼痛。③患者因剧痛辗转不安时，应防止坠床等意外发生，去除患者周围一切危险品，保证患者的安全。④加强巡视，了解和满足患者需求，做好生活护理。

（2）饮食护理：①轻症急性胰腺炎经过禁食和胃肠减压，3~5d后，疼痛减轻、发热消退，即可先给予少量无脂流质饮食。②加强营养支持。早期给予肠外营养，及时补充水分及电解质，保证有效血容量。禁食禁水达一周以上，可置空肠营养管实施肠内营养。

（3）用药护理：①腹痛剧烈时，可遵医嘱给予哌替啶止痛，避免反复使用，以防成瘾；禁用吗啡，以防引起奥狄（Oddi）括约肌痉挛，加重病情。②观察患者用药后疼痛有无减轻，疼痛的性质、特点有无改变；如疼痛剧烈、腹肌紧张、压痛和反跳痛明显，提示并发腹膜炎，应报告医生及时处理。

（刘义兰）

试题五（血液内科）

一、单项选择题

（一）A1 型题

1. 急性移植物抗宿主病（急性 GVHD）发生在异基因造血干细胞移植后

   A. 1 周内   B. 2 周内   C. 20~60d

   D. 100d 内   E. 100d 后

2. 骨髓输注过程中，为中和骨髓液内的肝素，应同步输注

   A. 鱼精蛋白   B. 维生素 K_1 C. 纤维蛋白原

   D. 凝血酶原复合物   E. 凝血酶

3. 造血干细胞移植后并发出血性膀胱炎，出现肉眼血尿伴血块，属于

   A. 0 度出血性膀胱炎   B. Ⅰ度出血性膀胱炎   C. Ⅱ度出血性膀胱炎

   D. Ⅲ度出血性膀胱炎   E. Ⅳ度出血性膀胱炎

4. 非霍奇金淋巴瘤中最常见的是

   A. 滤泡性淋巴瘤   B. 弥漫大 B 细胞淋巴瘤   C. 套细胞淋巴瘤

   D. 外周 T 细胞淋巴瘤   E. 伯基特淋巴瘤

5. 多发性骨髓瘤是

   A. T 淋巴细胞增多   B. 白细胞增多   C. 浆细胞增多

   D. B 淋巴细胞增多   E. 单核细胞增多

6. 以下**不是**多发性骨髓瘤的常见症状的是

   A. 骨痛   B. 胸腰椎压缩性骨折   C. 感染

   D. 慢性心力衰竭   E. 急性肾衰竭

7. 下列治疗组合正确的是

   A. 急性再生障碍性贫血——使用雄激素   B. 缺铁性贫血——输血

   C. 骨髓增生异常综合征——手术治疗   D. 白血病——放射治疗

   E. 遗传性球形红细胞增多症——脾切除

（二）A2 型题

8. 患者异基因造血干细胞移植后，出现手掌及颜面部斑丘疹、持续性厌食，考虑急性移植物抗宿主病（急性 GVHD），其一线治疗药物为

   A. 糖皮质激素   B. 环孢素   C. 甲氨蝶呤

   D. 吗替麦考酚酯分散片   E. 芦可替尼

9. 患者亲缘半相合造血干细胞移植后第 8 天，白细胞计数 0.01×10^9/L，血红蛋白 59g/L，血小板计数 2.2×10^9/L。查体：患者全身未见出血点。口腔黏膜充血，左颊部可见一直径 1.5cm 的溃疡，

肛周可见米粒大小皮损。现患者出现反复高热,体温>38.5℃,该阶段护士要警惕的首优护理诊断是

A. 潜在并发症:出血   B. 潜在并发症:感染性休克

C. 皮肤完整性受损   D. 口腔黏膜受损

E. 潜在并发症:癫痫

10. 男,30岁。AML-M5b型,现为化学治疗后低细胞期。血常规示:白细胞计数 1.5×10^9/L,血小板计数 30×10^9/L,血红蛋白66g/L,中性粒细胞计数 0.7×10^9/L,该患者骨髓抑制的程度是

A. 0度   B. Ⅰ度   C. Ⅱ度

D. Ⅲ度   E. Ⅳ度

11. 女,30岁。诊断为特发性血小板减少性紫癜。血常规显示:白细胞计数 6.8×10^9/L,血红蛋白90g/L,血小板计数 15×10^9/L,该患者最大的危险是

A. 贫血   B. 颅内出血   C. 继发感染

D. 牙龈出血   E. 跌倒

(三)A3/A4型题

(12~13题共用题干)

男,45岁。低热伴牙龈出血半年,全身浅表淋巴结肿大,脾肋下10cm,肝右肋缘下3cm。实验室检查:血红蛋白10g/L,白细胞计数 200×10^9/L,原幼粒细胞及早幼粒细胞比例为6%,骨髓原始粒细胞比例为2%,Ph染色体阳性。

12. 该患者的诊断为

A. 急性粒细胞白血病   B. 慢性粒细胞白血病

C. 急性淋巴细胞白血病   D. 慢性淋巴细胞白血病

E. 类白血病反应

13. 该患者首选的治疗药物是

A. 糖皮质激素   B. 雄激素   C. 羟基脲

D. 白消安   E. 阿糖胞苷

(14~15题共用题干)

男,52岁。确诊"急性髓细胞白血病1个月"入院,查白细胞计数 45.1×10^9/L,中性粒细胞计数 1.56×10^9/L,血红蛋白78g/L,血小板计数 21×10^9/L,医生予以IA方案(伊立替康+阿糖胞苷)化学治疗。

14. 护士需要警惕该患者出现

A. 恶心呕吐等胃肠道反应   B. 感染征象

C. 肿瘤溶解症状   D. 出血症状

E. 头晕头痛症状

15. 护士需要密切关注的指标**不包括**

A. 肝肾功能   B. 24h 出入量   C. 血常规

D. 体重和腹围   E. 中心静脉压

（四）B 型题

（16~19 题共用备选答案）

A. 贫血、出血均存在   B. 出血为主，可伴贫血   C. 有贫血而无出血

D. 无贫血而有皮下出血   E. 贫血轻而出血重

16. 原发性血小板减少性紫癜

17. 溶血性贫血

18. 再生障碍性贫血

19. 过敏性紫癜

二、填空题

1. 异基因造血干细胞移植后常见的并发症有（　　　）、（　　　）、（　　　）、（　　　）等。

2. 按造血干细胞采集部位的不同，造血干细胞移植可分为（　　　）、（　　　）、（　　　）。

3. 肿瘤溶解综合征的表现为（　　　）、（　　　）、（　　　）、（　　　）。

4. 患者在开始嵌合抗原受体 T 细胞（　　　）治疗后的 3 周内如出现以下 4 种症状或体征之一，应疑为细胞因子释放综合征（CRS）：（　　　）；低血压，收缩压<90mmHg；（　　　）；出现器官毒性。

5. 伊文思综合征治疗首选（　　　）和（　　　），避免应用引起血小板减少或抑制其功能的药物。

三、名词解释

1. 造血干细胞移植   2. 急性白血病

四、简答题

1. 慢性移植物抗宿主病通常发生于造血干细胞移植后多少天？其临床表现是什么？

2. 常见的输血反应有哪些？

五、论述题

1. 试述分化综合征的概念、临床表现及其护理。

2. 试述血友病患者局部出血的处理。

六、案例分析题

男，46 岁。急性淋巴细胞白血病，经 8 次正规疗程化学治疗，复查骨髓原幼淋巴细胞：82%。入院当天晚上，患者出现头痛、恶心、剧烈呕吐，并出现肢体抽搐、口吐白沫、牙关紧闭、肢体瘫痪、言语不清。

请问：

1. 该患者可能出现了什么情况？

2. 如要明确诊断,该患者需要做什么检查?

3. 该患者如要化学治疗,作为责任护士,主要的护理措施有哪些?

参考答案

一、单项选择题

（一）A1型题

1. D 2. A 3. D 4. B 5. C 6. D 7. E

（二）A2型题

8. A 9. B 10. D 11. B

（三）A3/A4型题

12. B 13. C 14. D 15. E

（四）B型题

16. B 17. C 18. A 19. D

二、填空题

1. 感染、出血、移植物抗宿主病、肝静脉闭塞病

2. 骨髓造血干细胞移植、外周血干细胞移植、脐带血造血干细胞移植

3. 高钾血症、高尿酸血症、高磷血症、低钙血症

4. CAR-T；发热,体温≥38℃；动脉血氧饱和度<90%

5. 糖皮质激素、免疫球蛋白

三、名词解释

1. 造血干细胞移植:是指对患者进行超大剂量的化学治疗、放射治疗和免疫抑制剂处理后,将正常供体或自体的造血干细胞经血管输注给患者,使其重建正常的造血和免疫功能的一种治疗方法。

2. 急性白血病:是指起源于造血干细胞的恶性克隆疾病,发病时骨髓中异常的原始细胞及幼稚细胞大量增殖并抑制正常造血,可广泛浸润肝、脾、淋巴结等各种脏器,表现为贫血、出血、感染和浸润等症状。

四、简答题

1. 慢性移植物抗宿主病通常发生于造血干细胞移植后多少天?其临床表现是什么?

造血干细胞移植100d后出现的移植物抗宿主病为慢性移植物抗宿主病。

临床表现类似自身免疫性表现,如局限性或全身性硬皮病、皮肌炎、面部皮疹、干燥综合征、关节炎、闭塞性支气管炎、胆管变性和胆汁淤积等。

2. 常见的输血反应有哪些?

常见的输血反应有发热反应、过敏反应、溶血反应、循环负荷过重、枸橼酸盐中毒、含铁血黄素沉着症及通过血液传播的传染性疾病(乙肝、丙肝、艾滋病等)。

五、论述题

1. 试述分化综合征的概念、临床表现及其护理。

（1）分化综合征：又称为维A酸综合征，是白血病治疗过程中可能发生的一种严重的药源性疾病，是应用维A酸或亚砷酸诱导急性早幼粒细胞白血病治疗过程中引起的严重并发症。

（2）临床表现：包括发热、周围性水肿伴体重增加、低血压、肺部浸润或胸腔积液和心包积液所致的呼吸困难、急性肾衰竭等。

（3）护理：①密切观察病情，及时发现分化综合征的先兆表现；②遵医嘱记录24h出入量，监测体重、腹围，监测血常规；③遵医嘱用药，如激素及利尿剂，观察疗效及药物不良反应；④积极对症处理，如发热、缺氧、低血压等。

2. 试述血友病患者局部出血的处理。

（1）皮肤表面的出血，可采用局部压迫止血法。

（2）鼻出血，可遵医嘱使用巴曲酶、凝血酶等药物及止血海绵等加压或填塞止血。

（3）拔牙后出血不止或出血较多的伤口可用含相关凝血因子的粘贴物覆盖伤口或创面。

（4）局部深层组织血肿形成和关节腔出血的患者，休息、制动、局部压迫、冷敷及抬高患肢是最重要的非药物性治疗措施。

（5）咽喉部出血或血肿形成时，避免血肿压迫呼吸道引起窒息，应协助患者保持侧卧位或头偏向一侧，必要时用吸引器将血吸出，并做好气管插管或气管切开的准备。

（6）一旦出现颅内出血，遵医嘱紧急输注凝血因子，并做好其他抢救工作。

六、案例分析题

1. 该患者可能出现了什么情况？

该患者可能出现了中枢神经系统白血病或颅内出血。

2. 如要明确诊断，该患者需要做什么检查？

该患者需要做头颅MRI和腰椎穿刺来明确诊断。

3. 该患者如要化学治疗，作为责任护士，主要的护理措施有哪些？

主要的护理措施有卧气垫床，协助患者床上翻身，预防压力性损伤；心电监护，观察心律、脉搏，观察心电图波形；每班评估四肢肌力并记录；做洼田饮水试验，评估吞咽功能，预防误吸等。

（王华芬）

试题六（内分泌与代谢科）

一、单项选择题

（一）A1 型题

1. 胰岛素最常见的不良反应是
   A. 注射部位脂肪增生
   B. 轻度水肿
   C. 注射部位脂肪萎缩
   D. 低血糖反应
   E. 过敏反应

2. 皮质醇增多症患者向心性肥胖的原因是
   A. 蛋白质合成增加
   B. 脂肪分解增加
   C. 脂肪合成增加
   D. 蛋白质分解代谢亢进
   E. 脂肪代谢障碍

3. 糖尿病患者的饮食指导中，描述**不正确**的是
   A. 根据患者年龄、理想体重、生活习惯等计算每天总热量
   B. 总原则是高蛋白、高维生素、高热量、高脂肪、无糖的膳食
   C. 定时定量，根据患者生活习惯、病情和配合药物治疗安排
   D. 血糖控制接近正常者，可在两餐间加食水果
   E. 每周定期测量体重一次，如果体重增加超过 2kg，减少饮食总热量

4. 骨质疏松患者的防跌倒措施中，描述**不正确**的是
   A. 睡觉时将患者床挡拉起，加强巡视
   B. 为了提高患者夜间睡眠质量，夜间应将走廊灯光调至最暗
   C. 尽量将患者常用的私人物品放置在固定位置，保持走道通畅
   D. 在洗漱及用餐时段，加强对意外的预防
   E. 当患者使用利尿剂或镇静剂时，防范因频繁如厕而产生的意外

5. 甲状腺功能亢进症最具有诊断意义的体征是
   A. 心率加快，第一心音亢进
   B. 弥漫性甲状腺肿伴血管杂音
   C. 突眼
   D. 脉压增大
   E. 血压升高

6. 原发性慢性肾上腺皮质功能减退症的典型体征是
   A. 皮肤紫纹
   B. 轻度肥胖
   C. 皮肤黏膜色素沉着
   D. 皮肤多汗、低热
   E. 血压降低

7. 痛风患者的饮食要点中，描述**不正确**的是

A. 每日总摄入量应限制在 1 200~1 500kcal（1kcal=4.187kJ）

B. 每天饮水 2 000ml 以上，服用排尿酸药时注意多饮水，有助于尿酸随尿液排出

C. 避免进食高嘌呤食物，如动物内脏、鱼虾、乳类、黄豆、浓茶等

D. 饮食宜清淡、易消化，忌辛辣和刺激性食物，严禁烟酒

E. 避免进食碱性食物，如牛奶、鸡蛋、马铃薯、各类蔬菜、柑橘类水果

8. 皮质醇增多症最常见的病因是

A. 肾上腺皮质腺瘤
B. 肾上腺皮质腺癌

C. 垂体促肾上腺皮质激素分泌过多
D. 异位促肾上腺皮质激素综合征

E. 医源性皮质醇增多症

9. 可疑糖尿病患者具有确诊意义的检查是

A. 餐后 2h 血糖测定
B. 胰岛素抵抗测定

C. 口服葡萄糖耐量试验
D. 餐后 1h 血糖测定

E. 空腹血糖测定

10. 糖尿病患者的用药护理中，描述**不正确**的是

A. 磺脲类口服药物于早餐前半小时服用，服药后严密观察有无低血糖反应

B. 糖皮质激素、水杨酸类药物、噻嗪类利尿药可增强磺脲类降糖药的作用

C. 双胍类口服药物于餐中或餐后或从小剂量开始时，可减轻胃肠道反应

D. α-葡萄糖苷酶抑制剂应与第一口淀粉类食物同时嚼服

E. 服用噻唑烷二酮类药物时密切观察患者有无水肿、体重增加及骨折风险

11. 糖化血红蛋白测定可反映糖尿病患者的血糖总水平的时间段是取血前

A. 6~10 周
B. 8~12 周
C. 1~2 个月

D. 2~3 周
E. 半年

12. 最常见的糖尿病神经病变是

A. 周围神经病变
B. 中枢神经病变
C. 自主神经病变

D. 神经根病变
E. 神经元病变

13. 糖尿病患者发生急性心肌梗死的原因是

A. 应激状态
B. 过度劳累
C. 大血管病变

D. 肾小球病变
E. 神经病变

14. 甲状腺功能减退症患者预防便秘的护理措施中，描述**错误**的是

A. 指导患者进食粗纤维食物，如蔬菜、水果或全麦制品

B. 指导患者可长期使用开塞露，缓解便秘

C. 指导患者每日定时排便，养成规律排便习惯

D. 鼓励患者每日进行适度运动，促进肠蠕动

E. 教会患者促进便意的技巧，如按摩腹部、肛周按摩

15. 甲状腺功能亢进症患者的护理诊断**不包括**

A. 营养失调   B. 肥胖   C. 活动无耐力

D. 组织完整性受损   E. 潜在并发症:甲状腺危象

(二) A2 型题

16. 女,46 岁。自诉出现逐渐加重的全身不适、精神不振、乏力、食欲减退、皮肤黏膜色素沉着,还伴有月经失调、阴毛及腋毛脱落。根据患者所述的症状,该患者的诊断考虑原发性慢性肾上腺皮质功能减退症,以下护理措施中,**不妥**的是

A. 保证患者休息,活动后易疲劳的患者应减少活动量

B. 合理安排饮食以维持钠钾平衡,注意进食含钾高的食物,以免发生低钾血症,引发心律失常

C. 指导患者在下床活动、改变体位时动作宜缓慢,防止发生直立性低血压

D. 病情允许时,鼓励患者每天摄取水分在 3 000ml 以上,并保证摄取足够的食盐

E. 指导和协助患者准确记录 24h 出入量,注意有无脱水表现

17. 女,40 岁。自述嗜睡、怕冷、便秘、闭经、疲乏无力等。甲状腺功能检查示:血清促甲状腺激素升高,血清游离甲状腺素下降。诊断甲状腺功能减退症。住院期间,护士向其进行健康指导,**不妥**的是

A. 慎用催眠、镇静、镇痛、麻醉等药物

B. 注意个人卫生,预防感染和创伤

C. 病情稳定后,可自行减少用药剂量

D. 指导患者自我监测甲状腺激素服用过量的症状

E. 告知患者发病原因及注意事项

18. 女,62 岁。1 年前出现易饥多食、口干多饮、消瘦、疲乏、体重减轻,半年前上述症状加重,伴体重下降 10kg,全身乏力,无尿急、尿痛,无怕热、多汗。近日患者因淋雨后出现畏寒、四肢酸痛、咳嗽、咳痰入院。查体:体温 39℃,心率 92 次/min,呼吸 23 次/min,血压 135/77mmHg;听诊双下肺可闻及细湿啰音,胸部 X 线检查提示双下肺纹理增多。以 "2 型糖尿病并发肺部感染" 收入院。为进一步治疗,医生考虑使用胰岛素注射治疗。关于胰岛素注射,叙述**不正确**的是

A. 注射部位可选择腹部、上臂外侧中 1/3、臀部外上侧,需要定期轮换注射部位

B. 注射时严格掌握剂量,确保准确无误

C. 胰岛素针头为一次性使用,用后及时丢弃

D. 注射时严格遵循无菌原则,预防感染

E. 胰岛素在使用前,应提前 10min 从冰箱取出

19. 男,53 岁。痛风病史 8 年,近日劳累后出现足趾疼痛,服用镇痛药无效。住院期间针对该患者的护理措施中,**不妥**的是

A. 下床运动,加强锻炼,提高免疫力

B. 定期复查尿酸、血常规、肝肾功能,必要时加用保肝药物

C. 避免情绪紧张、寒冷、饥饿、感染、创伤等因素,以免疾病复发

D. 急性发作时应选用无嘌呤食物

E. 慢性期或缓解期应选用低嘌呤饮食

20. 女，37岁。因"心慌、乏力、多汗1个月"入院。体温38℃，心率112次/min，血压138/88mmHg。甲状腺弥漫性、对称性肿大，无压痛，随吞咽上下移动，可触及震颤、闻及血管杂音。入院后查体：患者眼睑水肿，结膜充血，双眼突出，左右眼不对称，左眼球突眼度19mm，右眼球突眼度20mm。患者自诉眼睛有异物感、视力减退、运动后疼痛。关于自我护理方法，护士指导**错误**的是

A. 可食用海鱼、海带、紫菜等食物

B. 外出戴深色眼镜，减少光线、灰尘和异物的侵害

C. 以眼药水湿润眼睛，避免干燥，眼睑不能闭合者用无菌纱布或眼罩覆盖双眼

D. 当眼睛有异物感、刺痛或流泪时，勿用手直接揉眼睛

E. 睡眠或休息时抬高头部，以减轻球后水肿和眼睛胀痛

（三）A3/A4 型题

（21~24题共用题干）

女，16岁。1型糖尿病，2d前中断胰岛素治疗，因神志不清2h入院。查体：血压106/72mmHg，心率116次/min，呼吸深快，有烂苹果味。

21. 该患者神志不清的原因是

A. 糖尿病酮症酸中毒 　　　　　B. 低血糖昏迷

C. 高血糖高渗性昏迷 　　　　　D. 糖尿病乳酸性酸中毒

E. 脑血管意外

22. 该患者首要、最关键的治疗措施是

A. 降低心率 　　　　B. 升压 　　　　C. 补液

D. 纠正酸中毒 　　　　E. 气管切开

23. 该患者的主要监测指标是

A. 血钾 　　　B. pH 　　　C. 酮体 　　　D. 渗透压 　　　E. 呼吸

24. 该患者严重酸中毒静脉滴注碳酸氢钠时，不宜过多过快，以避免诱发

A. 肾衰竭 　　　　　B. 脑水肿 　　　　　C. 低血糖

D. 脑血管意外 　　　　　E. 血糖升高

（25~27题共用题干）

女，29岁。妊娠13周，甲状腺Ⅰ度弥漫性肿大1年，伴心慌，可闻及血管杂音。

25. 该患者的诊断为

A. 格雷夫斯病（Graves disease） 　　　　B. 嗜铬细胞瘤

C. 无痛性甲状腺炎 　　　　D. 单纯性甲状腺肿

E. 甲状腺功能减退症

26. 为进一步确诊，留取血标本化验，下列**不符合**该疾病诊断的检查结果是

A. TSAb 阳性   B. TSH 增高   C. 血清 TT_3 增高

D. TGAb 和 TPOAb 阳性   E. TSH 降低

27. 该患者的首选治疗措施是

A. 手术治疗   B. 口服丙硫氧嘧啶   C. ^{131}I 治疗

D. 口服普萘洛尔   E. 补充甲状腺激素

（四）B 型题

（28~29 题共用备选答案）

A. 小动脉病变   B. 微血管病变   C. 大动脉病变

D. 大静脉病变   E. 脑血管病变

28. 糖尿病患者合并视网膜病变及肾衰竭是因为

29. 2 型糖尿病患者主要的死亡原因是

二、填空题

1. 嗜铬细胞瘤的首选治疗方法是（   ）。

2. 皮质醇增多症有多种表现，典型病例主要表现为（   ）、（   ）、（   ）、紫纹。

3. 糖尿病的临床表现主要为（   ）、多饮、多食和（   ）。

4. 体重指数（BMI）是诊断肥胖症最重要的指标，BMI 的正常值为（   ），24.0~27.9kg/m^2 为超重，（   ）为肥胖。

5. 对于非糖尿病患者来说，低血糖的诊断标准为血糖低于（   ），而接受药物治疗的糖尿病患者，只要血糖（   ）就属于低血糖范畴。

三、名词解释

1. 肥胖症   2. 甲状腺毒症   3. 糖尿病   4. 糖尿病酮症酸中毒

四、简答题

1. 诱发甲状腺危象的主要原因有哪些？

2. 低血糖如何分级？

3. 低血糖的紧急处理措施有哪些？

4. 简述垂体危象的处理措施。

五、论述题

1. 使用胰岛素的注意事项有哪些？

2. 甲状腺危象的典型临床表现及紧急配合处理有哪些？

六、案例分析题

男，65 岁。18 年前诊断为 2 型糖尿病，期间使用"诺和佳"联合二甲双胍、阿卡波糖不规律治疗。一周前出现上呼吸道感染，自行停用胰岛素，5d 前出现口干、多饮、多尿加重，伴腹痛、恶心、呕吐、食欲减退,偶有头晕,未予特殊治疗,1d前症状加重,测血糖28.7mmol/L,尿酮体++。血气分析:pH 7.28。

请问:

1. 该患者的临床诊断怀疑是什么?

2. 该病的诱因有哪些?

3. 该病的临床表现有哪些?

4. 该病的抢救措施有哪些?

参考答案

一、单项选择题

（一）A1型题

1. D　2. E　3. B　4. B　5. B　6. C　7. E　8. C　9. C　10. B　11. B　12. A　13. C　14. B
15. B

（二）A2型题

16. B　17. C　18. E　19. A　20. A

（三）A3/A4型题

21. A　22. C　23. C　24. B　25. A　26. B　27. B

（四）B型题

28. B　29. C

二、填空题

1. 手术治疗

2. 向心性肥胖、满月脸、多血质

3. 多尿、体重减轻

4. BMI、18.5~23.9kg/m²、≥28.0kg/m²

5. 2.8mmol/L、<3.9mmol/L

三、名词解释

1. 肥胖症:是一种以体内脂肪堆积过多和/或分布异常、体重超常为特征的慢性代谢性疾病,由遗传和环境等因素相互作用而引起。

2. 甲状腺毒症:指血液循环中甲状腺激素过多引起的,以神经、循环、消化等系统兴奋性增高和代谢亢进为主要表现的一组临床综合征。

3. 糖尿病:是由遗传和环境因素共同作用而引起的一组以慢性高血糖为特征的代谢性疾病。

4. 糖尿病酮症酸中毒:是由于胰岛素不足和升糖激素不适当升高引起的糖、脂肪和蛋白质严重代谢紊乱综合征,以高血糖、高血酮和代谢性酸中毒为主要临床表现。

四、简答题

1. 诱发甲状腺危象的主要原因有哪些?

(1)应激状态,如感染、手术、放射性碘治疗、精神刺激、过度劳累、急性创伤等。

(2)严重躯体疾病,如心力衰竭、低血糖症、败血症、脑卒中、急腹症等。

(3)口服过量甲状腺激素制剂。

(4)甲状腺手术准备不充分。

(5)甲状腺手术过程中过度挤压甲状腺。

2. 低血糖如何分级?

(1)1级低血糖:血糖<3.9mmol/L且≥3.0mmol/L。

(2)2级低血糖:血糖<3.0mmol/L。

(3)3级低血糖:需要他人帮助治疗的严重事件,伴有意识和/或躯体改变,但没有特定血糖界限。

3. 低血糖的紧急处理措施有哪些?

(1)怀疑低血糖时立即测血糖,以明确诊断,无法测定血糖时,暂时先按低血糖处理。

(2)意识清醒的患者立即口服15~20g糖类食品(葡萄糖为佳),如2~4块水果糖、半杯果汁、3~5片饼干、2~5片葡萄糖片、一杯脱脂牛奶、一大汤勺蜂蜜等,15min后复测血糖;意识障碍者给予50%葡萄糖溶液20~40ml静脉注射或胰高血糖素0.5~1.0mg肌内注射。

(3)每15min检测血糖一次。

(4)如血糖仍≤3.9mmol/L,再给予葡萄糖口服或静脉注射;血糖>3.9mmol/L,但距离下一次就餐时间在1h以上,给予含淀粉或蛋白质食物;血糖仍≤3.0mmol/L,继续给予50%葡萄糖溶液60ml静脉注射。

4. 简述垂体危象的处理措施。

(1)补液:立即静脉注射50%葡萄糖溶液40~80ml纠正低血糖,继而给予5%葡萄糖氯化钠溶液持续静脉滴注。

(2)补充激素:补液中加入氢化可的松分次静脉滴注,200~300mg/d,以解除急性肾上腺功能减退危象。水中毒者可口服泼尼松或氢化可的松。

(3)纠正周围循环衰竭及抗感染:有循环衰竭者按休克原则治疗;感染致败血症者应积极抗感染治疗。

(4)低温或高热:低温者可使用电热毯等使体温逐渐回升至35℃以上,并在使用肾上腺皮质激素后开始用小剂量甲状腺激素治疗。高热者应予物理和药物降温。

(5)注意事项:禁用或慎用吗啡、巴比妥类、氯丙嗪等药物,以及各种降血糖药物,以防诱发昏迷。

五、论述题

1. 使用胰岛素的注意事项有哪些?

(1)准确用药:熟悉各种胰岛素的名称、剂型及作用特点。准确执行医嘱,按时注射。使用的注射器与胰岛素浓度匹配。使用胰岛素笔时要注意笔与笔芯相互匹配,每次注射前确认笔内是否有足够剂量、药液是否变质等。

（2）胰岛素的保存：未开封的胰岛素放于冰箱2~8℃冷藏保存，正在使用的胰岛素在常温下（不超过25~30℃）可使用28~30d，无须放入冰箱，但应避免过冷、过热、太阳直晒、剧烈晃动等，否则可因蛋白质凝固变性而失效。

（3）注射部位的选择与轮换：胰岛素注射宜选择皮下脂肪丰富部位，如上臂外侧、臀部外上侧、大腿外侧、腹部等。腹部吸收胰岛素最快，其次分别为上臂、大腿和臀部。如患者参加运动，不要选择在大腿、上臂等活动部位注射胰岛素。注射部位要经常轮换，长期注射同一部位可能导致局部皮下脂肪萎缩或增生、局部硬结。尽量每天同一时间在同一部位注射，并进行腹部、上臂、大腿和臀部的"大轮换"，如餐时注射在腹部，夜间注射在上臂等；在同一部位注射时，也需要进行"小轮换"，即每次注射点相距1cm以上，且选择无硬结、脂肪增生或萎缩的部位。

（4）监测血糖：注射胰岛素的患者一般常规监测血糖，每天2~4次，如发现血糖波动过大、持续高血糖或出现低血糖，应及时通知医生。

（5）防止感染：注射胰岛素时应严格无菌操作，针头一次性使用。

2. 甲状腺危象的典型临床表现及紧急配合处理有哪些？

甲状腺危象的典型临床表现为原有甲亢症状加重，并出现发热（体温>39℃）、严重乏力、烦躁、多汗、心悸、心率>140次/min、食欲减退、恶心、呕吐、腹泻、脱水等症状。一旦发生甲状腺危象，立即报告医生并协助处理。其紧急配合处理包括：

（1）立即吸氧：绝对卧床休息，呼吸困难时取半坐卧位，立即给予吸氧。

（2）及时准确给药：迅速建立静脉通路。遵医嘱使用丙硫氧嘧啶、复方碘溶液、β受体阻滞剂、氢化可的松等药物。严格掌握碘剂的剂量，并观察中毒或过敏反应。准备好抢救药物，如镇静剂、血管活性药物、强心剂等。

（3）密切观察病情变化：定时测量生命体征，准确记录24h出入量，观察意识状态的变化。

（4）对症护理：体温过高者给予冰敷或乙醇擦浴降温。躁动不安使用床挡保护患者安全。昏迷者加强皮肤、口腔护理，定时翻身，防止压力性损伤、肺炎的发生。腹泻严重者应注意肛周护理，预防肛周感染。

六、案例分析题

1. 该患者的临床诊断怀疑是什么？

糖尿病酮症酸中毒。

2. 该病的诱因有哪些？

急性感染、胰岛素不适当用量或突然中断治疗、饮食不当、胃肠疾病、脑卒中、心肌梗死、创伤、手术、妊娠、分娩、精神刺激等。

3. 该病的临床表现有哪些？

（1）血糖增高：血糖>13.9mmol/L。

（2）早期主要表现为乏力和"三多一少"症状加重。

（3）失代偿阶段出现食欲减退、恶心、呕吐、腹痛，常伴头痛、烦躁、嗜睡等症状，呼吸深快，呼气中有烂苹果味（丙酮气味）。

（4）病情进一步发展，出现严重失水现象，尿量减少、皮肤黏膜干燥、眼球下陷、脉快而弱、血压下降、四肢厥冷。

（5）晚期各种反射迟钝甚至消失，患者出现昏迷。

4. 该病的抢救措施有哪些？

（1）早期患者仅需要给予足量短效胰岛素及口服液体，严密观察病情，定期复查血糖、血酮，遵医嘱调节胰岛素剂量。

（2）严重患者，立即抢救，以补液、小剂量胰岛素治疗、纠正电解质紊乱及酸碱平衡失调为主。①补液：输液是治疗的首要和关键措施，只有组织灌注得到改善之后胰岛素生物效应才能充分发挥。补液原则为"先快后慢，先盐后糖"。通常先使用生理盐水，补液量和速度视失水程度而定。若无心力衰竭，开始补液速度应快，1~2h 内输入生理盐水 1 000~1 500ml，前 4h 输入所计算失水量 1/3 的液体，以后根据血压、心率、每小时尿量、末梢循环、中心静脉压、有无发热呕吐等决定输液量和速度。24h 输液总量应包括已失水量和部分继续失水量。如治疗前已有低血压或休克，应输入胶体溶液并进行抗休克处理。鼓励患者多饮水。②小剂量胰岛素治疗：按 0.1U/（kg·h）短效胰岛素加入生理盐水中持续静脉滴注或泵入，既可快速平稳降血糖，又可抑制脂肪分解和酮体产生。每隔 1~2h 复查血糖，根据血糖数值调整胰岛素剂量。当血糖≤11.1mmol/L 时，改为输入 5% 葡萄糖溶液（或葡萄糖氯化钠注射液）并加入短效胰岛素（每 2~4g 葡萄糖加入 1U 胰岛素），每 4~6h 复查血糖，调整液体中胰岛素比例。尿酮体消失后，根据患者血糖、尿糖及进食情况调整胰岛素剂量。待病情稳定后再恢复常规治疗。③纠正电解质紊乱及酸碱平衡失调：治疗前已有严重低钾血症者应立即补钾，血钾升至 3.5mmol/L 时再开始胰岛素治疗；开始治疗后患者每小时尿量 40ml 以上，血钾≤5.2mmol/L 应立即静脉补钾。整个治疗过程中监测血钾水平，结合心电图、尿量调整补钾的量和速度。病情恢复后继续口服补钾。轻、中度酸中毒经静脉补液和胰岛素治疗后可纠正，无须补碱。pH≤6.9 的严重酸中毒患者应考虑适当静脉输入等渗碳酸氢钠溶液（1.25%~1.4%），且不宜过快，补碱后注意每 2h 测定一次血 pH，直至其维持在 7.0 以上。④去除诱因和治疗并发症：如休克、感染、心力衰竭和心律失常、脑水肿和肾衰竭等。

（魏丽丽）

试题七（肾内科）

一、单项选择题

（一）A1 型题

1. 在我国，引起慢性肾衰竭最常见的疾病是

    A. 糖尿病肾病　　　　　B. 慢性肾小球肾炎　　　　C. 狼疮性肾病

    D. 高血压肾病　　　　　E. 肾小动脉硬化症

2. 应给予慢性肾小球肾炎患者

    A. 高蛋白饮食　　　　　B. 优质低蛋白饮食　　　　C. 低脂饮食

    D. 高糖饮食　　　　　　E. 低糖饮食

3. 肾盂肾炎的主要感染途径是

    A. 血行感染　　　　　　B. 淋巴道感染　　　　　　C. 逆行感染

    D. 呼吸道感染　　　　　E. 全身感染

4. 慢性肾脏病患者贫血的主要原因是

    A. 红细胞生成素减少　　B. 低蛋白血症　　　　　　C. 缺铁

    D. 失血　　　　　　　　E. 铁缺乏

5. 少尿是指成人 24h 尿量少于

    A. 100ml　　　B. 200ml　　　C. 300ml　　　D. 400ml　　　E. 600ml

6. 蛋白尿是指每日尿蛋白量持续超过

    A. 80mg　　　B. 100mg　　　C. 150mg　　　D. 250mg　　　E. 400mg

7. 原发性肾病综合征最常见的感染是

    A. 呼吸道感染　　　　　B. 腹膜炎　　　　　　　　C. 胃肠炎

    D. 尿路感染　　　　　　E. 脑膜炎

8. 肾性水肿最先发生的部位是

    A. 双下肢　　　　　　　B. 胸腹腔　　　　　　　　C. 眼睑及面部

    D. 腰骶部　　　　　　　E. 腹部

9. 严重挤压伤引起的肾衰竭，原因属于

    A. 肾性及肾后性　　　　B. 肾后性　　　　　　　　C. 肾前性

    D. 肾性　　　　　　　　E. 肾性及肾前性

10. 需要紧急行血液透析治疗的情况是

    A. 水肿　　　　　　　　B. 高血糖　　　　　　　　C. 低血糖

    D. 血钾≥7.0mmol/L　　　E. 血钾<3.5mmol/L

11. 血液透析过程中发生低血压的紧急处理措施中，描述**错误**的是

A. 患者迅速取头低足高位,将超滤调为0,减慢血流速度,通知医生

B. 立即快速静脉输入生理盐水100~200ml,补充血容量,并复测血压

C. 如停止超滤、扩容后仍不能缓解,可遵医嘱给予高渗葡萄糖溶液、血浆和白蛋白提高血浆渗透压

D. 若经上述处理仍不好转,应立即使用升压药物,并积极寻找有无其他诱发因素,以便采取相应的抢救措施

E. 一旦在血液透析时发生低血压,应立即回血,结束血液透析治疗

12. 最常用并且可以早期反映肾小球滤过膜功能异常的检查是

A. 内生肌酐清除率测定　　　B. 血尿素氮测定　　　C. 血肌酐测定

D. 尿量　　　E. 尿比重测定

13. 肾病综合征患者的尿中蛋白质含量为

A. 1~2g/d　　　B. 2~3g/d　　　C. 3~3.5g/d　　　D. >3.5g/d　　　E. >5.5g/d

14. 慢性肾衰竭患者出现肾性骨病的主要原因是

A. 红细胞生成素增多　　　B. 维生素D分泌增多　　　C. 甲状旁腺素升高

D. 肾素分泌增多　　　E. 甲状腺激素分泌增多

15. 容易引起急性肾衰竭的外伤是

A. 挫伤　　　B. 冲击伤　　　C. 切割伤　　　D. 挤压伤　　　E. 扭伤

(二)A2型题

16. 女,35岁。慢性肾小球肾炎5年余,内生肌酐清除率55ml/min,血肌酐177μmol/L,患者目前处于哪一阶段

A. 肾功能正常　　　B. 肾功能代偿期　　　C. 肾衰竭期

D. 尿毒症期　　　E. 肾功能失代偿期

17. 男,30岁。全身高度水肿4周,血清白蛋白22g/L,尿量每日800ml,尿蛋白每日5g,尿红细胞(++)。患者出现高度水肿,最主要的原因是

A. 肾小球滤过率下降　　　B. 抗利尿激素增多　　　C. 血浆胶体渗透压下降

D. 醛固酮增多　　　E. 大量蛋白尿

18. 女,68岁。血液透析至3h时,因饥饿进食面包后出现恶心、呕吐、肌肉痉挛,测血压88/53mmHg,患者最可能出现的并发症是

A. 低血压　　　B. 失衡综合征　　　C. 透析器反应

D. 肌肉痉挛　　　E. 过敏反应

19. 女,26岁。发热1d后出现肉眼血尿,无尿频、尿痛,尿蛋白(+),尿红细胞30~40个/高倍,尿白细胞10~20个/高倍。为尽早明确诊断,首选的检查是

A. 尿细菌培养　　　B. 血常规　　　C. 肾盂造影

D. 膀胱镜　　　E. 尿常规

20. 男,70岁。维持性血液透析10年。此次因心力衰竭、肺部感染行连续性静脉-静脉血液透析滤过治疗12h,10h后患者内瘘针眼处渗血,压迫止血无效后结束治疗。该患者出现的并

发症是

    A. 感染　　　　　B. 空气栓塞　　　　C. 出血　　　　D. 凝血　　　　E. 溶血

（三）A3/A4 型题

（21~23 题共用题干）

    男，20 岁。上呼吸道感染后 2 周出现少尿、水肿。血压 173/105mmHg，眼睑水肿明显，给予利尿、降压处理后，未见好转。两肺底可闻及细小湿啰音。尿蛋白（++），血肌酐 1 250μmol/L，血钾 6.5mmol/L。

21. 该患者目前的诊断可能是

    A. 慢性肾衰竭　　　　　　　　　　B. 急性肾小球肾炎

    C. 急性高血压　　　　　　　　　　D. 急性肾小球肾炎伴急性肾衰竭

    E. 肾病综合征

22. 此时最佳的排钾措施是

    A. 血液透析　　　　　　B. 使用碱剂　　　　　　C. 使用利尿药

    D. 使用钙盐　　　　　　E. 口服降血钾树脂

23. 紧急治疗高血钾的措施**不包括**

    A. 静脉注射 10% 葡萄糖酸钙　　　　B. 静脉注射甘露醇

    C. 静脉注射 50% 葡萄糖溶液 + 胰岛素　　D. 血液透析或腹膜透析

    E. 口服降血钾树脂

（24~25 题共用题干）

    男，36 岁。重症急性胰腺炎、多器官功能衰竭。连续性静脉 - 静脉血液滤过持续辅助治疗，肝素钠 2 000U 抗凝。护士查看患者的血气分析报告：pH 7.26，PCO_2 32mmHg，PO_2 97mmHg，HCO_3^- 18.9mmol/L，BE −5.7mmol/L，乳酸 2.3mmol/L。机器数据显示：置换液总量为 9 650ml，碳酸氢钠用量为 380ml，脱水量为 551ml。

24. 该患者可能出现的并发症是

    A. 代谢性酸中毒　　　　B. 代谢性碱中毒　　　　C. 呼吸性酸中毒

    D. 呼吸性碱中毒　　　　E. 代谢性碱中毒合并呼吸性碱中毒

25. 血液净化护士巡视患者时观察的内容不包括

    A. 生命体征　　　　　　B. 治疗参数　　　　　　C. 机器运转、导管固定

    D. 治疗数据的准确性　　E. 患者血液的颜色

（26~27 题共用题干）

    女，35 岁。慢性肾小球肾炎。近来少尿，嗜睡，血压 200/140mmHg，血尿素氮 29mmo/L，血钙 2.1mmol/L，心电图：T 波高尖。今日突然抽搐，意识丧失。

26. 该患者最可能出现的急性并发症是

    A. 高血压　　　　B. 高血钾　　　　C. 意识障碍　　　　D. 低血钙　　　　E. 心力衰竭

27. 应采取的紧急措施是

A. 静脉补液   B. 血液透析   C. 口服降钾药物

D. 腹膜透析   E. 心肺复苏

（四）B型题

（28~30题共用备选答案）

A. 肾前性   B. 肾小管性   C. 肾实质性   D. 肾后性   E. 肾小球性

28. 急性肾小管坏死引起的急性肾损伤属于

29. 尿路结石引起的急性肾损伤属于

30. 有效循环血容量减少引起的急性肾损伤属于

二、填空题

1. 正常成人每日尿量为（　　　　），超过（　　　　）ml/d 为多尿；尿量少于（　　　　）ml/d 称为少尿；少于（　　　　）ml/d 称为无尿。

2. 肾小管具有（　　　　）功能、分泌和排泄功能以及（　　　　）和（　　　　）功能。

3. 慢性肾衰竭患者多为（　　　　）贫血，贫血程度与肾功能损害严重程度密切相关。原因为肾脏产生（　　　　）减少，毒素抑制（　　　　）的活性、抑制红细胞的成熟并且导致红细胞损伤，使红细胞寿命缩短。

三、名词解释

1. 肾病综合征   2. 急性肾损伤   3. 蛋白尿

四、简答题

1. 为何肾病综合征会引起蛋白尿与低白蛋白血症？

2. 急性肾小球肾炎患者的康复指导内容有哪些？

3. 急性肾损伤的病因是什么？

4. 何谓连续性肾脏替代治疗？

五、论述题

1. 试述发生透析性低血压时的紧急处理措施。

2. 急性肾衰竭时如何防治高血钾？

六、案例分析题

男，60岁，体重60kg，维持性血液透析3年。本次透析方案：碳酸氢盐透析液，电导率13.9mS/cm，一次性透析器膜面积1.6m²，透析时间4h，超滤4kg，血流量250ml/min，低分子量肝素首次剂量为4 000U。血压132/85mmHg，脉搏89次/min。患者在透析3h左右突然发生恶心、呕吐、大汗淋漓、抽搐、反应淡漠等表现，血压88/55mmHg，脉搏120次/min。

请问：

1. 该患者在透析过程中出现了哪种并发症？

2. 如何紧急处理?

3. 如何预防该并发症?

参考答案

一、单项选择题

（一）A1型题

1. B 2. B 3. C 4. A 5. D 6. C 7. A 8. C 9. D 10. D 11. E 12. A 13. D 14. C

15. D

（二）A2型题

16. B 17. C 18. A 19. A 20. C

（三）A3/A4型题

21. D 22. A 23. B 24. A 25. E 26. B 27. B

（四）B型题

28. C 29. D 30. A

二、填空题

1. 1 000~2 000ml、2 500、400、100

2. 重吸收、浓缩、稀释

3. 正常细胞正色素性、促红细胞生成素、促红细胞生成素

三、名词解释

1. 肾病综合征：是指各种肾脏疾病所致的以大量蛋白尿(24h 尿蛋白定量超过 3.5g)、低白蛋白血症(血清白蛋白小于 30g/L)、高度水肿和高脂血症为临床表现的一组综合征。

2. 急性肾损伤：指急性肾中毒或肾缺血，引起肾小管急性坏死或功能障碍的肾脏病变，以少尿、水电解质紊乱、酸中毒和尿毒症为主要临床表现。

3. 蛋白尿：每天尿蛋白含量持续超过 150mg 的尿，蛋白质定性试验呈阳性反应。

四、简答题

1. 为何肾病综合征会引起蛋白尿与低白蛋白血症?

各种肾小球疾病均可导致肾小球滤过屏障的损伤，血浆中的蛋白质滤过增多，超过肾小管重吸收量或肾小管根本不能重吸收的蛋白质出现在尿中，形成蛋白尿。由于大量白蛋白经尿中丢失及肾小管对重吸收白蛋白的分解作用可导致低白蛋白血症。

2. 急性肾小球肾炎患者的康复指导内容有哪些?

(1)休息和活动：患者在患病期间应加强休息，痊愈后可适当参加体育活动，以增强体质，但应注意避免劳累。

(2)预防上呼吸道和皮肤感染：注意保暖，加强个人卫生。

（3）自我监测病情与随访：急性肾小球肾炎完全康复需要1~2年。临床症状消失后，蛋白尿、血尿可能仍然存在，应定时随访，监测病情。

3. 急性肾损伤的病因是什么？

（1）肾前性：多见于出血、胃肠道失液（呕吐、腹泻）、皮肤失水（烧伤、出汗）；体液丢失（多尿、利尿、糖尿病、渗透性利尿、失盐性肾病）导致的血容量不足；严重心力衰竭或低心排血量综合征、肺动脉高压、全身血管扩张导致的心排血量减少。

（2）肾性：多见于急性肾小管坏死、急性肾间质病变、肾小球和肾小血管疾患。

（3）肾后性：多见于急性尿路梗阻，如结石、肿瘤、输尿管瘢痕收缩。

4. 何谓连续性肾脏替代治疗？

连续性肾脏替代治疗又称连续性血液净化，是一种每天连续24h或接近24h对溶质和水分进行缓慢、连续清除的治疗方法。它主要利用弥散和/或对流的原理，将患者血液中蓄积的毒素排出体外，并维持水、电解质及酸碱代谢平衡，以达到替换受损肾功能的效果。

五、论述题

1. 试述发生透析性低血压时的紧急处理措施。

（1）采取头低位。

（2）停止超滤。

（3）补充生理盐水100ml或20%甘露醇、高糖或白蛋白溶液。

（4）上述处理后，若血压好转，则逐步恢复超滤，期间应密切监测血压变化；若上述处理后血压仍快速降低，则应用升压药物治疗，或停止血液透析治疗。

（5）必要时可以转换治疗模式，如单纯超滤、血液滤过或腹膜透析。其中，最常采用的技术是单纯超滤与透析治疗结合的序贯治疗。

2. 急性肾衰竭时如何防治高血钾？

（1）尽量避免食用含钾较多的食物和药物（如钾盐、青霉素钾，中药如金钱草、夏枯草、丝瓜络、木通、牛膝等）。

（2）需要大量输血时应输注新鲜血，禁用库存血：保存一周的库存血，血钾浓度可达16mmol/L。

（3）口服钾离子交换树脂、甘露醇、大黄等，促使钾离子从肠道排出。

（4）发生高血钾时，应立即建立血管通路，遵医嘱静脉注射10%葡萄糖酸钙、5%碳酸氢钠溶液、50%葡萄糖溶液＋胰岛素，进行血液透析或腹膜透析治疗。

六、案例分析题

1. 该患者在透析过程中出现了哪种并发症？

患者在透析过程中出现了低血压。

2. 如何紧急处理？

患者迅速取头低足高位，头偏向一侧，防止窒息；将超滤调为0，立即快速静脉输入生理盐水100~200ml，通知医生；停止超滤、扩容后仍不缓解，可遵医嘱给予白蛋白提高血浆渗透压；上述处理后仍不好转，可使用升压药，并积极寻找病因，采取相应的抢救措施。

3. 如何预防该并发症？

重新评估干体重，控制透析间期体重增长不超过 5%，限制透析间期水和钠的摄入量；调整降压药的给药剂量和时间；避免透析中进食过快、过量，最好在透析前、后进食；改变治疗模式（如低温透析、可调钠透析、序贯透析或血液滤过）；必要时口服选择性 α_1 受体激动剂。

（施　雁）

试题八（风湿免疫性疾病、传染科）

一、单项选择题

（一）A1 型题

1. 风湿性疾病属于自身免疫病，发病机制**不包括**

   A. 感染、免疫　　　　　B. 代谢、内分泌　　　　C. 地理环境

   D. 遗传、肿瘤　　　　　E. 非退行性变

2. 系统性红斑狼疮是一种具有多系统损害表现的慢性自身免疫性疾病，发病多见于

   A. 儿童　　　　　　　　B. 青年男性　　　　　　C. 育龄期女性

   D. 老年女性　　　　　　E. 老年男性

3. 雷诺现象的皮肤颜色变化先后顺序（从左至右）是

   A. 青紫　苍白　红润　　B. 苍白　青紫　红润　　C. 红润　青紫　苍白

   D. 青紫　红润　苍白　　E. 青紫　苍白　发黑

4. 系统性红斑狼疮患者为避免诱发或加重疾病，应选择进食

   A. 含补骨脂素的食物，如芹菜、无花果

   B. 含联胺基因的食物，如烟熏食物、蘑菇

   C. 含 *L*- 刀豆素的食物，如苜蓿类种子

   D. 高蛋白质食物，如牛肉、鸡蛋

   E. 有过敏史的食物

5. 关于风湿免疫性疾病关节受累引起疼痛的描述，**错误**的是

   A. 骨关节炎：活动后疼痛加重

   B. 强直性脊柱炎：休息后疼痛加重

   C. 痛风：疼痛剧烈，夜间痛，阵发性

   D. 类风湿关节炎：持续，休息后加重

   E. 系统性红斑狼疮：关节疼痛很少

6. 手足口病的致病菌是

   A. 乙肝病毒　　　　　　B. 冠状病毒　　　　　　C. 流感病毒

   D. 柯萨奇病毒　　　　　E. 肺炎杆菌

7. 艾滋病的传染源是

   A. 老鼠　　　　　　　　B. 猪　　　　　　　　　C. 狗

   D. 猫　　　　　　　　　E. 患者、病毒携带者

8. 关于 HIV 的说法，**错误**的是

   A. HIV 对外界抵抗力低

B. HIV 对热敏感, 100℃ 20min 可将 HIV 完全灭活

C. HIV 能被 75% 乙醇、0.2% 次氯酸钠、0.1% 甲醛灭活

D. 0.1% 甲醛、紫外线和 γ 射线不能将其灭活

E. HIV 侵入人体可刺激产生抗体, 但仍有传染性

9. 属于 DNA 病毒的肝炎病毒是

    A. HDV   B. HEV   C. HCV

    D. HAV   E. HBV

10. **不是**肝性脑病诱发因素的是

    A. 低钾血症、低钠血症   B. 低蛋白饮食

    C. 消化道大出血   D. 合并感染

    E. 大剂量使用镇静剂

11. 急性病毒性肝炎早期最主要的治疗措施是

    A. 卧床休息   B. 使用保肝药物   C. 使用免疫制剂

    D. 使用抗病毒药物   E. 注射高价乙肝免疫球蛋白

12. 病原体的致病作用**不包含**

    A. 变异   B. 侵袭力   C. 毒力

    D. 繁殖能力   E. 数量

13. 盛装医疗废物的包装物或容器应采用有效的封口方式, 妥善封口的时机是当包装物或容器

    A. 装满时   B. 不大于 3/4 时   C. 不大于 4/5 时

    D. 不大于 1/3 时   E. 1/2 时

14. 医疗废物分为

    A. 感染性废物、病理性废物、药物性废物、化学性废物

    B. 感染性废物、病理性废物、损伤性废物、药物性废物、其他废物

    C. 感染性废物、病理性废物、损伤性废物、药物性废物、化学性废物

    D. 感染性废物、辐射性废物、病理性废物、损伤性废物、药物性废物

    E. 感染性废物、物理性废物、损伤性废物、药物性废物、化学性废物

15. 新型冠状病毒检测标本首选

    A. 呼吸道标本   B. 便标本   C. 尿标本

    D. 结膜拭子标本   E. 静脉血标本

16. 根据《中华人民共和国传染病防治法》, 以下疾病按甲类传染病管理的是

    A. 禽流感   B. 登革热   C. 霍乱

    D. 艾滋病   E. 重型流感

（二）A2 型题

17. 系统性红斑狼疮目前尚不能根治, 糖皮质激素加免疫抑制剂是主要的治疗方案。目前认为, 可全程长期应用的治疗药物是

A. 羟氯喹   B. 环磷酰胺   C. 吗替麦考酚酯

D. 甲氨蝶呤   E. 环孢素

18. 女,71 岁。类风湿关节炎 30 余年。患者目前为类风湿关节炎较晚期,出现了关节畸形,下列**最不可能**出现的关节畸形是

A. 腕和肘关节强直   B. 掌指关节半脱位   C. 手指向桡侧偏斜

D. 呈"天鹅颈"样   E. 呈"纽扣花"样

19. 男,24 岁。8 年前发现 HIV 抗体(+),40d 前无明显诱因出现发热,体温波动在 38.0~38.5℃,伴咳嗽、咳痰,入院诊断为"肺孢子菌肺炎"。目前该患者的艾滋病分期最可能是

A. 无症状感染期   B. 急性感染期   C. 典型艾滋病期

D. 潜伏期   E. 持续性全身淋巴结肿大期

（三）A3/A4 型题

（20~22 题共用题干）

男,34 岁。患者无明显诱因出现腰、骶关节不适,晨起腰背僵硬感 2 年,腰部疼痛难耐 2d,于门诊就诊,诊断为强直性脊柱炎。

20. 为明确诊断,完善骶髂关节影像学检查,首选

A. X 线检查   B. CT 检查   C. MRI 检查

D. 造影   E. 胸片

21. 药物止痛首先考虑使用

A. 糖皮质激素   B. 非甾体抗炎药   C. 抗肿瘤坏死因子

D. 雷公藤   E. 甲氨蝶呤

22. 急性期后,患者进行功能锻炼,护士给予的健康指导中**错误**的是

A. 坚持姿势矫正和功能锻炼,防止关节挛缩畸形

B. 行走和站立均应保持正确姿势,坐姿要正,站立要直

C. 为缓解腰背疼痛或疲劳感而长期采取不正确姿势,易加速脊柱及关节畸形

D. 每天进行颈椎、胸椎、腰椎的前屈、后伸、侧弯和转动等锻炼,及髋关节的屈曲与伸展锻炼

E. 每次活动量以引起第 2 天关节症状加重为限,活动前应先按摩松解椎旁肌肉,减轻疼痛,防止肌肉损伤

（23~25 题共用题干）

女,52 岁。主诉"咳嗽 3 个月,气促伴声嘶、饮水呛咳、吞咽困难 1 个月"入院。体格检查:双手可见 Gottron 征皮损。实验室检查:抗 MDA5 抗体阳性,抗 Ro-52 抗体阳性。

23. 该患者最可能的临床诊断是

A. 类风湿关节炎   B. 强直性脊柱炎   C. 皮肌炎

D. 干燥综合征   E. 硬皮病

24. 针对该患者出现饮水呛咳、吞咽困难的护理措施,表述**不正确**的是

A. 可通过洼田饮水试验评估患者的吞咽功能,指导进食方法

B. 按照先易后难的原则选择食物,遵循浓流质→糊状→半固体→固体的模式

C. 宜单独饮温开水或汤类

D. 进餐时尽量采取坐位或半坐卧位,进餐后 30~60min 内尽量避免卧位

E. 制订饮食计划,少食多餐,进食高维生素、高蛋白、易消化软食

25. 该患者双手可见 Gottron 征皮损,相关的护理措施正确的是

    A. 保持皮肤清洁干燥,每天用温水冲洗或擦洗,可用碱性肥皂

    B. 指导患者外出时无须采取遮阳措施,可日光浴

    C. 皮疹或红斑处应涂抹各种化妆品或护肤品

    D. 进行肌内注射、静脉注射时可选择皮疹部位

    E. 注意观察皮疹的大小、部位、形态

（26~27 题共用题干）

    女,4 岁。因在幼儿园出现哭闹、不愿进食,老师发现患儿口腔流涎,手心出现小疱疹,家长带其到医院就诊。体格检查:体温 38.6℃,心率 104 次/min,呼吸 24 次/min,精神差,诉头疼、嘴巴疼。检查口腔、手掌心可见小水疱,未破溃。

26. 护士接诊该患儿时应最先考虑

    A. 流感   B. 猩红热   C. 湿疹   D. 手足口病   E. 带状疱疹

27. 预防该病的关键是

    A. 不带患儿去人群聚集的地方   B. 服用抗病毒药物

    C. 指导患儿勤洗手   D. 指导患儿戴口罩

    E. 指导患儿、家庭、幼儿园做好防疫

（四）B 型题

（28~29 题共用备选答案）

    A. 抗 RNP 抗体   B. 抗 Sm 抗体   C. 抗核抗体

    D. HLA-B27   E. 抗 Jo-1 抗体

28. 对诊断系统性红斑狼疮特异性最高的自身抗体是

29. 对诊断强直性脊柱炎有提示价值的是

（30~31 题共用备选答案）

    A. 具有免疫力   B. 无传染性   C. 传染性强

    D. 病毒无复制   E. 注射过乙肝疫苗

30. HBsAg（-）、抗 HBsAg（+）、HBV-DNA（-）说明此患者

31. HBsAg（+）、HBeIgG（+）、抗 HBcIgM（+）说明此患者

二、填空题

    1. 强直性脊柱炎是脊柱关节炎常见的临床类型,以(   )受累为主要表现,严重者可发生脊柱畸形和关节强直。

2. 风湿免疫性疾病中,(   )呈全球性分布,是造成人类丧失劳动力和致残的主要原因之一。

3. 多发性肌炎最突出的临床特征是(   )。

4. 系统性红斑狼疮患者向护士咨询生育知识,护士生育指导的内容之一是患者需要停用免疫抑制剂(   )以上。

5. 飞沫传播是指带有病原微生物的微粒子直径为(   ),在空气中短距离(   )内移动到易感人群的口、鼻黏膜或眼结膜导致的传播。

6.《中华人民共和国传染病防治法》将法定传染病分为(   )三类。

7. 甲型肝炎患者起病前(   )和病后(   )从粪便中排出 HAV 的量最多,传染性最强。

8. 手足口病潜伏期为(   ),多见于 2~10 岁儿童,5 岁以下更常见,可在幼儿园中流行。

三、名词解释

1. 晨僵   2. 技工手   3. 感染   4. 手足口病

四、简答题

1. 简述系统性红斑狼疮患者皮肤黏膜损害的临床表现。

2. 风湿免疫性疾病患者出现的雷诺现象是指什么?

3. 简述构成传染病流行过程的 3 个基本条件。

4. 重型病毒性肝炎的严重并发症有哪些?

五、论述题

1. 试述风湿疾病患者关节活动受限的主要原因。

2. 美国风湿病学会将因类风湿关节炎而影响生活的程度分为四级,该分级标准是什么?

3. 试述预防艾滋病的措施。

六、案例分析题

女,35 岁。主诉"全身浮肿半年伴活动后气促,全身散在出血点半个月",于 2023 年 6 月 12 日早上入院。体格检查:体温 36.5℃,心率 87 次/min,呼吸 19 次/min,血压 156/98mmHg。实验室检查:抗 Sm 抗体(+),血小板计数 21×10^9/L,血红蛋白 67g/L,白蛋白 9g/L,总蛋白 16g/L。CT 检查提示:双肺少许炎症,腹盆腔多发积液。患者自本次起病以来,精神、食欲差,解黑便数次,体重减轻 2kg。既往史:2007 年因"血小板减少,肾功能不全",长期服用甲泼尼龙,未规律复诊。

主要治疗方案:告病危,吸氧,心电监护,测腹围,记 24h 出入量,输注白蛋白,使用呋塞米利尿、头孢曲松抗感染、糖皮质激素抗炎、免疫球蛋白冲击治疗,输注血小板及冰冻血浆,肠内营养支持,行腹腔穿刺引流术等。

请问:

1. 该患者的主要诊断是什么?

2. 该患者的主要护理诊断有哪些(列出 3 个)?

3. 针对主要护理诊断,该患者的主要护理措施有哪些?

参考答案

一、单项选择题

（一）A1型题

1. E 2. C 3. B 4. D 5. E 6. D 7. E 8. C 9. E 10. B 11. A 12. D 13. B 14. C

15. A 16. C

（二）A2型题

17. A 18. C 19. C

（三）A3/A4型题

20. A 21. B 22. E 23. C 24. C 25. E 26. D 27. E

（四）B型题

28. B 29. D 30. A 31. C

二、填空题

1. 中轴关节

2. 类风湿关节炎

3. 对称性四肢近侧肌群软弱无力

4. 6个月

5. >5μm、1m

6. 甲、乙、丙

7. 2周、1周

8. 3~7d

三、名词解释

1. 晨僵：是指早晨起床后自觉关节及其周围僵硬感，日间长时间静止不动也可出现此征象。晨僵常被作为观察滑膜关节炎症活动性的指标之一，其持续时间与炎症的严重程度相一致，晨僵持续时间1h以上者意义较大。

2. 技工手：见于皮肌炎的患者，手掌和手指纹表现为污黑肮脏状，甲根皱襞可见不规则增厚，甲周毛细血管扩张，其上常见瘀点。此征具有一定特征性，有助于皮肌炎的诊断。

3. 感染：是指病原体侵入机体后与人体相互作用、相互斗争的过程。

4. 手足口病：是一组由肠道病毒引起的急性传染病，以手、足和口腔发生水疱为特征，多发生于儿童。

四、简答题

1. 简述系统性红斑狼疮患者皮肤黏膜损害的临床表现。

80%的系统性红斑狼疮患者出现皮疹，多见于日晒部位，鼻梁和双颧颊部呈蝶形分布的红斑最具特征性。亦可为其他皮疹，如盘状红斑、指掌部和甲周红斑、指端缺血、面部及躯干皮疹等。

2. 风湿免疫性疾病患者出现的雷诺现象是指什么？

因受寒冷或紧张刺激后，肢端细动脉痉挛，使手指/足趾皮肤突然出现苍白，相继出现皮肤变紫、变红，伴局部发冷、感觉异常和疼痛，这种现象称为雷诺现象。

3. 简述构成传染病流行过程的3个基本条件。

传染源、传播途径、易感人群是构成传染病流行过程的3个基本条件。

4. 重型病毒性肝炎的严重并发症有哪些？

重型病毒性肝炎的严重并发症有肝性脑病、上消化道出血、肝肾综合征、感染。

五、论述题

1. 试述风湿性疾病患者关节活动受限的主要原因。

早期关节活动受限主要由肿胀、疼痛引起；晚期则主要由关节骨质破坏、纤维骨质粘连和关节半脱位引起，此时关节活动严重障碍，最终可导致功能丧失。

2. 美国风湿病学会将因类风湿关节炎而影响生活的程度分为四级，该分级标准是什么？

（1）Ⅰ级：能照常进行日常生活和各项工作。

（2）Ⅱ级：可进行一般的日常生活和某种职业工作，但参与其他项目活动受限。

（3）Ⅲ级：可进行一般的日常生活，但参与某种职业工作或其他项目活动受限。

（4）Ⅳ级：日常生活的自理和参与工作的能力均受限。

3. 试述预防艾滋病的措施。

（1）正确使用安全套，采取安全的性行为。

（2）不吸毒，不共用针具。对无偿献血人群进行HIV筛查。

（3）加强医院管理，严格执行消毒制度，控制医院交叉感染。

（4）预防职业暴露与感染。

（5）控制垂直传播。

（6）对HIV/AIDS患者的配偶和性伙伴、与HIV/AIDS患者共用注射器的静脉药物依赖者以及HIV/AIDS患者所生的子女进行医学检查和HIV检测，为其提供相应的咨询服务。

六、案例分析题

1. 该患者的主要诊断是什么？

系统性红斑狼疮。

2. 该患者的主要护理诊断有哪些（列出3个）？

体液过多　与肾脏受累、多浆膜下积液、腹水、低蛋白血症有关。

潜在并发症：颅内出血、消化道出血。

营养失调：低于机体需要量　与低蛋白血症、贫血、进食差有关。

3. 针对主要护理诊断，该患者的主要护理措施有哪些？

（1）一般护理：绝对卧床休息，避免剧烈咳嗽；保持大便通畅，勿用力大便。

（2）加强病情监护：密切观察患者全身状况，重点观察记录生命体征、意识状态、有无新发出血点、颅内出血征象、大便、出入量、腹围等。做好抢救准备工作,以及转运至ICU的准备工作。

(3)遵医嘱准确及时执行治疗措施:加强用药护理,观察用药后不良反应,遵医嘱使用利尿剂,注意监测电解质变化,防止出现低血钾等并发症。观察输注血小板、血浆、全血有无输血不良反应发生。

(4)加强腹腔引流管护理:妥善固定,标识清晰,引流通畅,无导管反折现象,准确记录引流液的量、性质,对患者及家属进行防导管脱出的健康教育。加强交接班。

(5)加强营养支持:给予患者饮食指导,患者宜进食高蛋白、易消化饮食,避免坚硬、带刺的食物。定期监测血清白蛋白、血红蛋白、体重、营养状况。同时为患者提供良好的进食环境,如不在患者进餐时进行护理操作。

(6)加强心理护理,保持患者情绪乐观稳定,避免情绪激动,加强社会支持。

(岳丽青 成守珍)

试题九（神经内科）

一、单项选择题

（一）A1 型题

1. 脑卒中**不可**干预的危险因素是

   A. 高血压　　　　　　　　B. 高血脂　　　　　　　　C. 心脏病

   D. 年龄　　　　　　　　　E. 糖尿病

2. 以下**不属于**短暂性脑缺血发作临床特征的是

   A. 发病突然　　　　　　　B. 持续时间短暂　　　　　C. 最长不超过 24h

   D. 遗留神经功能缺损体征　E. 多有反复发作的历史

3. 脑栓塞的栓子来源最常见的是

   A. 感染性脓性栓子　　　　B. 心源性栓子　　　　　　C. 脂肪栓子

   D. 癌性栓子　　　　　　　E. 气体栓子

4. 急性缺血性脑卒中患者早期应用重组组织型纤溶酶原激活剂（rt-PA），应在发病

   A. 4.5h 内　　　　　　　　B. 8h 内　　　　　　　　　C. 10h 内

   D. 12h 内　　　　　　　　E. 24h 内

5. 对疑似脑卒中患者，为准确识别绝大多数颅内出血，并帮助鉴别非血管性病变，首选的影像学
   检查是

   A. 腰椎穿刺　　　　　　　B. 脑血管造影　　　　　　C. 头颅 CT 平扫

   D. TCD 检查　　　　　　　E. 脑电图

6. 脑出血最好发的部位是

   A. 脑桥　　　　　　　　　B. 内囊　　　　　　　　　C. 小脑

   D. 脑室　　　　　　　　　E. 脑叶

7. 蛛网膜下腔出血最常见的病因是

   A. 颅内动脉瘤　　　　　　B. 血管畸形　　　　　　　C. 烟雾病

   D. 颅内肿瘤　　　　　　　E. 垂体卒中

8. 护理脑出血患者时，动作轻柔的目的是

   A. 患者舒适　　　　　　　B. 预防压力性损伤　　　　C. 减少情绪波动

   D. 防止损伤皮肤黏膜　　　E. 避免加重脑出血

9. 以下临床表现**不会**发生在阿尔茨海默痴呆前阶段的是

   A. 记忆力轻度受损　　　　B. 学习能力下降　　　　　C. 哭笑无常

   D. 视空间能力受损　　　　E. 语言能力受损

10. 全面强直 - 阵挛性发作时，保护患者生命安全最重要的护理措施是

A. 避免外伤　　　　　　　　　　　B. 不可强力按压肢体

C. 用体温计测试体温　　　　　　　D. 严密观察意识和瞳孔的变化

E. 保持呼吸道通畅

11. 隐球菌性脑膜炎患者输注两性霉素 B 时须监测电解质,常出现的电解质异常是

A. 高血钾　　　　　　　　B. 高钠血症　　　　　　　C. 高尿酸血症

D. 低血钾　　　　　　　　E. 低钠血症

(二) A2 型题

12. 女,66 岁。因左侧肢体无力、言语不能急诊以脑梗死收入院。查体:血压 185/110mmHg,左侧
肢体肌力 2 级,运动性失语。对患者进行早期康复护理时,**不正确**的措施是

A. 每 2~3h 为患者翻身,协助保持良肢位

B. 协助患者积极进行肢体被动运动,逐渐过渡至主动运动

C. 患者入院后立刻进行高强度、高频率的早期离床康复训练,以利于早期康复

D. 采用有效的沟通方式如书写、图片等方法与患者沟通,并尽快开始语言康复训练

E. 指导进行踝泵运动,观察有无下肢肿胀及疼痛

13. 女,39 岁。3h 前因突发异常全头痛,伴呕吐,被送入医院。无高血压病史。查体:意识清楚,
颈项强直,克尼格征(+)。脑 CT 示:大脑外侧呈高密度影。该患者最可能的诊断是

A. 短暂性脑缺血发作　　　B. 脑血栓　　　　　　　　C. 脑梗死

D. 脑出血　　　　　　　　E. 蛛网膜下腔出血

14. 女,24 岁。3 年前出现发作性意识丧失,全身抽搐,持续 4~5min 恢复,发作时面色青紫,有时
伴尿失禁、舌咬伤,醒后浑身疼痛、嗜睡。体格检查及各项检查均正常。患者叔父有与患者相
同的病史。该患者最可能的诊断是

A. 全面强直 - 阵挛性发作　　B. 单纯部分性发作　　　　C. 复杂部分性发作

D. 失张力发作　　　　　　　E. 失神发作

15. 男,55 岁。帕金森病 6 年,近期加重,肌张力显著增高,呈铅管样强直,被动活动时呈 "齿轮样"
阻抗感,下列护理措施中**不正确**的是

A. 严重强直者卧床休息

B. 给予低胆固醇、高维生素、高营养饮食

C. 卧床期间尽量减少肢体被动活动,减轻患者不适

D. 合理用药,如左旋多巴应饭后服用

E. 如出现紧张性冲动,可给予保护性约束

16. 男,45 岁。因肢体对称性迟缓性肌无力累及肋间肌和膈肌致呼吸困难,急诊以吉兰 - 巴雷综合征
收入院。查体:四肢肌力 1 级,吞咽困难,皮肤潮红,出汗增多。护士应优先解决的护理问题是

A. 低效性呼吸型态　　　　　　　B. 有皮肤完整性受损的危险

C. 便秘　　　　　　　　　　　　D. 睡眠型态紊乱

E. 营养失调:低于机体需要量

17. 女,50岁。反复出现左面颊部及左口角疼痛,呈刀割样剧痛,每次持续时间不等,几分钟到几十分钟,一天内可反复发作多次,疼痛突发突止,间歇期完全正常,无发热,无呕吐,无头晕头痛,无咳嗽咳痰,无视物不清及视物旋转,无耳鸣及听力下降,无意识障碍及抽搐,无大小便失禁。该患者最可能的诊断是

    A. 失神发作   B. 单纯部分性发作   C. 癫痫大发作

    D. 偏头痛   E. 三叉神经痛

18. 男,24岁。因"蛛网膜下腔出血"急诊入院。为防止该患者再出血,下列护理措施中**错误**的是

    A. 护理操作应集中进行   B. 去枕平卧

    C. 保持病室的清洁、安静   D. 严格限制探视

    E. 病情稳定后可逐渐进行轻微的活动

19. 女,45岁。发现颈椎椎管狭窄3年,来院准备接受手术治疗。术前患者卧床休息时突然出现眩晕、黑矇,指鼻试验欠稳准,半小时后症状全部消失,自诉在家也曾发生过类似症状。该患者可能发生了

    A. 脑出血   B. 蛛网膜下腔出血   C. 脑血栓形成

    D. 短暂性脑缺血发作   E. 脑栓塞

20. 男,56岁。因右侧肢体无力伴饮水呛咳以"脑梗死"收入院。入院后行洼田饮水试验,患者频繁呛咳,不能将水咽下,该患者洼田饮水试验的等级为

    A. 5级   B. 4级   C. 3级

    D. 2级   E. 1级

21. 男,72岁。左侧肢体偏瘫,诊断为急性脑梗死。下列调整血压的措施中**错误**的是

    A. 急性期应维持患者血压于较平时稍高水平

    B. 对于血压高于140/90mmHg的患者,应及时应用降压药快速降低血压

    C. 出现持续性低血压者,应补充血容量和增加心排血量

    D. 针对血压升高的相关因素(如焦虑等)采取措施

    E. 对于低血压者,必要时可应用多巴胺、间羟胺等升压药物

(三) A3/A4 型题

(22~23题共用题干)

男,52岁。既往高血压病史20年,血压最高为200/120mmHg。昨晚伏案工作时,突然晕倒,家人立即将之送至医院。急诊查体发现:患者呈昏迷状态,瞳孔缩小,颈软,左侧肢体偏瘫,并出现二便失禁。立即行CT检查,发现右侧基底节区有边界清楚的高密度影。

22. 护士在观察病情的过程中,发现患者突然出现一侧瞳孔散大,呼吸不规则,提示患者可能出现了

    A. 癫痫发作   B. 消化道出血   C. 脑疝

    D. 短暂性脑缺血发作   E. 呼吸衰竭

23. 该患者目前应采取的首要治疗措施是

    A. 快速降血压至140/90mmHg以下   B. 应用甘露醇脱水降低颅内压

C. 应用止血药,阻止脑内继续出血　　D. 应用抗生素预防感染

E. 鼻饲补充营养,保证机体需要

(24~25题共用题干)

女,28岁。近1年来有发作性神志丧失,四肢抽搐,服药不规则。今日凌晨再次发作,意识不清。急诊入院后,患者又发生一次四肢抽搐发作。

24. 该患者癫痫发作的临床类型是

A. 单纯部分性发作继全面性发作　　B. 复杂部分性发作继全面性发作

C. 全面强直 - 阵挛性发作　　D. 癫痫持续状态

E. 失神发作

25. 此时首选的治疗方法是

A. 地西泮 10mg 静脉注射　　B. 苯妥英钠 0.25g 肌内注射

C. 地西泮 20mg 肌内注射　　D. 10% 水合氯醛 5ml 灌肠

E. 苯巴比妥 0.5g 肌内注射

(26~27题共用题干)

女,65岁。3年前诊断为"阿尔茨海默病"。其主要照顾者为女儿。2d 前,患者独自外出后未归被家人找到。

26. 该患者女儿拟采取以下防走失做法,其中**不正确**的是

A. 避免患者外出,让患者只能在家里活动

B. 在患者衣服上写名字和家中电话

C. 每次外出必有家属陪伴

D. 日常生活均由女儿专人看护

E. 患者随身佩戴有定位系统的手环

27. 护士护理阿尔茨海默病患者时,**错误**的做法是

A. 鼓励患者自己刷牙、洗脸、穿衣、吃饭

B. 时常让患者帮忙做一些家务

C. 鼓励患者回忆往事,锻炼记忆力

D. 保证患者充足的睡眠

E. 患者回忆出现错误并坚持己见时,坚持纠正患者

(四)B型题

(28~30题共用备选答案)

A. 短暂性脑缺血发作　　B. 壳核出血　　C. 蛛网膜下腔出血

D. 脑栓塞　　E. 脑血栓形成

28. 常由心源性原因引起的是

29. 腰椎穿刺见血性脑脊液的是

30. 发病 24h 内 CT 检查一般无影像学改变,24h 后病灶区呈低密度影像的是

二、填空题

1. 帕金森病起病（　　），缓慢进展，首发症状是（　　），典型症状是（　　），此外还可能出现步行障碍、（　　）、运动迟缓等临床表现。

2. 脑栓塞指的是各种栓子随血流进入颅内动脉使血管腔急性闭塞，引起相应供血区脑组织（　　）及（　　）。

3. 重症肌无力急救时应确保（　　），早期处理无好转时，应立即气管插管或（　　），应用人工呼吸机辅助呼吸，遵医嘱对症药物治疗，必要时采用（　　）。

4. 吉兰-巴雷综合征典型的脑脊液改变为细胞计数正常，而蛋白质含量（　　），这称为蛋白-细胞分离现象。

三、名词解释

1. 脑卒中　　　　2. 阿尔茨海默病　　　　3. 癫痫　　　　4. 帕金森病

四、简答题

1. 急性脊髓炎的临床表现是什么？

2. 脑梗死的病因分型有哪些？

3. 蛛网膜下腔出血患者应如何护理？

4. 简述脑血管疾病二级预防针对的人群以及二级预防的要点。

五、论述题

1. 试述帕金森病患者的饮食护理内容。

2. 试述癫痫发作时的处理原则。

六、案例分析题

男，56岁。2023年7月2日23:21分，因"突发言语不清及右侧肢体无力2h"入院。该患者2h前无明显诱因出现言语不清、右侧肢体无力，无头晕、恶心，无眼震及视物旋转，无意识障碍及二便障碍。入院后立即进入绿色通道，行头颅CT检查，CT结果回报排除脑出血。该患者既往高血压病史15年，血压最高达180/100mmHg，未遵医嘱服用降压药；糖尿病2年，平日血糖控制不佳。无食物、药物过敏史，无外伤史，吸烟40余年，每日约10根，无酗酒史。

入院查体：体温36.5℃，脉搏72次/min，呼吸18次/min，血压165/98mmHg。神志清楚，言语欠清，反应略迟缓，未及眼震，双眼球活动自如，双侧瞳孔等大同圆，直径3.0mm，双侧瞳孔对光反射灵敏，伸舌略右偏，鼻唇沟正常，咽反射正常，无颈强直，四肢肌张力正常，右侧肢体肌力1级，左侧肢体肌力5级。

请问：

1. 该患者最有可能的诊断是？

2. 如果你是急诊分诊护士，你会使用什么方法对患者进行初步筛查？

3. 该患者如无禁忌证，最适合的治疗措施是什么？如果你是急诊护士，你应做好哪些操作以配合该治疗？

　　4. 若该患者接受上述治疗,护理观察要点有哪些?

参考答案

一、单项选择题

（一）A1 型题

1. D　2. D　3. B　4. A　5. C　6. B　7. A　8. E　9. C　10. E　11. D

（二）A2 型题

12. C　13. E　14. A　15. C　16. A　17. E　18. B　19. D　20. A　21. B

（三）A3/A4 型题

22. C　23. B　24. D　25. A　26. A　27. E

（四）B 型题

28. D　29. C　30. E

二、填空题

1. 隐蔽、震颤、静止性震颤、肌强直

2. 缺血坏死、脑功能障碍

3. 呼吸道通畅、气管切开、血浆置换

4. 明显升高

三、名词解释

1. 脑卒中:为脑血管疾病的主要临床类型,包括缺血性脑卒中和出血性脑卒中,以突然发病、迅速出现局限性或弥散性脑功能缺损为共同临床特征,为一组器质性脑损伤导致的脑血管病。

2. 阿尔茨海默病:是发生于老年和老年前期、以进行性认知功能障碍和行为损害为特征的中枢神经系统退行性病变。常隐匿起病,持续进行性发展,主要表现为认知功能减退和非认知性精神症状,包括痴呆前阶段和痴呆阶段。

3. 癫痫:是一组反复发作的神经元异常放电所致的暂时性中枢神经系统功能失常的慢性疾病。

4. 帕金森病:又称震颤麻痹,是一种常见于中老年的神经系统变性疾病,临床上以静止性震颤、运动迟缓、肌强直、姿势平衡障碍为主。其主要病理改变为黑质多巴胺能神经元变性死亡和路易小体的形成。

四、简答题

1. 急性脊髓炎的临床表现是什么?

急性起病,进展迅速,起病时有低热,病变部位神经根痛,肢体麻木无力和病变节段束带感;也有患者无任何症状,突然出现瘫痪;运动障碍;感觉障碍及膀胱直肠括约肌障碍。

2. 脑梗死的病因分型有哪些?

脑梗死的病因分型目前主要采用TOAST分型:

(1)大动脉血管粥样硬化型:脑底动脉环(Willis环)或大动脉分支血管的狭窄或闭塞。

(2)心源性栓塞型:来源于心脏或游走到心脏的栓子造成的狭窄或闭塞。

(3)小动脉闭塞型:卒中发生在组成脑底动脉环(Willis环)的大动脉下的小动脉,这些血管不能被CTA所捕捉,通常发生在有高血压、糖尿病、吸烟和高脂血症病史的人群中。

(4)其他原因的脑梗死:种族或不常见原因造成的狭窄或闭塞,如高凝状态、静脉栓塞、动脉夹层(创伤史)、不常见的栓子来源(气体、寄生虫、脂肪等)。

(5)不明原因的脑梗死。

3. 蛛网膜下腔出血患者应如何护理?

(1)避免活动,绝对卧床休息4周,头部抬高15°~30°。

(2)减少探视,保证环境安静,防止情绪波动与声光刺激,集中进行治疗和护理活动。

(3)严密观察患者生命体征及瞳孔的变化。

(4)保持患者大便通畅,避免排便用力。

4. 简述脑血管疾病二级预防针对的人群以及二级预防的要点。

脑血管疾病二级预防针对的人群:发生过一次或多次脑卒中的患者,通过寻找卒中事件发生的原因,对所有可干预的危险因素进行治疗,以降低再次发生脑卒中的危险,减轻残疾程度。

脑血管疾病二级预防的要点:

(1)控制高血压。

(2)治疗血脂异常。

(3)控制血糖。

(4)生活方式管理。

(5)应用抗血小板聚集药物。

(6)手术和介入治疗。

五、论述题

1. 试述帕金森病患者的饮食护理内容。

(1)饮食原则:给予高热量、高维生素、高纤维素、低盐、低脂、适量优质蛋白的易消化饮食,并根据病情变化及时调整和补充各种营养素,戒烟酒。不宜进食过多的蛋白质,以免降低左旋多巴等药物的疗效;避免食用如槟榔等降低抗胆碱药疗效的食物。

(2)饮食内容:主食以五谷类为主,多选粗粮,多食新鲜蔬菜、水果,多喝水(每天2 000ml以上),防止便秘,减轻腹胀;适当的奶制品和肉类(家禽去皮)、蛋、豆类;少吃油、盐、糖。每天应补充1 000~1 500mg钙,预防骨质疏松。

(3)进食方法:①进食或饮水时抬高床头,保持坐位或半坐卧位;②提醒患者注意力集中,并给予其充足的时间和安静的进食环境;③对于咀嚼功能和消化功能减退的患者,应给予易消化、易咀嚼的细软无刺激性的软食或半流质食物,并注意少量多餐;④对于咀嚼和吞咽功能障碍者,应选用小块食物或黏稠不易反流的食物,并指导患者少量分次吞咽,避免坚硬、滑溜及圆形的食物,如果冻等;⑤对于进食困难、饮水呛咳的患者,及时插胃管给予鼻饲,防止经口进食引起误吸、窒息或吸入性肺炎。

(4)营养支持:根据病情需要给予鼻饲流质或经皮胃管进食;遵医嘱给予静脉营养支持,补充足够的营养,如葡萄糖、电解质、脂肪乳等。中晚期患者应尽早静脉置管(如 PICC),建立和维持长期静脉输液通路。

(5)营养状况监测:评估患者饮食和营养状况,注意每天进食量和食品的组成,了解患者的精神状态与体重变化,评估患者的皮肤、尿量及实验室指标变化情况。

2. 试述癫痫发作时的处理原则。

(1)全团队共同救治:患者癫痫发作时,护士应快速至床旁并及时通知其他医护人员。

(2)避免二次伤害:对于全面强直 - 阵挛性发作患者,尽快将患者置于安全位置以免患者受到伤害,保持患者呼吸道通畅,可用软垫等物品保护其头部,不能将肢体用力按压或屈曲,避免出现意外伤害,牙关紧闭时不可强行塞放木筷、勺子等。

(3)积极进行抢救:临床发作持续时间超过 5min 或超过患者平时发作持续的时间时,应考虑到患者发展成癫痫持续状态的可能性,并做好抢救准备。遵医嘱给予抗癫痫药物、氧气吸入,严密监测生命体征变化,必要时行人工机械通气。专人看护,加床栏,躁动患者必要时给予保护性约束。

(4)严密观察并记录:抢救过程中,观察并记录发作情况(包括神志与瞳孔变化、眼球凝视和转头方向,以及发作起始部位、持续时间、伴随症状)。

六、案例分析题

1. 该患者最有可能的诊断是?

急性缺血性脑卒中。

2. 如果你是急诊分诊护士,你会使用什么方法对患者进行初步筛查?

原则上推荐使用通过验证、标准化的工具进行筛查。可使用 FAST 或 BEFAST 进行脑卒中筛查。

B(balance):您(他)是否失去平衡?

E(eyes):您(他)是否视物模糊?

F(face):您(他)是否能够微笑? 是否感觉一侧面部无力或者麻木?

A(arm):您(他)能顺利举起双手吗? 是否感觉一只手没有力气或根本无法抬起?

S(speech):您(他)能流利对答吗? 是否说话困难或言语含糊不清?

T(time):如果上述症状有一项存在,立即启动绿色通道,并记录患者发病时间。

同时,在筛查时应注意鉴别非血管性病因,如通过询问病史鉴别因脑外伤、中毒以及躯体重要脏器功能严重障碍引起的脑部病变,如肝性脑病、肾性脑病及肺性脑病等表现为"模拟卒中";通过快测血糖鉴别因血糖异常表现出的"模拟卒中",提高筛查的特异度。

3. 该患者如无禁忌证,最适合的治疗措施是什么? 如果你是急诊护士,你应做好哪些操作以配合该治疗?

该患者最适合的治疗措施是静脉溶栓治疗。

给患者佩戴"绿色通道/抢救"字样标识,并立即进行专科评估和支持,包括:遵循急救原则,优先评估疑似脑卒中患者的气道、呼吸、循环功能。可协助医生使用美国国立卫生研究院卒中量表(National Institutes of Health Stroke Scale, NIHSS)进行神经系统功能评定,评估脑卒中的严重程度。

随后完成如下准备:协助患者快速完成头颅影像学检查,须在患者到院 25min 内开始头颅CT/MRI 扫描;指导患者及家属做好影像学检查前的准备工作。遵医嘱留取血糖、肝肾功能、电解质、心肌缺血标志物、全血计数(包括血小板计数)、凝血酶原时间(PT)/国际标准化比值(INR)和活化部分凝血活酶时间(APTT)等血液标本,督促相关人员优先送检,并快速获得患者血糖结果;在进行上述救治操作的同时或间隙(往往在静脉采血的同时)建立两条静脉通路,并连接心电监护设备,在静脉溶栓给药前测量患者生命体征,血氧饱和度>94%,并确保患者血压降至 180/100mmHg 以下方可给药;按照估计体重计算用药总量。

4. 若该患者接受上述治疗,护理观察要点有哪些?

监测患者的神经功能变化和生命体征,并进行记录。加强对血压的严密监测,开始输注溶栓药物后的 24h 内血压应<180/100mmHg。开始静脉溶栓治疗后,每 15min 测量一次血压,2h 后改为每 30min 测量一次,持续 6h,以后每小时测量一次直至治疗后 24h。若开始静脉溶栓后患者的血压≥180/100mmHg,应增加血压监测频率,遵医嘱给予降压药物,频繁监测血压以确保血压保持在可接受范围。神经功能检查同血压监测频率。如出现神经功能恶化,应做好进一步脑成像检查的准备。避免和积极处理引起颅内压增高的因素,如头颈部过度扭曲、激动、用力、发热、癫痫、呼吸道不通畅、咳嗽、便秘等。

此外,应加强对常见并发症的观察与护理:

(1)颅内出血:①患者如果出现突发性的神经功能恶化、意识水平下降、新发头痛、恶心和呕吐或者血压突然升高,疑为症状性颅内出血,应遵医嘱暂停给予阿替普酶并急行头部 CT 检查。②确诊为颅内出血时,应遵医嘱停止阿替普酶(或尿激酶)输注。遵医嘱抽血并关注患者全血细胞计数、凝血酶原时间/国际标准化比值、活化部分凝血活酶时间、纤维蛋白原水平、血型和交叉配血试验等结果。

(2)外周出血:①常见的外周出血部位包括泌尿系统出血、消化道出血、呼吸道出血、皮下出血、鼻出血、牙龈出血等。②轻度外周出血通常表现为静脉导管部位渗血、瘀斑(尤其是自动血压计袖带下)和牙龈出血;出现这些并发症时,一般无须停止阿替普酶或尿激酶输注,通知医生再次进行评估。③严重的外周出血通常表现为消化道出血或泌尿系统出血,出现恶心、呕血和血尿等,此时应停止阿替普酶(或尿激酶)输注,立即通知医生再次进行评估。如非必要,应延迟放置鼻胃管、留置导尿管或动脉内压力导管等。

(3)过敏:①阿替普酶使用后的几分钟至 3h 内均应观察口舌部和喉头的血管性水肿反应。其主要表现为唇部、舌体和喉头不对称性水肿,喉痉挛,水肿部位伴或不伴瘀斑。水肿前患者可先主诉口干,进展为呼吸困难后,随着血氧饱和度下降出现喉部喘鸣音、气喘气憋明显、刺激性咳嗽、窦性心动过速、恶心、面部潮红、口唇发绀、面色发青、呼吸微弱、呼之不应等。②观察有无过敏性休克反应，其主要表现为病情突然恶化，意识不清，烦躁不安，大汗淋漓，全身湿冷、脉搏细速、呼吸困难、胸闷，口唇、四肢末梢发绀，血氧饱和度下降，小便失禁；可突发心搏骤停。③观察有无过敏性皮疹、皮炎，其多见于双上肢及腋下，也可见于胸腹部及双下肢，主要表现为大片红色风团样皮疹、荨麻疹。④观察有无其他部位的血管性水肿，如腰骶部和胸骨后，其主要表现为腰骶部胀痛不适，坐卧不安可由背部向双下肢放射，臀部及双侧大腿根部胀痛压痛明显，皮肤表面颜色温度正常，无凹陷性水肿。胸骨皮肤和软组织可出现泛蓝的变色和肿胀。

（常　红）

试题十 （老年病科）

一、单项选择题

（一）A1 型题

1. 下列**不是**老年人用药原则的是

    A. 选择疗效确切且毒副作用小的药物   B. 保证用药的受益大于风险

    C. 尽可能联合用药治疗   D. 选择合适的用药时间进行治疗

    E. 出现药物不良反应时立刻停药

2. 关于老年人皮肤瘙痒的护理措施，描述正确的是

    A. 选择非棉织衣物   B. 沐浴时选择碱性肥皂   C. 增加洗澡频次

    D. 可适当使用温和的镇静剂   E. 使用高浓度类固醇霜剂涂抹患处

3. 关于老年人骨质疏松的饮食护理，描述**不正确**的是

    A. 限制乙醇、咖啡因的摄入   B. 富含维生素 D 的食物不利于钙的吸收

    C. 低盐饮食   D. 避免草酸的过量摄入

    E. 每日补充适量的蛋白质

4. 关于老年人的营养需求，描述正确的是

    A. 蛋白质的供给占每日总热量的 10%

    B. 脂肪的供给占每日总热量的 25%~35%

    C. 增加饱和脂肪酸的摄入

    D. 摄入花生油、豆油等植物油

    E. 随着年龄增加，对能量的消耗也相应增加

5. 关于老年人记忆力的变化特点，描述正确的是

    A. 中枢胆碱能递质系统功能正常   B. 近事不容易遗忘

    C. 回忆能力相对较好   D. 机械记忆不如年轻人

    E. 无意记忆为主，有意记忆为辅

6. 关于老年人居住环境的改造，描述**不正确**的是

    A. 室内保证足够的自然光   B. 茶几不宜过低

    C. 客厅开门方向宜向内   D. 使用适合高度的坐式马桶，加装扶手

    E. 尽量使用没有明火的电磁厨房器具

7. 关于老年人发生睡眠呼吸暂停低通气综合征的护理措施，描述正确的是

    A. 睡前服用镇静、催眠药   B. 减少活动

    C. 避免侧卧的睡眠习惯   D. 下颌骨异常者可选用低流量吸氧

    E. 呼吸道阻塞者可选用持续呼气末正压通气

8. 关于老年人性生活的指导,描述正确的是

    A. 进行性生活前用热水清洗局部   B. 高脂饮食有利于性活动

    C. 避免使用润滑剂   D. 抚摸、接吻、拥抱等无法获得性满足

    E. 前列腺增生的老年人避免逆向射精

9. 关于阿尔茨海默病老年人的饮食护理,描述正确的是

    A. 避免用手拿取食物   B. 有义齿者应每天清洗

    C. 避免定时进食   D. 食欲亢进者,不必限制食量

    E. 固体和液体食物可同时进食

10. 关于老年疾病治疗和预后的特点,描述**不正确**的是

    A. 依从性好   B. 用药种类多   C. 药物疗效反应不一

    D. 药物不良反应多   E. 治愈率低

11. 关于老年糖尿病的护理措施,描述正确的是

    A. 合并慢性疾病的老年人需摄入蛋白质 $1.0\sim1.3g/(kg\cdot d)$

    B. 坚持高强度的有氧运动

    C. 运动最佳时间为餐前 1h

    D. 可一日五餐或六餐

    E. 减少蛋白质摄入

12. 关于老年人衰弱的叙述,描述正确的是

    A. 临床上对衰弱的评估有"金标准"   B. Fried 衰弱评估表常用来评估衰弱

    C. 不会导致功能残疾   D. 衰弱是老年人失能的结局

    E. 与青壮年的亚健康状态相似

13. 关于老年人口腔干燥的护理措施,描述正确的是

    A. 少量多次饮水   B. 睡觉时避免使用空气加湿器

    C. 避免咀嚼口香糖   D. 口腔局部可使用酸性含漱液

    E. 进食粗糙食物刺激唾液分泌

14. 老年脑梗死最常见的病因是

    A. 动脉粥样硬化   B. 高血压   C. 糖尿病

    D. 高脂血症   E. 高黏血症

15. 关于老年人感染预防和控制的原则,描述**不正确**的是

    A. 已发生感染的老年人隔离安置

    B. 注意通风,保持环境温湿度适宜

    C. 改善老年人营养状况,提高机体免疫力

    D. 鼓励参与运动,预防感染的发生

    E. 对于感染症状不典型的老年人,无须做特殊处理

（二）A2 型题

16. 男，71 岁。近 1 年出现记忆力下降、活动减少、对人冷漠，经常无目的性地翻箱倒柜，爱藏东西，诊断为阿尔茨海默病。关于该病，以下说法正确的是
    - A. 起病急促，症状发展很快
    - B. 早期主要表现为近事记忆减退
    - C. 临床表现与病损部位、大小无关
    - D. 病情程度分为四期
    - E. 早期有明显脑损害局灶性症状

17. 女，67 岁。入院诊断为糖尿病。关于糖尿病的饮食治疗原则，描述正确的是
    - A. 多吃主食，少吃含糖量高的食物
    - B. 限制水的摄入
    - C. 规律饮食、少食多餐
    - D. 减少蛋白质摄入
    - E. 少食粗纤维食物

18. 女，80 岁。心功能不全，经常在打喷嚏或咳嗽时出现溢尿。下列护理措施中，**不正确**的是
    - A. 使用纸尿裤
    - B. 协助进行盆底肌训练
    - C. 保证每日尿量在 3 000ml 左右
    - D. 定时排尿
    - E. 避免咖啡因、乙醇的摄入

19. 女，69 岁。今晨与家人争吵后突然出现胸闷、恶心、意识障碍。急诊入院后诊断为急性心肌梗死。下列护理措施中，正确的是
    - A. 发病 24h 内绝对卧床休息
    - B. 起病 1~2h 内溶栓效果最好
    - C. 避免使用镇痛药，防止呼吸抑制
    - D. 饮食从流质饮食开始
    - E. 可长期使用多巴胺进行治疗

20. 女，66 岁。患者清晨起床后发现右侧肢体不能活动，入院诊断为脑血栓形成。下列处理措施中，**不正确**的是
    - A. 降低颅内压
    - B. 抗凝治疗
    - C. 保持呼吸道通畅
    - D. 静脉滴注止血药物
    - E. 使用自由基清除剂

（三）A3/A4 型题

（21~23 题共用题干）

男，70 岁。2 年来无诱因逐渐出现行动缓慢，行走时上肢无摆动，前倾屈曲体态。双手有震颤，肌张力增高，无智力和感觉障碍，无锥体束征。

21. 该患者最可能的诊断是
    - A. 阿尔茨海默病
    - B. 脑卒中
    - C. 帕金森病
    - D. 精神障碍
    - E. 痴呆

22. 关于该患者的护理措施，描述正确的是
    - A. 给予低盐、低脂、高蛋白的清淡饮食
    - B. 进食滑溜的食物以便于吞咽
    - C. 转身时尽可能在原地转弯
    - D. 每天饮水 2 000ml 以上
    - E. 药物治疗应从大剂量开始，缓慢递减

23. 该患者首选的治疗药物是

A. 溴隐亭   B. 苯海索   C. 复方左旋多巴

D. 利血平   E. 苯海拉明

（24~27题共用题干）

女，76岁。1年前出现记忆力轻度减退，近半年出现明显的记忆力减退，注意力涣散，说话不流利。查体：四肢肌张力正常。颅脑CT提示：脑萎缩、脑室扩大。

24. 针对该患者的护理措施中，描述**不正确**的是

    A. 外出时最好有人陪伴或佩戴有联系方式的标志

    B. 当患者不愿配合治疗时，不要强迫患者

    C. 衣着以纽扣取代拉链，训练患者自我照顾能力

    D. 鼓励患者回忆过去的生活经历

    E. 保证患者夜间睡眠

25. 临床最常用的改善患者认知功能的药物是

    A. 抗焦虑药物   B. 抗抑郁药物   C. 抗精神病药物

    D. 乙酰胆碱酯酶抑制剂   E. 促脑代谢药物

26. 该患者目前营养状况较差，护理措施中描述**不正确**的是

    A. 限制油炸、过黏的食物   B. 可将食物加工成菜泥、肉末

    C. 一日三餐定时定量   D. 增加含钙食物摄入

    E. 尽可能协助老年人进食

27. 关于该患者出院后的健康指导，描述**不正确**的是

    A. 积极预防和治疗高血压等慢性疾病   B. 为老年人配备智能定位装置

    C. 鼓励老年人单独承担家务   D. 进食和饮水时防止烫伤

    E. 居住环境设有扶手，地面防滑

（四）B型题

（28~30题共用备选答案）

    A. 1级   B. 2级   C. 3级   D. 4级   E. 5级

28. 关于洼田饮水试验，5s内分2次以上将水咽下而无呛咳是

29. 关于洼田饮水试验，5s内1次咽下，但有呛咳是

30. 关于洼田饮水试验，10s内不能将水全部咽下并频繁呛咳是

二、填空题

    1. 尿失禁分为（   ）、（   ）、（   ）和（   ）。

    2. 老年人用药原则包括（   ）、（   ）、（   ）、（   ）和（   ）。

    3. 口腔干燥根据病因分为（   ）、（   ）和（   ）。

三、名词解释

    1. 择时原则   2. 失禁相关性皮炎   3. 吞咽障碍   4. 衰弱

四、简答题

1. 简述老年人的护理目标。

2. 简述老年人骨质疏松服用钙剂的护理措施。

3. 简述老年疾病共有的临床特征。

4. 简述老年人感染控制原则。

五、论述题

1. 试述老年人跌倒后的紧急处理方式。

2. 试述指导老年人正确进餐的方式。

六、案例分析题

男,74 岁。既往原发性高血压病史 25 年,糖尿病病史 30 年。定期服用降压药,血压波动在 130~140/80~90mmHg。今晨测得血压为 160/90mmHg。自行加服一片降压药。2h 起立后突然出现双眼黑矇、乏力、耳鸣、跌倒,家人协助平卧数分钟后症状缓解。平日常购买保健药品自行服用。入院后护士发现患者夜间常不能入眠,夜间睡眠时间约 2h,白天瞌睡增多。

请问:

1. 如何为该患者创造安全的环境?

2. 如何对该患者进行用药指导?

3. 护士应如何提高该患者的睡眠质量?

参考答案

一、单项选择题

（一）A1型题

1. C 2. D 3. B 4. D 5. D 6. C 7. E 8. E 9. B 10. A 11. D 12. B 13. A 14. A
15. E

（二）A2型题

16. B 17. C 18. C 19. D 20. D

（三）A3/A4型题

21. C 22. D 23. C 24. C 25. D 26. E 27. C

（四）B型题

28. B 29. C 30. E

二、填空题

1. 压力性尿失禁、持续性尿失禁、充盈性尿失禁、急迫性尿失禁

2. 受益原则、五种药物原则、小剂量原则、择时原则、暂停用药原则

3. 生理性口干、病理性口干、药源性口干

三、名词解释

1. 择时原则：指根据时间生物学和时间药理学原理，选择最合适的用药时间进行治疗，以提高疗效和减少毒副作用。

2. 失禁相关性皮炎：指皮肤长期暴露于尿液和/或粪便之中造成的一种刺激性皮炎。

3. 吞咽障碍：又称吞咽功能低下、吞咽异常或吞咽紊乱，是指食物或液体在从口腔到胃的运送过程中发生障碍，常伴有咽部、胸骨后或食管部位的梗阻停滞感，是临床常见的老年综合征之一。

4. 衰弱：指机体对生理储备的降低和多系统的失调导致的内外应激状态下保持内环境稳定能力的受限，从而增加对应激事件易感性的一种老年综合征。

四、简答题

1. 简述老年人的护理目标。

（1）增强自我照顾能力。

（2）延缓衰退。

（3）提高生活质量。

（4）做好安宁疗护。

2. 简述老年人骨质疏松服用钙剂的护理措施。

老年人骨质疏松服用钙剂时要多饮水，增加尿量以降低发生泌尿系结石的风险，白天餐后1h或睡前口服钙剂效果最好。口服维生素D时，不要与绿叶蔬菜同时服用，避免形成钙螯合物而减少钙的吸收。

3. 简述老年疾病共有的临床特征。

（1）起病隐匿，发病缓慢。

（2）症状、体征不典型。

（3）多种疾病同时存在。

（4）易出现意识障碍。

（5）易出现并发症和后遗症。

4. 简述老年人感染控制原则。

（1）改善环境。

（2）做好免疫预防工作。

（3）改善老年人身体状况。

（4）积极控制基础疾病。

（5）做好隔离。

（6）早期诊断、早期治疗。

五、论述题

1. 试述老年人跌倒后的紧急处理方式。

老年人跌倒后，不要急于扶起，要分情况进行跌倒后的现场处理。

（1）检查确认伤情。①询问老年人跌倒情况及对跌倒过程是否有记忆，如不能记起跌倒过程，提示可能为晕厥或脑血管意外，需要行 CT、MRI 等检查确认；②询问是否有剧烈头痛或口角歪斜、言语不利、手脚无力等，如有提示可能为脑卒中，处理过程中注意避免加重脑出血或脑缺血；③检查有无骨折，如查看有无肢体疼痛、畸形、关节异常、肢体位置异常、感觉异常及大小便失禁等，以确认骨折情形，适当处置。

（2）正确搬运，如需要搬运应保证平稳，尽量保持平卧姿势。

（3）有外伤、出血者，立即止血包扎并进一步观察处理。

（4）如果老年人试图自行站起，可协助其缓慢起立，坐位或卧位休息，确认无碍后方可放手，并继续观察。

（5）查找跌倒危险因素，评估跌倒风险，制订防治措施及方案。

（6）对跌倒后意识不清的老年人，应特别注意：①有呕吐者，将头偏向一侧，并清理口腔、鼻腔分泌物及呕吐物，保证呼吸道通畅；②有抽搐者，移至平整软地面或身体下垫软物，防止碰、擦伤，必要时使用牙垫等，防止舌咬伤，注意保护抽搐肢体，防止肌肉、骨骼损伤；③如发生心搏骤停，应立即进行胸外心脏按压、口对口人工呼吸等急救措施。

2. 试述指导老年人正确进餐的方式。

（1）有自主进餐能力，经协助可经口进食、吞咽功能 3 级以上的老年人进餐时，保持进餐环境安静，老年人处于觉醒、精力集中状态，使用便捷的餐具。选择高度适宜的餐桌椅，尽量保持直立体位或身体前倾15°。老年人尽量坐在椅子上进餐，如确实无法下床，宜采用双90°方式（床头抬高 90°，头偏向一侧 90°）进食，以预防大部分误吸的发生。如无法满足，可抬高床头60°进食，餐后至少 20min 才可放低床头。

（2）指导老年人把食物放在口腔最能感觉食物的位置，如健侧舌后部或健侧频部，有利于食物的吞咽，这种做法不仅适合部分或全部舌、颊、口、面部有感觉障碍的患者，也适合所有面部、舌肌力量弱的患者。一般正常人每口量：流质 1~20ml，果冻 5~7ml，糊状食物 3~5ml，肉团平均为 2ml。协助患者进食时，应从少量开始，一般流质 1~4ml 比较合适，逐渐酌情增加。

（3）为减少误吸的危险，应调整合适的进食速度，确认前一口已经吞咽干净，再进食下一口，避免两次食物重叠。

六、案例分析题

1. 如何为该患者创造安全的环境？

（1）保持室内明亮，通风良好，保持地面干燥、平坦、整洁；将经常使用的东西放在伸手容易拿到的位置，尽量不要登高取物；保持家具边缘的钝性，防止对老年人产生伤害；对道路、厕所、灯等予以明确标识，并将其具体方位告知老年人。

（2）衣着舒适、合身，避免过于紧身或过于宽松的服饰，避免行走时绊倒；鞋子合适，尽量避免穿拖鞋、鞋底过于柔软的鞋、过大的鞋、高跟鞋以及易滑倒的鞋；设置跌倒警示牌于病床床头，提醒患者及其照护人员，共同维护老年人的安全。

2. 如何对该患者进行用药指导？

（1）加强老年人用药解释工作：护士要以老年人能够接受的方式，向其解释药物的种类、名称、用药方式、药物剂量、药物作用、不良反应和期限等。必要时以书面的形式，用醒目的颜色标明用药的注意事项。此外，要反复强调正确用药的方法和意义。

（2）提升老年人安全用药意识：鼓励老年人尽可能使用非药物改善机体症状，通过各种可能的途径阅读药物的相关资料或药物指南；帮助老年人认识到虽然服用同种药物，但剂量可能不同；未经医生允许，禁止服用任何新药物。

（3）提醒老年人定期向医生汇报身体情况：提醒老年人定期检查，确认是否需要减少药物剂量；尽可能减少用药种类，与医生或护士讨论症状的改善情况，确定是否可以减少药物种类；帮助老年人认识到经常使用且从未出现任何问题的药物也可能发生不良反应，要向医生或护士及时报告自身情况。

（4）指导老年人不随意购买及服用药物：一般健康老年人不需要服用补药、保健药、抗衰老药和维生素，只要调节好日常饮食，注意营养均衡，保持积极心态，就可以达到保持健康的目的。

（5）加强照顾者的安全用药教育：对老年人进行健康指导的同时，还要重视对其照顾者进行有关安全用药知识的教育，使他们学会正确协助和督促老年人用药，防止用药不当。

3. 护士应如何提高该患者的睡眠质量？

（1）全面评估，找出患者睡眠质量下降的原因进行对因处理。

（2）营造舒适的睡眠环境，调节卧室的光线和温度，保持床褥干净整洁，并设法维持环境安静。

（3）养成良好的睡眠习惯，提倡规律睡眠、早睡早起，定时午睡。对于已养成的特殊睡眠习惯，不能强迫立即纠正，需要多解释并进行诱导。

（4）晚餐应避免吃得过饱，睡前不饮用咖啡、酒或大量水分，并提醒患者入睡前如厕，以免夜尿增多而干扰睡眠。

（5）避免睡前剧烈情绪波动。

（6）倡导规律锻炼，向老年人宣传活动对减少应激和促进睡眠的重要性，指导其坚持参加力所能及的日间户外活动。

（7）必要时可在医生指导下根据具体情况选择合适的药物。

（张　军）

第八章
外科护理学

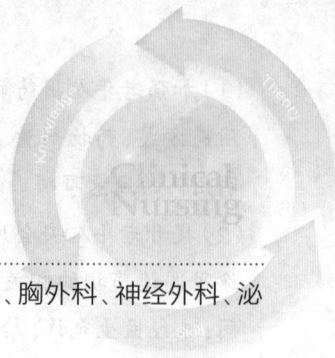

（含麻醉护理和疼痛护理、腔镜手术和机器人手术、普通外科、心脏外科、胸外科、神经外科、泌尿外科、骨科、烧伤整形科、器官移植）

试题一（麻醉护理和疼痛护理、腔镜手术和机器人手术）

一、单项选择题

（一）A1 型题

1. 硬膜外阻滞中，适用于甲状腺、上肢手术的穿刺部位是

    A. $C_4 \sim C_5$　　　　　　　B. $C_5 \sim C_7$　　　　　　　C. $C_5 \sim C_6$

    D. $T_6 \sim T_8$　　　　　　　E. $T_6 \sim T_7$

2. 呼气末二氧化碳分压的正常值为

    A. 15~25mmHg　　　　　B. 25~35mmHg　　　　　C. 35~45mmHg

    D. 45~55mmHg　　　　　E. 55~65mmHg

3. 中心静脉压（CVP）指的是

    A. 每个心动周期中动脉血压的平均值

    B. 右心房和胸腔内大静脉的血压

    C. 左心室舒张末期压力

    D. 导管与肺毛细血管相通所测得的压力

    E. 右心室收缩末期压

4. 慢性疼痛是指持续或反复发作的疼痛，一般持续

    A. 超过 1 周　　　　　　　B. 超过 3 周　　　　　　　C. 超过 1 个月

    D. 超过 2 个月　　　　　　E. 超过 3 个月

5. 以下局麻药中，属于短效局麻药的是

    A. 丁卡因　　　　　　　　B. 普鲁卡因　　　　　　　C. 利多卡因

    D. 罗哌卡因　　　　　　　E. 布比卡因

6. 胸腔镜手术后出血的高发时段是术后

    A. 2~4h　　　　　　　　　B. 4~6h　　　　　　　　　C. 6~8h

D. 8~10h　　　　　　　　　　E. 10~12h

7. 下列**不宜**进行胸腔镜手术的疾病是

    A. 早期肺癌　　　　　　　B. 肺大疱　　　　　　　C. 纵隔肿瘤

    D. 食管良性肿瘤　　　　　E. 弥漫性恶性胸膜间皮瘤

8. 肝外科腹腔镜手术的消毒范围是

    A. 上至乳头,下至耻骨联合,两侧至腋中线

    B. 上至剑突,下至大腿上 1/3,两侧至腋中线

    C. 上至乳头平面,下至大腿中上 1/3 处,两侧至腋前线

    D. 上至肩部,下至大腿上 1/3,两侧至腋中线

    E. 上至两腋窝连线,下过臀部,两侧至腋中线

9. 内镜消毒时宜选择的消毒剂是

    A. 过氧乙酸　　　　　　　B. 戊二醛　　　　　　　C. 环氧乙烷

    D. 乙醇　　　　　　　　　E. 碘伏

10. 腹腔镜手术术前皮肤准备,应特别注意的清洁部位是

    A. 腹部　　　　　　　　　B. 会阴部　　　　　　　C. 胸部

    D. 脐部　　　　　　　　　E. 腹股沟区域

11. 切除肿瘤后的冲洗是防止感染及癌细胞残留的重要措施,使用最为广泛的冲洗液为

    A. 氯己定溶液　　　　　　B. 碘伏　　　　　　　　C. 无水乙醇

    D. 抗肿瘤药物溶液　　　　E. 蒸馏水

(二) A2 型题

12. 女,65 岁。在蛛网膜下腔麻醉下行子宫肌瘤切除术,术后应去枕平卧

    A. 4~6h　　　B. 6~8h　　　C. 4~8h　　　D. 6~10h　　　E. 8~10h

13. 男,62 岁。全身麻醉下行右侧肺叶切除术后半小时,麻醉未完全清醒,观察生命体征的时间间隔为

    A. 30~60min　　　　　　　B. 15~20min　　　　　　C. 1~2h

    D. 15~30min　　　　　　　E. 20~30min

14. 女,55 岁。因子宫内膜癌在全身麻醉下行子宫全切术,术后麻醉未清醒,患者出现呼吸困难、鼻翼扇动和三凹征,首先应采取的处理措施是

    A. 吸痰　　　　　　　　　B. 气管切开　　　　　　C. 给予糖皮质激素

    D. 迅速将下颌托起　　　　E. 气管插管

15. 女,25 岁。在全身麻醉下行垂体瘤切除术。术程进行到 1 h,患者血压维持在 116~125/60~75mmHg,心率 55~65 次/min,SaO_2 100%,PCO_2 35~38mmHg。目前应首先考虑调整的是

    A. 心动过缓　　　　　　　B. 液体量不足　　　　　　C. CO_2 蓄积对颅内压的影响

    D. 手术失血过多　　　　　E. 血压偏高

16. 男,65岁。肝癌术后,控制患者术后疼痛最有效的护理措施是
    A. 分散患者注意力　　　　B. 活动时保护伤口　　　　C. 减少活动
    D. 取合适体位　　　　　　E. 即时应用止痛药

17. 男,44岁。因急性阑尾炎入院,在腹腔镜下行阑尾切除术。术后患者出现轻度皮下气肿,处理方法是
    A. 每小时做一次血气分析　　B. 延长吸氧时间　　　　C. 穿刺抽气
    D. 平卧位　　　　　　　　　E. 高流量吸氧

18. 男,53岁。在腹腔镜下行胆囊切除术。患者术后出现肩背部疼痛的原因是
    A. 腹腔残留气体对膈肌产生刺激　　　　B. 结肠损伤导致腹腔炎
    C. 腹腔镜器械误伤腹腔神经　　　　　　D. 腹腔脏器粘连引起后背牵拉
    E. 麻醉药引起的神经传导异常

19. 男,66岁。在腹腔镜下行胆囊切除术。患者麻醉清醒后最适宜的体位是
    A. 平卧位　　　　　　　　B. 俯卧位　　　　　　　　C. 侧卧位
    D. 半坐卧位　　　　　　　E. 膝胸卧位

20. 女,52岁。在腹腔镜下行子宫肌瘤切除术。腹腔镜显示器的放置位置为
    A. 患者左上角　　　　　　B. 患者左下角　　　　　　C. 患者右上角
    D. 患者右下角　　　　　　E. 患者头部

21. 男,43岁。在腹腔镜下行肝叶切除术。下列相关用品中,属于高度危险性的医用物品是
    A. 呼吸机和麻醉药管道　　B. 体温计　　　　　　　　C. 活检钳
    D. 喉镜　　　　　　　　　E. 压舌板

(三)A3/A4 型题

(22~24 题共用题干)

男,69岁。临床诊断为原发性肝癌,拟于全身麻醉下行肝叶切除术。

22. 为防止全身麻醉时呕吐和术后腹胀,患者手术前禁食、禁饮的时间分别是
    A. 4~6h 禁食,2h 禁饮　　　　　　B. 6~8h 禁食,4h 禁饮
    C. 8~10h 禁食,6h 禁饮　　　　　　D. 8~12h 禁食,4h 禁饮
    E. 10~12h 禁食,6h 禁饮

23. 在麻醉过程中,患者出现膈肌呼吸并且呼吸加快、血压下降,此时患者处于麻醉的
    A. 浅麻醉期　　　　　　　B. 镇痛期　　　　　　　　C. 深麻醉期
    D. 兴奋期　　　　　　　　E. 手术麻醉期

24. 麻醉期间,麻醉护士监测患者的生命体征应间隔
    A. 5~10min　　　　　　　B. 10~15min　　　　　　　C. 10~20min
    D. 15~30min　　　　　　　E. 15~20min

(25~27 题共用题干)

女,38岁。慢性胆囊炎 3 年,昨日进食火锅、煎鸡蛋后,出现右上腹疼痛,向右肩部放射,伴恶

心、呕吐。体格检查：右上腹压痛、反跳痛、墨菲征（＋）。拟择期行腹腔镜下胆囊切除术，患者心肺功能正常。

25. 该患者腹腔镜手术前应采取的体位是
   A. 仰卧位　　　　　　　　B. 俯卧位　　　　　　　　C. 右侧卧位
   D. 仰卧中凹位　　　　　　E. 膝胸卧位

26. 该患者手术中建立 CO_2 气腹，其安全压力范围应设置为
   A. 5~10mmHg　　　　　　B. 10~15mmHg　　　　　　C. 15~20mmHg
   D. 20~25mmHg　　　　　　E. 25~30mmHg

27. 手术实施 45min 时，医生怀疑患者发生高碳酸血症、酸中毒，此时的护理措施中**不正确**的是
   A. 巡回护士协助医生将 CO_2 气腹压力降至 12mmHg
   B. 降低患者头胸部，取头低足高位
   C. 做血气分析，纠正酸中毒
   D. 术后轻压腹壁将体内 CO_2 气体排出，减少体内残留
   E. 术后持续低流量吸氧，促进 CO_2 排出

（四）B型题
（28~30题共用备选答案）
   A. 局部麻醉　　　　　　　B. 硬膜外阻滞　　　　　　C. 骶管阻滞
   D. 蛛网膜下腔阻滞　　　　E. 复合麻醉

28. 下腹部、盆腔、肛门及下肢手术术中应采取的麻醉方式为

29. 直肠、肛门、会阴部手术术中应采取的麻醉方式为

30. 颈部及其以下各部位的手术术中应采取的麻醉方式为

二、填空题

1. 根据药物注入椎管内不同的腔隙，椎管内麻醉可分为（　　　）、（　　　）、（　　　）和蛛网膜下腔与硬膜外联合阻滞。

2. 动脉压是最基本的循环监测项目，形成动脉压的三个因素是（　　　）、心脏射血和（　　　）。

3. 超声刀刀头在灭菌包装时，手柄线盘绕直径应（　　　）。

4. 结肠的血供起源于肠系膜上动脉、肠系膜下动脉，常见的分支血管分别包括（　　　）、（　　　）、（　　　）和（　　　）、乙状结肠动脉、直肠上动脉。

三、名词解释

1. 静脉麻醉　　　2. 控制性降压　　　3. 无瘤技术　　　4. 腔镜外科

四、简答题

1. 简述硬膜外阻滞的优点。

2. 简述麻醉过程中出现血压下降的原因。

3. 简述腔镜手术体位摆放的原则。

4. 简述腔镜器械传递原则。

五、论述题

1. 如何判断吗啡的急性毒性反应？试述其救治原则。

2. 具体说明腔镜手术中麻醉的护理配合。

六、案例分析题

女，48岁。全身麻醉下行子宫肌瘤切除术，术中发生气体栓塞，患者出现心率加快、心律失常、血压下降，口唇、颜面和指端末梢发绀等症状，医生立即进行对症处理，患者好转。气体栓塞是腔镜手术中最少见但严重的并发症，随着腔镜手术适应范围的扩大、手术时间的延长，气体栓塞的发生概率也在增加。

请问：

1. 引起气体栓塞的原因有哪些？

2. 术中如何预防气体栓塞？

3. 发生气体栓塞应如何进行处理？

参考答案

一、单项选择题

（一）A1型题

1. C 2. C 3. B 4. E 5. B 6. C 7. E 8. C 9. B 10. D 11. E

（二）A2型题

12. B 13. D 14. D 15. C 16. E 17. B 18. A 19. D 20. D 21. C

（三）A3/A4型题

22. D 23. C 24. A 25. C 26. B 27. B

（四）B型题

28. D 29. C 30. B

二、填空题

1. 硬膜外阻滞、骶管阻滞、蛛网膜下腔阻滞

2. 有效血容量、外周血管阻力

3. ≥15cm

4. 回结肠动脉、右结肠动脉、中结肠动脉、左结肠动脉

三、名词解释

1. 静脉麻醉：指系统麻醉药物经静脉注射进入体内，通过血液循环作用于中枢神经系统而产

生全身麻醉的方法。

2. 控制性降压：指利用药物和/或麻醉技术使动脉血压降低并控制在一定水平，以利于手术操作，减少手术野出血的方法。

3. 无瘤技术：指在恶性肿瘤的手术操作中为减少或防止癌细胞的脱落、种植和播散而采取的一系列措施。

4. 腔镜外科：指硬质内镜经人工建立的通道进入体腔或潜在腔隙，对局部病灶进行止血、切除、缝合、重建通道等手术，以达到明确诊断、治疗疾病或缓解症状的目的。

四、简答题

1. 简述硬膜外阻滞的优点。

（1）节段性麻醉，时间可控性强。

（2）可进行区域性麻醉、手术后镇痛以及某些疾病的治疗。

（3）与蛛网膜下腔麻醉相比，对循环的干扰较轻，麻醉后并发症较少。

（4）所需物品简单、价廉。

（5）术中意识清醒，便于术后护理。

（6）可与多种麻醉方法联合应用。

2. 简述麻醉过程中出现血压下降的原因。

（1）血容量不足。

（2）全身麻醉过深或麻醉药对心血管系统的抑制作用。

（3）过敏反应和输血反应。

（4）心律失常。

（5）体位改变。

（6）心力衰竭或心肌梗死等。

3. 简述腔镜手术体位摆放的原则。

（1）最大限度地保证患者的安全与舒适。

（2）充分暴露手术野，避免不必要的裸露。

（3）不影响患者的呼吸、循环功能；不影响麻醉医生观察和监测生命体征。

（4）妥善固定患者，避免血管及神经受压、肌肉扭伤、压力性损伤等并发症。

（5）体位的安置由手术医生、麻醉医生、巡回护士共同完成。

4. 简述腔镜器械传递原则。

（1）快、准、稳，术者接过即可使用。

（2）将腔镜器械包括超声刀、抓钳、吸引器等头端放入戳卡后，再将手柄端放于术者的手中。

（3）传递钛夹钳、可吸收夹钳时需要根据情况，调节钳头的斜面。

（4）及时收回切口周围的器械，防止掉落。

五、论述题

1. 如何判断吗啡的急性毒性反应？试述其救治原则。

应用过量吗啡可造成全身急性毒性反应，其突出表现为昏迷、严重呼吸抑制和瞳孔针尖样缩小。个别患者还可有血压、体温下降，以及缺氧所致的抽搐，最后患者可因呼吸抑制而死亡。对吗啡全身急性毒性反应的救治，应及时行气管插管人工通气，补充血容量以维持循环稳定，并给予特异性拮抗药纳洛酮。

2. 具体说明腔镜手术中麻醉的护理配合。

（1）与麻醉医生再次核对患者信息，填写安全核查表，检查麻醉同意书签署情况。

（2）建立静脉通路，全身麻醉患者加三通，根据体位和具体情况加装延长管。

（3）椎管内麻醉的护理：准备好麻醉药品和一次性麻醉穿刺包，协助麻醉医生摆放体位、消毒、抽取药液、敷贴固定和调节麻醉平面。

（4）复合麻醉的护理：保护性约束患者，防止患者发生躁动、坠床等意外事件。准备好麻醉药品、吸引器、人工呼吸器、利器盒、一次性气管插管包、生理盐水（吸痰用）、麻醉机、急救药物。配合医生动脉穿刺、给药、气管插管、固定导管。手术过程中，配合医生观察出血量和尿量，协助医生监测生命体征，遇急救情况时，配合医生组织抢救。防止因体位改变而引起患者血流动力学和呼吸发生重大变化，必要时提醒医生调整气管导管。

六、案例分析题

1. 引起气体栓塞的原因有哪些？

（1）气腹针或戳卡直接插入血管内，注气时注入血管内，特别是腹腔内脏组织粘连严重的患者，穿刺时容易将气腹针穿刺到粘连处的血管上。

（2）实质脏器的损伤使气体直接通过创面的血管进入。

（3）手术时操作不慎导致血管断裂。

2. 术中如何预防气体栓塞？

气体栓塞是腔镜手术严重的并发症。在手术建立气腹时，一定要正确使用气腹针，在抽吸确认无回血的情况下，使用低流量注气。宫腔镜手术时，注意阻断宫腔内空气的来源，降低血管与大气压的压力差，切断气体的入路。手术过程中严密监测患者的生命体征，特别是心率、血压。

3. 发生气体栓塞应如何进行处理？

一旦发生气体栓塞，应立即停止手术操作，关闭气腹机，给予患者吸入纯氧，对可疑的栓塞气体进入循环的血管区域部位用生理盐水纱布覆盖或用生理盐水浸泡，迅速摆放患者为左侧卧位、头低足高位，并从中心静脉导管中抽吸气体。应用血管活性药物，若患者心搏停止，立即行心肺复苏。

（郭　莹）

试题二（普通外科）

一、单项选择题

（一）A1 型题

1. 结肠癌最早出现的症状是

    A. 大便变细　　　　　　　B. 排便习惯改变　　　　　　C. 里急后重

    D. 脓血便　　　　　　　　E. 腹痛

2. 临床上最常见的腹外疝是

    A. 股疝　　　　　　　　　B. 切口疝　　　　　　　　　C. 脐疝

    D. 腹股沟斜疝　　　　　　E. 腹股沟直疝

3. 门静脉高压症主要的临床表现为

    A. 肝大　　　　　　　　　B. 呕血和黑便　　　　　　　C. 腹痛

    D. 寒战、高热　　　　　　E. 肝掌、蜘蛛痣

4. 门静脉高压症合并食管 - 胃底静脉曲张手术治疗最主要的目的是

    A. 预防上消化道出血　　　B. 防止肝功能衰竭　　　　　C. 减少腹水

    D. 预防脾大　　　　　　　E. 逆转肝硬化

5. 细菌性肝脓肿最常见的感染途径是

    A. 胆道系统　　　　　　　B. 肝动脉　　　　　　　　　C. 门静脉

    D. 肝开放性损伤　　　　　E. 肝内隐匿性病变

6. 肝癌高危人群最常用的影像学筛查方法是

    A. B 超　　　　　　　　　B. 腹部 MRI　　　　　　　　C. 肝动脉造影

    D. 腹部 CT　　　　　　　E. 肝穿刺细胞学检查

7. 急性胆囊炎的典型体征是

    A. 腰背部疼痛　　　　　　B. 移动性浊音　　　　　　　C. 腹膜刺激征

    D. 麦氏点压痛　　　　　　E. 墨菲征阳性

8. 胆绞痛发作时，禁用

    A. 山莨菪碱　　　　　　　B. 吗啡　　　　　　　　　　C. 布桂嗪

    D. 芬太尼　　　　　　　　E. 吲哚美辛

（二）A2 型题

9. 男，65 岁，吸烟 30 年。因胃癌在全身麻醉下行胃大部切除术，术后第 3 天下肢出现静脉血栓形
　　成，应禁止的操作是

    A. 按摩患肢　　　　　　　B. 抬高患肢　　　　　　　　C. 患肢制动

    D. 穿医用弹力袜　　　　　E. 腹式呼吸

10. 关于乳腺癌临床表现的叙述，正确的是
    A. 乳腺癌好发部位为乳房外上象限
    B. 乳腺癌早期常出现乳房多发无痛肿块
    C. 乳腺癌出现"酒窝征"是因为皮下淋巴管被癌细胞堵塞
    D. "卫星结节、铠甲胸"是乳腺癌早期临床表现
    E. 乳腺癌出现"橘皮征"是因为肿瘤累及 Cooper 韧带

11. 女，53 岁。诊断为下肢静脉曲张。护士为患者查体时，指导患者站立，于腹股沟下方扎止血带，待静脉充盈后，嘱患者连续做下蹲活动 10 余次。此时指导患者做
    A. 特伦德伦堡试验（Trendelenburg test）   B. 伯格氏试验（Burger test）
    C. 交通静脉瓣膜功能试验（Pratt test）   D. 佩尔特斯试验（Perthes test）
    E. 踝/肱指数（Ankle/brachial index）

12. 女，42 岁。诊断为甲状腺癌。昨日于全身麻醉下行甲状腺癌根治术，现患者面部及双手有针刺感、麻木感，对应的处理措施正确的是
    A. 压迫止血   B. 紧急做环甲膜穿刺或气管切开
    C. 静脉滴注氢化可的松 300mg/d   D. 立即静脉滴注葡萄糖酸钙
    E. 立即理疗

13. 间歇性跛行出现在动脉硬化闭塞症的
    A. Ⅰ期   B. Ⅱ期   C. Ⅲ期
    D. Ⅳ期   E. Ⅴ期

14. 甲状腺大部切除术时，钳夹后内侧腺体，患者突然音调低沉，这是因为误钳了该侧的
    A. 喉上神经内支   B. 喉上神经外支   C. 喉上神经内、外支
    D. 喉返神经   E. 交感神经

15. 男，48 岁。患者走路时间长后感右下肢沉重，查体示：右下肢沿静脉走向蚯蚓状凸起，以"下肢静脉曲张"收入院，拟行大隐静脉高位结扎剥脱术。决定实施手术的必要条件是
    A. 血压正常   B. 心率正常   C. 下肢水肿
    D. 深静脉通畅   E. 交通支瓣膜功能不全

16. 女，48 岁。诊断为甲亢。术后 24h，患者体温 40℃，心率 150 次/min，烦躁不安、谵妄，患者出现此现象的主要原因最可能是
    A. 术前准备不足   B. 喉返神经损伤   C. 喉上神经损伤
    D. 甲状旁腺损伤   E. 刀口出血

17. 男，58 岁，吸烟 20 年。近 3 个月夜间疼痛难眠，常屈膝护足而坐，来院就诊，医生为其测量踝/肱指数，其数值最可能是
    A. >1.3   B. >0.9   C. 0.9~1.3
    D. <0.8   E. <0.4

18. 男，60 岁。既往有胃溃疡病史。近 2 个月以来，常感上腹部不适，隐痛，食欲减退，并有反酸、

嗳气、体重下降,大便隐血试验阳性。患者害怕自己患有胃癌,为明确诊断临床常用的检查方法是

    A. 胃镜   B. X 线钡餐   C. 腹部 CT

    D. PET   E. 腹部 MRI

19. 男,26 岁。近 1 年来,患者发现肛门左侧皮肤反复破溃流脓。体检发现肛门左侧约 3cm 处有一红色乳头状隆起,用手挤压,可排出脓血性分泌物,直肠指诊可触及一条索状物,该患者的诊断可能是

    A. 肛瘘   B. 肛周脓肿   C. 肛裂   D. 直肠癌   E. 痔

20. 男,60 岁。诊断为原发性肝癌,患者行根治性肝切除术后第 3 天,出现嗜睡、烦躁不安、黄疸、尿少,应考虑发生了

    A. 胆汁性腹膜炎   B. 休克   C. 肝性脑病

    D. 内出血   E. 膈下脓肿

21. 男,63 岁。诊断为门静脉高压症,欲行分流术。关于该患者的护理措施,描述**错误**的是

    A. 术后取平卧位或 15° 半坐卧位,鼓励早期下床活动

    B. 注意观察神志、尿量变化

    C. 根据肝功能情况给予适量蛋白质摄入

    D. 出现腹水时需要补充水和钠盐

    E. 注意观察有无内出血症状

22. 女,55 岁。胆道手术后,T 管引流 2 周,拔管前先试行夹管 1~2d,夹管期间应注意观察的主要症状是

    A. 腹痛、发热、黄疸   B. 饮食、睡眠   C. 神志、血压、脉搏

    D. 出血   E. 皮肤瘙痒

23. 男,32 岁。患者因进餐饮酒后突发上腹部疼痛 8h 入院。入院前呕吐 2 次,呕吐物为胃内容物,呕吐后疼痛无明显缓解。体格检查:体温 38.4℃,心率 96 次/min,呼吸 22 次/min,血压 110/64mmHg,上腹部正中偏左压痛、反跳痛,肌紧张不明显,听诊肠鸣音减弱。实验室检查:血、尿淀粉酶升高,该患者最可能的诊断是

    A. 急性胰腺炎   B. 急性胃肠炎   C. 急性胆囊炎

    D. 急性单纯性肠梗阻   E. 急性阑尾炎

(三)A3/A4 型题

(24~26 题共用题干)

    女,35 岁。洗澡时发现左乳外上象限有一 2.6cm×2.7cm 大小的肿物,于门诊就诊收入病房,经完善检查后择期行左侧乳腺癌改良根治术。

24. 关于乳腺癌术后患侧上肢功能锻炼的叙述,正确的是

    A. 术后 24h 内,可活动手指和腕部

    B. 术后 1~3d,可用患侧手触摸对侧肩部

C. 术后 4~7d, 可前后摆臂

D. 术后 10d 内, 限制肩关节外展

E. 根据身体承受能力每日进行锻炼, 次数越多越好

25. 乳腺癌术后引流管的拔管指征为

A. 引流液转为淡黄色、连续 2d 每日量少于 10~15ml, 创面与皮肤紧贴, 手指按压伤口周围皮肤无空虚感

B. 引流液转为淡黄色、连续 3d 每日量少于 10~15ml, 创面与皮肤紧贴, 手指按压伤口周围皮肤无空虚感

C. 引流液转为淡黄色、连续 4d 每日量少于 10~15ml, 创面与皮肤紧贴, 手指按压伤口周围皮肤无空虚感

D. 引流液转为淡黄色、连续 5d 每日量少于 10~15ml, 创面与皮肤紧贴, 手指按压伤口周围皮肤无空虚感

E. 引流液转为淡黄色、连续 6d 每日量少于 10~15ml, 创面与皮肤紧贴, 手指按压伤口周围皮肤无空虚感

26. 若患肢出现肿胀, 正确的护理措施是

A. 加强患肢功能锻炼强度　　　　　　B. 平卧时患肢低于心脏水平

C. 给予离心式按摩　　　　　　　　　D. 避免弹力绷带包扎, 促进局部血液循环

E. 进行深呼吸运动练习

（27~28 题共用题干）

女, 32 岁。5d 前因"胃十二指肠破裂、弥漫性腹膜炎"行剖腹探查术, 术毕返回病房, 留置空肠造瘘管、腹腔引流管各一根。今晨患者诉腹痛、腹胀, 体温 39.2℃。通知医生查看患者。体格检查: 上腹部压痛、反跳痛、肌紧张, 切口缝线处可见少量蛋花样液体渗出, 腹腔引流管引流出胆汁样液体约 1 500ml。

27. 该患者最可能的诊断是

A. 切口裂开　　　　　　B. 伤口渗液　　　　　　C. 伤口感染

D. 肠梗阻　　　　　　　E. 肠瘘

28. 患者最常见的电解质紊乱为

A. 高血钾、低血钠　　　B. 低血钾、低血钠　　　C. 高血钾、高血钠

D. 低血钾、高血钠　　　E. 只有低血钾

（四）B 型题

（29~30 题共用备选答案）

A. 血、尿淀粉酶　　　　B. B 超　　　　　　　　C. 增强 CT

D. 内镜逆行胰胆管造影　E. 诊断性腹腔穿刺

29. 胆道蛔虫病首选的检查方法是

30. 急性胰腺炎首选的实验室检查方法是

二、填空题

1. 面部危险三角区是指(　　　)。

2. 产气性皮下蜂窝织炎致病菌以(　　　)为主。

3. 甲状腺癌患者术后易致恶心呕吐,原因是(　　　　)。

4. 乳腺癌术后1周可以指导患者进行(　　　)运动。

5. 不同类型肠梗阻的临床表现有其自身的特点,但存在腹痛、呕吐、(　　　)及(　　　)等共性表现。

6. Reynolds五联征是指腹痛、寒战高热、(　　　)、(　　　)和(　　　)。

三、名词解释

1. 霍纳综合征　　　　2. 间歇性跛行　　　　3. Grey-Turner征　　　　4. 门静脉高压症

四、简答题

1. 甲状腺癌术后如何观察患者是否出现喉上神经损伤?

2. 简述乳腺癌术后出现患肢肿胀的护理措施。

3. 简述直肠癌的临床表现。

4. 简述食管-胃底静脉曲张破裂出血的预防和护理措施。

五、论述题

1. 试述动脉硬化闭塞症的临床分期及患肢的护理措施。

2. 试述急性胰腺炎患者补液治疗的护理措施。

六、案例分析题

男,42岁,乙肝病史10余年。因右上腹持续性钝痛、乏力、腹胀、腹泻20余天入院。入院行腹部超声、肝脏MRI后,医生考虑肝恶性肿瘤。体格检查:体温37.2℃,心率74次/min,呼吸18次/min,血压145/80mmHg;神志清楚,全身皮肤、巩膜无明显黄染,可见肝掌,无蜘蛛痣,浅表淋巴结未肿大,腹软,全腹无压痛、无反跳痛,肝脾肋下未及,肝浊音界上界位于锁骨中线第5肋间,移动性浊音(−),双肾区无压痛及叩击痛,双下肢无水肿。完善相关检查后在全身麻醉下行腹腔镜下肝部分切除术。

请问:

1. 该患者术前的护理措施有哪些?

2. 术后当晚,患者突感右上腹疼痛剧烈、心慌、气促,出冷汗,面色苍白,皮肤湿冷,测得心率110次/min,血压90/70mmHg。患者可能发生了什么病情变化?此时应给予哪些护理措施?

参考答案

一、单项选择题

（一）A1型题

1. B 2. D 3. B 4. A 5. A 6. A 7. E 8. B

（二）A2型题

9. A 10. A 11. D 12. D 13. B 14. B 15. D 16. A 17. E 18. A 19. A 20. C

21. D 22. A 23. A

（三）A3/A4型题

24. A 25. B 26. E 27. E 28. B

（四）B型题

29. B 30. A

二、填空题

1. 鼻、上唇及周围

2. 厌氧菌

3. 术中颈部过度后仰

4. 肩关节

5. 腹胀、停止排便排气

6. 黄疸、休克、中枢神经系统抑制

三、名词解释

1. 霍纳综合征：又称颈交感神经麻痹综合征，由于交感神经中枢至眼部的通路受到压迫和破坏，引起患侧瞳孔缩小、眼球内陷、上眼睑下垂和患侧面颈部无汗的综合征。

2. 间歇性跛行：动脉硬化闭塞症患者由于动脉狭窄范围与程度的加重，出现行走一段路程后，患肢足部或小腿肌痉挛、疼痛及疲乏无力，无法行走，休息片刻后即可缓解，症状反复出现。

3. Grey-Turner 征：急性胰腺炎皮下出血时，腰部、季肋区和腹部皮肤出现大片青紫色瘀斑。

4. 门静脉高压症：是指各种原因导致门静脉血流受阻和/或血流量增加所引起的门静脉系统压力增高，继而引起脾大和脾功能亢进、食管-胃底静脉曲张、呕血或黑便和腹水等表现的一组临床综合征。

四、简答题

1. 甲状腺癌术后如何观察患者是否出现喉上神经损伤？

若损伤外支，可使环甲肌瘫痪，引起声带松弛、声调降低、无力，患者出现声调降低甚至无法发声；若损伤内支，则使咽喉黏膜感觉丧失，患者进食特别是进水时，丧失喉部的反射性咳嗽，易引起患者误咽或呛咳。

2. 简述乳腺癌术后出现患肢肿胀的护理措施。

（1）避免患肢过度活动、负重和外伤。

（2）平卧时抬高患肢10°～15°。

（3）促进肿胀消退，可进行向心性按摩，握拳、屈肘、伸肘和举重训练，深呼吸运动；严重者可用弹力绷带包扎或戴弹力袖带以促进淋巴回流。

（4）局部感染者，及时应用抗生素治疗。

3. 简述直肠癌的临床表现。

早期无明显症状，癌肿破溃形成溃疡或感染时才出现显著症状：直肠刺激症状如排便习惯改变、肛门下坠、里急后重和排便不尽感，晚期可出现下腹痛；黏液血便，严重时出现脓血便；肠腔狭窄症状，如粪便变形、变细，可出现腹痛、腹胀、排便困难、肠鸣音亢进等不完全性肠梗阻症状；转移症状，癌肿侵犯引起的相关症状。

4. 简述食管-胃底静脉曲张破裂出血的预防和护理措施。

（1）预防措施：①择期手术前可输注全血，补充维生素K_1及凝血因子，以防术中和术后出血。②术前一般不放置胃管，必须放置时，应选择细、软胃管，插管时涂大量润滑油，动作轻柔。③避免进食坚硬、粗糙食物，以及咳嗽、呕吐、用力排便、负重等引起腹压增高的因素。

（2）护理措施：①严密观察神志、生命体征、呕血及黑便等病情变化；②用冰盐水或冰盐水加血管收缩剂行胃内灌洗至回抽液清澈，低温灌洗液可使胃黏膜血管收缩，减少血流，降低胃分泌，起止血作用；③遵医嘱应用止血药，注意观察药物疗效及不良反应；④做好三腔二囊管压迫止血的护理。

五、论述题

1. 试述动脉硬化闭塞症的临床分期及患肢的护理措施。

动脉硬化闭塞症分为4期：Ⅰ期为症状轻微期，Ⅱ期为间歇性跛行期，Ⅲ期为静息痛期，Ⅳ期为溃疡和坏死期。

患肢的护理措施：

（1）注意保暖，避免寒冷刺激，避免热疗，以防止烫伤。

（2）保持足底清洁、干燥，每日温水洗脚，勤剪指甲，避免手抓痒导致皮肤受伤。

（3）出现坏疽、溃疡时，注意卧床休息，避免运动加重局部缺血和缺氧。

（4）遵医嘱应用抗生素控制感染。

2. 试述急性胰腺炎患者补液治疗的护理措施。

（1）严密监测生命体征，观察患者的神志、皮肤黏膜的温度和色泽，监测电解质、酸碱平衡情况。

（2）准确记录24h出入量，必要时监测中心静脉压及每小时尿量。

（3）发生休克时，迅速建立静脉输液通路补液、扩容，尽快恢复有效循环血量。

（4）重症急性胰腺炎患者易发生低钾、低钙血症，应根据病情及时补充电解质。

六、案例分析题

1. 该患者术前的护理措施有哪些？

（1）疼痛护理：评估患者疼痛发生的诱因、时间、部位、性质和程度。遵医嘱按照三阶梯镇痛原则给予镇痛药物，并观察药物疗效及不良反应。指导患者控制疼痛和分散注意力的方法。

（2）改善营养状况：术前应行全面的营养风险筛查。对于营养不良的患者，首选肠内营养，宜进食高蛋白、高热量、高维生素、易消化饮食，少量多餐。合并肝硬化、肝功能损害者，适当限制蛋白质摄入。必要时可给予肠外营养支持，输注血浆或白蛋白等，以改善贫血、纠正低蛋白血症，提高机体抵抗力。

（3）护肝治疗：保证患者充分睡眠和休息，禁酒。动态监测患者的肝功能，遵医嘱给予护肝治疗，避免使用肝毒性药物。

（4）维持体液平衡：对于肝功能不良伴腹水者，严格控制水、钠盐的摄入量。遵医嘱合理补液与利尿，纠正低钾血症等水电解质失调。准确记录24h出入量。定期观察、记录体重及腹围变化。

（5）预防出血：①多数肝癌合并肝硬化患者，术前3d开始给予维生素K_1，适当补充血浆和凝血因子，改善凝血功能，预防术中、术后出血。②尽量避免剧烈咳嗽、用力排便等使腹压骤升的动作，避免外伤，避免进食干硬食物等，以免导致癌肿破裂出血或食管-胃底静脉曲张破裂出血。③应用H_2受体拮抗剂，预防应激性溃疡出血。④密切观察腹部体征，若患者突发腹痛，伴腹膜刺激征，应高度怀疑癌肿破裂出血，及时通知医生，积极抢救，做好急诊手术的各项准备。⑤对不能手术的晚期患者，采用补液、输血，应用止血剂、支持治疗等综合性方法。

（6）心理护理：疏导、安慰患者，耐心解释各种治疗、护理知识。尊重、理解患者，提供良好的环境支持。

（7）术前准备：除做好以上护理措施和常规腹部手术的术前准备外，根据手术大小准备充足的全血和血浆，做好术中物品准备等。

2. 术后当晚，患者突感右上腹疼痛剧烈、心慌、气促，出冷汗，面色苍白，皮肤湿冷，测得心率110次/min，血压90/70mmHg。患者可能发生了什么病情变化？此时应给予哪些护理措施？患者可能发生了腹腔内出血。

应给予以下护理措施：①病情观察，密切、动态观察患者的生命体征变化；严密观察引流液的量、性状和颜色，术后当日可从肝周引出血性液体100~300ml，若血性液体增多，应警惕腹腔内出血。②卧床休息，避免剧烈咳嗽和打喷嚏等；保持引流管通畅。③遵医嘱给予止血药物、输血和补充液体，如凝血酶原复合物、纤维蛋白原，输注新鲜血，纠正低蛋白血症等。④若短期内或持续引流较大量血性液体，或经输血、输液等对症治疗后，患者血压、脉搏仍不稳定时，应做好再次手术止血的准备。

（郑 瑾 汪 晖）

试题三 （心脏外科）

一、单项选择题

（一）A1 型题

1. 下列哪一个**不是**右冠状动脉供应的心肌部位是

    A. 右心室　　　　　　　B. 左心室下壁　　　　　　C. 左心室后壁

    D. 室间隔后 1/3　　　　E. 左心室前壁

2. 先天性心脏病患儿，查体可有脉压增大伴有毛细血管搏动、股动脉枪击音，最可能的诊断是

    A. 室间隔缺损　　　　　　B. 房间隔缺损　　　　　　C. 动脉导管未闭

    D. 法洛四联症　　　　　　E. 卵圆孔未闭

3. 有关护士进行有创血压监测的注意事项，描述**不妥**的是

    A. 严格无菌操作，防止感染

    B. 首次测压须校零

    C. 测压、取血等过程中严防空气进入导致空气栓塞

    D. 观察动脉穿刺部位有无出血、肿胀

    E. 观察导管有无脱落，以及术侧远端皮肤的颜色和温度

4. 关于正常成人心尖搏动体表投影的叙述，正确的是

    A. 位于第 4 肋间，左侧锁骨中线内 0.5~1.0cm 处，搏动范围直径为 2.0~2.5cm

    B. 位于第 4 肋间，右侧锁骨中线内 0.5~1.0cm 处，搏动范围直径为 2.0~2.5cm

    C. 位于第 5 肋间，左侧锁骨中线内 0.5~1.0cm 处，搏动范围直径为 2.0~2.5cm

    D. 位于第 5 肋间，右侧锁骨中线内 0.5~1.0cm 处，搏动范围直径为 1.0~1.5cm

    E. 位于第 5 肋间，左侧锁骨中线内 0.2~0.5cm 处，搏动范围直径为 1.0~1.5cm

5. 下列可降低抗凝药物抗凝作用的药物是

    A. 苯巴比妥　　　B. 阿司匹林　　　C. 维生素 K　　　D. 吲哚美辛　　　E. 双嘧达莫

6. 急性心肌梗死发生心源性休克的主要机制是

    A. 心排血量急剧下降　　　　B. 快速性心律失常　　　　C. 血容量不足

    D. 周围血管扩张　　　　　　E. 迷走神经张力过高

7. 体外循环的术前护理措施**不包括**

    A. 术前应加强沟通，针对患者具体情况，给予心理护理

    B. 每日监测体温、心率、血压，每周监测体重

    C. 术前应加强锻炼，改善心肺功能，预防血栓形成

    D. 注意保暖和防寒，进行深呼吸和有效咳嗽训练，防止呼吸道感染

    E. 心功能欠佳者，限制钠盐摄入，钠盐小于 3g/d

8. 有关瓣膜置换术后应用抗凝药物的注意事项,描述**不正确**的是

    A. 按时、按量、连续服药,不可随意增减药物

    B. 注意观察出血倾向,如牙龈出血,口腔黏膜、鼻腔出血等

    C. 出现下肢厥冷、疼痛、皮肤苍白等情况应及时就医

    D. 服药期间不可随意中途换药

    E. 使用抗凝药物期间,患者应多摄入含维生素 K 较高的食物

9. 心脏移植术后高血压可导致

    A. 颅内出血   B. 左心室室壁增厚   C. 移植心脏功能减退

    D. 移植心脏功能丧失   E. 移植心脏功能增强

10. 体外循环术后的并发症**不包括**

    A. 急性心脏压塞   B. 低心排血量综合征   C. 感染

    D. 血糖升高   E. 脑功能障碍

11. 有关心脏移植的绝对禁忌证,描述正确的是

    A. 年龄>72 岁   B. 肝功能不全   C. 不可逆的肺动脉高压

    D. 高血压   E. 病理性肥胖

12. 主动脉瓣狭窄的典型三联征是

    A. 咯血、心绞痛、晕厥   B. 呼吸困难、心绞痛、晕厥

    C. 心悸、咳嗽、呼吸困难   D. 胸闷、气短、咯血

    E. 咯血、呼吸困难、胸痛

(二)A2 型题

13. 女,40 岁。主动脉瓣置换术后康复出院,护士的出院指导**不正确**的是

    A. 预防上呼吸道感染

    B. 术后休息 3~6 个月,避免劳累

    C. 遵医嘱按时按量服用抗凝药物,并定期进行抗凝检查

    D. 应多食菠菜、胡萝卜等新鲜蔬菜,保持大便通畅

    E. 规律作息,勿暴饮暴食

14. 女,41 岁。心脏移植术后康复出院,护士的出院指导**不正确**的是

    A. 预防上呼吸道感染

    B. 循序渐进地进行心脏康复锻炼

    C. 遵医嘱按时按量服用免疫抑制剂,并定期监测血药浓度

    D. 进食高脂、高热量、高钠饮食

    E. 每日测量体重,避免体重过快增加

15. 男,30 岁。风湿性心脏病病史 10 年,今晨突感右下肢活动不便,不能下床,护士发现其口角歪斜,应首先考虑患者发生了

    A. 癫痫   B. 脑栓塞

C. 短暂性脑缺血发作   D. 蛛网膜下腔出血

E. 脑肿瘤

16. 女,68岁。风湿性心脏病,二尖瓣机械瓣置换术术后第3天出现中心静脉压升高,左心房压升高,平均动脉压降低,心率升高,这提示患者出现了

A. 全心功能不全   B. 左心功能不全

C. 血容量不足   D. 右心功能不全

E. 肾功能不全

17. 男,62岁。冠心病病史6年,2年前行冠状动脉支架置入术,1年前再次出现不稳定型心绞痛。近日冠脉造影提示支架远端堵塞88%,拟行冠状动脉旁路移植术。冠状动脉旁路移植术的自体血管**不宜**选择

A. 大隐静脉   B. 桡动脉   C. 股动脉

D. 乳内动脉   E. 小隐静脉

18. 男,58岁。原发性高血压病史6年,患者晨起咳嗽后突然出现胸部撕裂样疼痛,并向后背放射,含服硝酸甘油2片不缓解,最可能的诊断是

A. 主动脉夹层   B. 肋间神经炎   C. 自发性气胸

D. 急性心肌梗死   E. 急性胃穿孔

19. 男,60岁。因"发热1周,胸闷、胸痛、气急、呼吸困难3d"入院。心脏超声提示心包积液,医生给予心包穿刺治疗。患者术后的护理措施中**不恰当**的是

A. 半坐卧位休息

B. 吸氧,心电监测

C. 穿刺部位覆盖无菌纱布

D. 定时挤压引流管,保持引流通畅,观察引流液颜色、量的变化

E. 为促进积液迅速排出,应指导患者立即下床活动

（三）A3/A4 型题

（20~23题共用题干）

男,65岁。冠心病病史10余年,患者近期晚饭后反复出现心前区闷痛,嗓子发紧,持续1~3min,休息后可缓解,今日晚饭后再次出现上述症状,且症状较前加重。为进一步诊治,患者决定前往医院就诊。

20. 该患者去医院的交通工具应选择

A. 步行   B. 自行车   C. 电动车   D. 自行驾车   E. 急救车

21. 为协助诊断,护士优先安排的检查项目是

A. 心脏B超   B. 血常规   C. 心电图

D. 血气分析   E. 胸部X线检查

22. 给患者口服硝酸甘油时,正确的服药时间及方式是

A. 餐后口服   B. 餐前口服   C. 口服半小时内不可饮水

D. 研碎后口服   E. 立即舌下含服

23. 对于该患者的治疗,**不宜**采取的措施是

     A. 卧床休息   B. 吸氧   C. 严密监护

     D. 提升心率、充分利尿   E. 遵医嘱使用硝酸酯类药物

(24~28题共用题干)

        男,11个月,身高60cm。患儿因"哭闹时出现口唇及甲床发绀加重、昏厥"就诊。

24. 该患儿最可能的诊断是

     A. 主动脉瓣狭窄   B. 室间隔缺损   C. 法洛四联症

     D. 动脉导管未闭   E. 房间隔缺损

25. 该疾病的病理生理改变是

     A. 肺动脉狭窄   B. 房间隔缺损

     C. 右心室肥厚   D. 肺动脉狭窄和室间隔缺损

     E. 主动脉狭窄和室间隔缺损

26. 该疾病临床表现的特征性姿态是

     A. 发绀   B. 喜蹲踞   C. 缺氧发作   D. 心悸   E. 颧部发红

27. 当患儿发生缺氧性昏厥时,护士应立即采取的措施是

     A. 给予低流量吸氧   B. 保持患儿为侧卧位,防止误吸

     C. 保持患儿为膝胸卧位   D. 吸痰

     E. 遵医嘱应用强心剂

28. 术后为预防灌注肺并发症的发生,下列措施中**不恰当**的是

     A. 给予呼气末正压通气,密切监测呼吸机的各项参数,注意气道压力变化

     B. 保持气道通畅,及时清理分泌物

     C. 吸痰时注意观察痰液的颜色、性状和量,以及血氧饱和度、心率、血压等的变化

     D. 输注红细胞,提高血红蛋白含量,改善缺氧

     E. 严格限制液体入量,维持血浆胶体渗透压

(四)B型题

(29~30题共用备选答案)

     A. 心尖搏动最强点   B. 胸骨左缘第2肋间

     C. 胸骨右缘第2肋间   D. 胸骨左缘第3肋间

     E. 胸骨下端左缘第4~5肋间

29. 正常成人主动脉瓣第一听诊区位于

30. 正常成人二尖瓣听诊区位于

二、填空题

     1. 根据血液在体内的循环途径,人体全身的血液循环分为(　　　)和(　　　)两部分。

2. 心脏是由（   ）、心肌和心内膜三层结构组成的中空性的具有（   ）的肌性器官。

3. 心脏瓣膜病是我国常见心脏病之一，以（   ）和（   ）心脏瓣膜病为主。

4. 诊断心脏移植排斥反应的"金标准"是（   ）。

5. 在我国，老年性心脏瓣膜病最常见的是（   ）疾病。

6. 房间隔缺损胸部X线检查典型的影像学特征是（   ）及（   ）。

三、名词解释

1. 体循环　　　　2. 急性心脏压塞　　　　3. 体外循环　　　　4. 主动脉夹层

四、简答题

1. 主动脉夹层术前的处理原则是什么？

2. 预防急性心脏压塞的护理措施有哪些？

3. 心脏移植术后患者出现哪些临床表现提示有排斥反应发生？

4. 协助冠状动脉粥样硬化性心脏病诊断的辅助检查有哪些？

五、论述题

1. 试述体外循环术后改善心功能、维持有效循环的护理措施。

2. 试述主动脉夹层术后并发症神经系统功能障碍的临床表现及护理措施。

六、案例分析题

女，50岁。诊断：风湿性心脏病、主动脉瓣关闭不全、二尖瓣狭窄伴关闭不全、心力衰竭。平车入院。查体：患者双下肢水肿，呼吸急促，口唇及甲床青紫，血压150/40mmHg，心率92次/min，听诊双肺湿啰音。经强心、利尿和抗感染治疗后，症状缓解。某日患者下床活动后突感胸闷、气短加重，休息后上述症状不能缓解。急查心电图显示：心率114次/min，PR间期120（120~200）ms，QRS时限90（60~120）ms，QT/QTc间期340/413（320~460）ms，P-QRS-T电轴0°/74°/−6°。

请问：

1. 依据急查心电图结果，该患者为哪种心律失常？

2. 结合临床表现，该患者的心功能应判定为几级？

3. 该患者的护理措施有哪些？

参考答案

一、单项选择题

（一）A1型题

1. E　2. C　3. B　4. C　5. C　6. A　7. C　8. E　9. E　10. D　11. C　12. B

（二）A2型题

13. D　14. D　15. B　16. A　17. C　18. A　19. E

（三）A3/A4型题

20. E　21. C　22. E　23. D　24. C　25. D　26. B　27. C　28. D

（四）B型题

29. C　30. A

二、填空题

1. 体循环、肺循环

2. 心外膜、瓣膜复合装置

3. 风湿性、感染性

4. 心内膜心肌活检

5. 主动脉瓣

6. 梨形心、肺门舞蹈征

三、名词解释

1. 体循环：又称大循环。当心脏收缩时，含有氧及营养物质的血液（动脉血）自左心室射入主动脉，再沿各级分支血管到全身各部的毛细血管。通过毛细血管完成组织内的物质交换，血液中的氧和营养物质被组织细胞吸收，而组织中的二氧化碳及代谢产物排入血液中，由毛细血管流入小静脉，再经中等静脉，最后汇入上、下腔静脉，流回心脏右心房，血液沿上述路径的循环称为体循环。

2. 急性心脏压塞：体外循环常见并发症之一。由于体外循环破坏血小板，使得纤维蛋白原、凝血因子损耗增多造成凝血功能障碍，以及应用止血药物后形成血凝块等因素造成心包腔内积血，血块凝聚，从而引起急性心脏压塞。患者临床表现为静脉压升高（中心静脉压≥25cmH$_2$O，颈静脉怒张）、心音低弱、低血压的 Beck 三联征；引流量由多突然减少，挤压引流管有血凝块流出等。

3. 体外循环：又称心肺转流术，指将体内回心静脉血通过特殊装置引出体外，经人工心肺机进行氧合和气体交换，经过温度调节和过滤后，再输回体内动脉，继续血液循环的生命支持技术。体外循环通过人工心肺机暂时取代心肺功能、维持全身器官的血液供应和气体交换，并使心脏内无血液流动，可为外科医生实施心内直视手术提供条件。

4. 主动脉夹层：是主动脉夹层动脉瘤的简称，指主动脉壁内膜与部分中层裂开，血液在主动脉压力作用下进入裂开间隙，形成血肿并主要向远端延伸扩大。主动脉夹层常发生于近端胸主动脉。该病隐匿、凶险，诊断率较低，易发生主动脉夹层破裂，死亡率极高。

四、简答题

1. 主动脉夹层术前的处理原则是什么？

主动脉夹层急性期应绝对卧床休息，给予镇静、镇痛治疗，严格控制血压和心率，以减少对主动脉壁的压力，防止夹层继续扩展和主动脉破裂。

2. 预防急性心脏压塞的护理措施有哪些？

（1）做好引流管护理，定时挤压引流管，观察并记录引流液的颜色、性状及量。

（2）监测中心静脉压，使其维持在5~12cmH$_2$O。

（3）严密观察病情，一旦出现心脏压塞表现，及时通知医生处理。

3. 心脏移植术后患者出现哪些临床表现提示有排斥反应发生？

患者出现乏力、发热、充血性心力衰竭等症状；心电图各导联QRS波电压代数和下降20%，超声心动图左心室等容舒张时间减少10%，伴心功能不全，则提示排斥反应发生。

4. 协助冠状动脉粥样硬化性心脏病诊断的辅助检查有哪些？

实验室检查、心电图、超声心动图和冠状动脉造影。

五、论述题

1. 试述体外循环术后改善心功能、维持有效循环的护理措施。

（1）持续心电监护：观察心率、心律、有创血压和末梢血氧饱和度以及中心静脉压、肺动脉压、左心房压等的动态变化，发现异常及时通知医生。

（2）观察周围循环情况：密切观察患者皮肤的颜色、温度、湿度，口唇、甲床的颜色，毛细血管充盈和动脉搏动情况，及早发现微循环灌注不足和组织缺氧，注意保暖。

（3）补充血容量：体外循环后患者出现血容量不足，可能的原因有手术创面大、凝血功能较差、失血量较多且时间长、渗血未能立即停止等，须补充液体，必要时补充新鲜血、血小板浓缩液或冰冻血浆。

2. 试述主动脉夹层术后并发症神经系统功能障碍的临床表现及护理措施。

（1）临床表现：神经系统功能障碍包括脑部并发症和脊髓损伤，主要表现为苏醒延迟、昏迷、躁动、癫痫发作、偏瘫、双下肢肌力障碍等。

（2）护理措施：①术后应严密观察患者的意识、瞳孔、肢体活动情况；②对于苏醒延迟、神志不清者，遵医嘱给予营养神经和脱水药物；保证充分供氧，防止脑部缺血缺氧；③对于脊髓损伤导致的截瘫，应提高灌注压，维持平均动脉压在90mmHg以上，并尽早行脑脊液引流，将脑脊液压力控制在10mmHg以下，以改善预后。

六、案例分析题

1. 依据急查心电图结果，该患者为哪种心律失常？

心房颤动。

2. 结合临床表现，该患者的心功能应判定为几级？

心功能IV级。

3. 该患者的护理措施有哪些？

（1）限制患者活动量，给予半坐卧位休息并立即给予吸氧。

（2）给予心电监测及血氧饱和度监测。

（3）备好急救药品及物品。

（4）密切观察患者生命体征变化。

（5）遵医嘱动脉采血，了解患者内环境及电解质情况。

（6）遵医嘱给予患者强心、利尿、镇静及抗心律失常药物治疗。

（7）观察患者用药后的效果，及时记录病情变化。

（8）控制输液滴速，准确记录24h出入量，保持出入量平衡。

（9）必要时给予保护性约束，预防坠床。

（辛　霞）

试题四（胸外科）

一、单项选择题

（一）A1 型题

1. 胸部损伤最常见的类型为

   A. 开放性气胸   B. 血胸   C. 肋骨骨折

   D. 心脏损伤   E. 张力性气胸

2. 气胸胸腔闭式引流排出积气的插管位置为患侧

   A. 腋前线第 5 肋间隙   B. 腋前线第 4 肋间隙

   C. 锁骨中线第 4 肋间隙   D. 锁骨中线第 2 肋间隙

   E. 锁骨中线第 3 肋间隙

3. 关于血胸的描述，正确的是

   A. 大量血胸者，胸部 X 线检查显示胸腔小片阴影

   B. 大量血胸者，胸部 X 线检查可见液平面

   C. 少量血胸者，胸部 X 线检查可见液平面

   D. 少量血胸者，胸部 X 线检查无明显异常

   E. 少量血胸者，仅胸部 X 线检查显示肋膈角消失

4. 关于血胸处理原则的描述，**错误**的是

   A. 少量积血无须特殊处理

   B. 中大量血胸早期行穿刺抽吸

   C. 凝固性血胸须立即清除积血

   D. 进行性血胸须立即开胸探查和止血

   E. 感染性血胸须尽早剥离脓性纤维膜

5. 急性脓胸最常见的原发病灶是

   A. 肺部感染   B. 化脓性心包炎   C. 败血症

   D. 膈下脓肿   E. 肝脓肿

6. 与慢性脓胸形成**无关**的是

   A. 特殊病原菌存在   B. 合并支气管瘘或食管瘘未及时处理

   C. 脓腔内残留异物   D. 血肿引起的继发感染

   E. 急性脓胸排脓不畅

7. 肺癌主要的转移途径是

   A. 种植转移   B. 浸润扩散   C. 直接扩散

   D. 血行转移   E. 淋巴转移

8. 肺癌晚期压迫、侵犯的常见器官和组织**不包括**

    A. 胸壁   B. 喉返神经   C. 食管   D. 气管   E. 膈神经

9. 早期小细胞肺癌首选的治疗方法是

    A. 放射治疗   B. 化学治疗   C. 放射治疗、化学治疗联合应用

    D. 放射治疗联合免疫疗法   E. 手术治疗

10. 支气管扩张目前最重要的检查手段是

    A. 普通胸部 CT   B. 胸部 X 线   C. 纤维支气管镜

    D. 高分辨薄层 CT   E. 肺功能检查

11. 食管癌最常见的病理类型为

    A. 腺癌   B. 鳞癌   C. 小细胞癌

    D. 肉瘤   E. 黏液表皮样癌

12. 早期食管癌的主要症状为

    A. 进行性吞咽困难   B. 胸骨后烧灼痛   C. 恶心、呕吐

    D. 柏油样黑便   E. 进食哽噎感

（二）A2 型题

13. 男，19 岁。临床诊断为血气胸，使用单瓶水封瓶进行胸腔闭式引流。长管内水柱的正常波动范围应在

    A. 3~4cm   B. 4~6cm   C. 6~8cm   D. 8~10cm   E. 10~12cm

14. 女，45 岁。行胸腔闭式引流治疗。针对其拔管护理的描述，**错误**的是

    A. 拔管时机为留置引流管 2~3d 后   B. 肺复张良好无漏气

    C. 24h 引流量<50ml，脓液<10ml   D. 在深呼气末屏气，并迅速拔管

    E. 拔管后 24h 观察有无呼吸困难等情况

15. 女，23 岁。胸部刺伤后出现呼吸困难、口唇发绀，呼吸音消失，叩诊呈鼓音，左侧胸壁伤口可闻及吸吮声，该患者首要的处理措施为

    A. 紧急封闭伤口   B. 胸腔穿刺排气   C. 胸部固定

    D. 镇静、吸氧   E. 开胸探查

16. 男，33 岁。临床诊断为血胸，行胸腔闭式引流，其进行性出血的判断指标为

    A. 持续 2h 以上引流量超过 300ml/h，引流出的血液不易凝固

    B. 持续 3h 以上引流量超过 200ml/h，引流出的血液不易凝固

    C. 持续 2h 以上引流量超过 300ml/h，引流出的血液很快凝固

    D. 持续 3h 以上引流量超过 200ml/h，引流出的血液很快凝固

    E. 持续 3h 以上引流量超过 300ml/h，引流出的血液很快凝固

17. 女，41 岁。因车祸撞击导致闭合性肋骨骨折，其胸廓的固定方法**不包括**

    A. 单根单处肋骨骨折可采用多头胸带固定

    B. 单根单处肋骨骨折可采用弹性胸带固定

C. 单根单处肋骨骨折可采用厚棉垫加压包扎固定

D. 连枷胸可放置牵引支架进行牵引固定

E. 连枷胸可行胸腔镜下钢丝固定

18. 男，69岁。肺叶切除术术后。今日患者出现大量血性引流液，烦躁不安、血压下降等胸腔内出血表现，其出血原因**不包括**

A. 止血不彻底   B. 胸腔内负压

C. 胸膜粘连不紧密   D. 血管结扎线脱落

E. 胸腔内毛细血管充血

19. 男，63岁。门诊以肺癌收治入院。2d前行一侧全肺切除术，护士对其胸腔闭式引流管进行钳闭的主要目的是

A. 平衡双侧胸腔压力   B. 排出胸腔积液   C. 排出胸腔积血

D. 排出胸腔积气   E. 防止纵隔摆动

20. 女，53岁。因"进食后哽噎伴胸骨后烧灼痛2个月"入院，确诊为食管癌，拟行手术治疗。下列关于食管癌术前胃肠道护理的描述，**错误**的是

A. 术前2d改流质饮食

B. 拟行结肠代食管手术者，术前3~5d口服抗生素

C. 食管出现梗阻和炎症者，术前7d分次口服抗生素

D. 进食后有滞留或反流者，术前1d晚冲洗食管和胃

E. 拟行结肠代食管手术者，术前2d进食无渣饮食

21. 男，58岁。食管癌术后。护士查房发现患者已并发吻合口瘘，与之相关的因素**不包括**

A. 食管无浆膜覆盖   B. 吻合口张力过大

C. 低蛋白血症   D. 胸导管损伤

E. 吻合口缺血

（三）A3/A4 型题

（22~24题共用题干）

女，30岁。因30min前不慎从一层楼高处跌落导致胸部损伤来院就诊。检查见明显呼吸急促，烦躁，发绀，左胸皮下气肿，左胸廓饱满，左肺呼吸音消失，叩诊呈鼓音，左胸可闻及骨擦音，气管向右侧移位，血压90/60mmHg，心率110次/min。

22. 该患者最可能的诊断是

A. 闭合性肋骨骨折   B. 肋骨骨折合并张力性气胸

C. 张力性气胸   D. 肋骨骨折合并开放性气胸

E. 闭合性气胸

23. 有关该患者的处理措施，描述**错误**的是

A. 镇静、吸氧   B. 补充血容量   C. 胸腔穿刺排气

D. 剖胸探查   E. 固定胸壁

24. 导致该患者呼吸困难的主要病理变化是

    A. 伤侧胸腔压力不断升高   B. 静脉回流受阻   C. 小肺泡破裂

    D. 伤侧肺萎陷   E. 健侧肺受压

（25~27 题共用题干）

    女，58 岁。4 个月前出现吞咽粗硬食物哽噎感，饮水后可缓解，近半个月难咽干硬食物，仅能进食半流质饮食。查体：患者呈明显贫血貌，精神不佳，食欲下降。食管吞钡造影检查示：不规则充盈缺损。患者拟行食管癌切除术＋结肠代食管术。

25. 下列与该疾病的癌前病变**无关**的是

    A. 食管平滑肌瘤   B. 胃食管反流   C. 食管腐蚀伤

    D. 食管乳头状瘤   E. 贲门失弛缓症

26. 关于该患者术前护理措施的描述，**错误**的是

    A. 进食高热量、高蛋白、易消化的饮食

    B. 补液、输血，纠正营养状态

    C. 指导患者进行有效咳嗽、咳痰和腹式深呼吸

    D. 术前禁饮 12h，禁食 8h

    E. 术日晨用含抗生素的生理盐水冲洗食管和胃

27. 关于该患者术后护理措施的描述，**错误**的是

    A. 呕吐大量咖啡样液体伴全身中毒症状时，应考虑代食管的结肠袢坏死

    B. 口中粪臭味与结肠逆蠕动有关，多数于半年后缓解

    C. 颈部吻合口瘘是最危险的并发症，可导致患者死亡

    D. 术后第 4 天胸腔闭式引流引流出较多淡黄色液体，出现胸闷、血压下降，提示可能出现乳糜胸

    E. 术后 3~4 周出现吞咽困难，提示可能出现吻合口狭窄

（四）B 型题

（28~30 题共用备选答案）

    A. 胸部 X 线检查显示肋膈角消失   B. 无明显症状

    C. 可出现低血容量性休克   D. 反常呼吸

    E. 气管明显移向健侧

28. 连枷胸的特点是

29. 大量血胸的特点是

30. 张力性气胸的特点是

二、填空题

    1. 气胸的处理以（　　　）为首要原则。

    2. 第（　　　）肋骨长而薄，最易骨折，多根多处肋骨骨折患者局部胸壁软化，呼气时（　　　　）。

    3. 急性脓胸病程超过（　　　），即转为慢性脓胸。

4. 肺癌多数起源于支气管黏膜上皮或肺泡上皮,局限于( )者称为原位癌。

5. 肺癌常见的组织分型中,对放射治疗最不敏感的是( )。

6. 行肺切除术者一般在术后( )以后开始使用负压吸引,防止过早使用而出现胸腔内渗血。

7. 食管癌主要的转移途径是( )。

8. 食管癌中晚期最典型的症状是( )。

9. 食管癌术后( )须禁食,并行持续胃肠减压。

三、名词解释

1. 张力性气胸　　　　2. 连枷胸　　　　3. 肺癌

四、简答题

1. 保持胸腔闭式引流管密闭性的措施有哪些?

2. 闭合性肋骨骨折的处理原则有哪些?

3. 肺癌晚期癌肿压迫表现有哪些?

4. 食管癌术后患者如何进行饮食过渡?

五、论述题

1. 试述食管癌术后常见并发症的表现和处理方法。

2. 试述肺癌术后常见并发症及其表现。

六、案例分析题

女,64岁。因反复刺激性咳嗽、咳少量白色黏液痰伴胸闷、胸部隐痛 3 个月、痰中带血 7d 入院就诊。患者自诉曾从事印染行业,有长期化学物质接触史。查体:体温 36.8℃,脉搏 76 次/min,呼吸 20 次/min,血压 124/76mmHg,面容消瘦,精神稍差,呈慢性病容。胸部 CT 示:左肺局灶性致密影,大小为 3.4cm×3.6cm×2.2cm,边缘毛刺伴小分叶,未见空洞与钙化灶,局部与胸膜粘连。

请问:

1. 该患者可能的诊断是什么?与该疾病发病相关的常见因素有哪些?

2. 该患者拟行左侧肺叶切除术,可能有哪些护理诊断?

3. 如何指导患者进行术后运动?

参考答案

一、单项选择题

(一)A1型题

1. C　2. D　3. E　4. C　5. A　6. D　7. E　8. D　9. E　10. D　11. B　12. E

（二）A2型题

13. A 14. D 15. A 16. D 17. C 18. C 19. A 20. A 21. D

（三）A3/A4型题

22. B 23. D 24. A 25. A 26. E 27. C

（四）B型题

28. D 29. C 30. E

二、填空题

1. 抢救生命

2. 4~7、胸部外突

3. 3个月

4. 基底膜内

5. 腺癌

6. 24h

7. 淋巴转移

8. 进行性吞咽困难

9. 3~4d

三、名词解释

1. 张力性气胸：指损伤后气管、支气管或肺损伤裂口与胸腔相通，且形成活瓣，胸膜腔内积气不断增多，压力逐步升高，导致胸腔内压力高于大气压，又称为高压性气胸。

2. 连枷胸：指多根多处肋骨骨折使局部胸壁失去完整肋骨支撑而软化，可出现反常呼吸运动，即吸气时软化区胸壁内陷，呼气时外突。

3. 肺癌：指源于支气管黏膜上皮或肺泡上皮的恶性肿瘤，也称支气管肺癌。

四、简答题

1. 保持胸腔闭式引流管密闭性的措施有哪些？

保持胸腔闭式引流管密闭性的措施有：用凡士林纱布严密覆盖胸壁引流管周围；水封瓶保持直立，长管没入水中3~4cm；更换引流瓶或搬动患者时，先用止血钳双向夹闭引流管，防止空气进入；放松止血钳时，先将引流瓶低于胸壁引流口平面的位置；随时检查引流装置是否密闭，防止引流管脱落。

2. 闭合性肋骨骨折的处理原则有哪些？

闭合性肋骨骨折的处理原则有：固定胸廓；止痛；处理并发症；建立人工气道；预防感染。

3. 肺癌晚期癌肿压迫表现有哪些？

（1）压迫或侵犯膈神经，引起同侧膈肌麻痹。

（2）压迫或侵犯喉返神经，引起声带麻痹、声音嘶哑。

（3）压迫上腔静脉，引起面部、颈部、上肢和上胸部静脉怒张，皮下组织水肿，上肢静脉压升高。

（4）侵犯胸膜及胸壁，导致持续胸腔积液，大量积液可引起气促、胸痛。

（5）侵入纵隔，压迫食管，引起吞咽困难。

4. 食管癌术后患者如何进行饮食过渡？

食管癌术后患者停止胃肠减压24h后，若无吻合口瘘症状，可开始试饮少量水，术后5~6d可进食全清流质饮食，每2h进食100ml,6次/d；术后2周改为半流质饮食；无特殊不适，术后3周可进普食。

五、论述题

1. 试述食管癌术后常见并发症的表现和处理方法。

（1）出血：观察引流液情况，及时发现出血征象；通知医生，加快输血、补液速度，遵医嘱予以止血药，做好再次开胸准备。

（2）吻合口瘘：嘱患者立即禁食；协助行胸腔闭式引流并进行常规护理；遵医嘱予以抗感染治疗及营养支持；严密观察患者生命体征，若出现休克症状，应积极抗休克治疗；需要再次手术者，积极配合医生完善术前准备。

（3）乳糜胸：禁食，给予肠外营养支持；迅速协助放置胸腔闭式引流，必要时低负压持续吸引，及时引流胸腔内乳糜液，使肺膨胀；需要行胸导管结扎术者，积极配合医生完善术前准备。

2. 试述肺癌术后常见并发症及其表现。

（1）胸腔内出血：胸腔闭式引流液量多（每小时>100ml）、呈鲜红色、有血凝块，患者出现烦躁不安、血压下降、脉搏增快、尿少等血容量不足的表现。

（2）肺炎和肺不张：患者出现心动过速、体温升高、哮鸣、发绀、呼吸困难等症状，有低氧血症、高碳酸血症。

（3）心律失常：相应心电图改变。

（4）支气管胸膜瘘：术后3~14d，仍可从胸腔引流管持续引出大量气体，患者出现发热、刺激性咳嗽、痰中带血或咯血、呼吸困难、呼吸音减弱等症状。

（5）肺水肿：患者出现呼吸困难、发绀、心动过速、咳粉红色泡沫样痰。

（6）肺栓塞：患者出现突发不明原因的呼吸困难、咳嗽、咯血、面色苍白、出冷汗，伴脑缺氧症状。

（7）心肌梗死：患者出现血氧饱和度下降、胸痛、呼吸困难、心律失常、低血压、休克、心力衰竭等。

六、案例分析题

1. 该患者可能的诊断是什么？与该疾病发病相关的常见因素有哪些？

该患者可能的诊断是肺癌。与其发病相关的常见因素有吸烟史，化学物质、放射性物质接触史，空气污染，饮食因素，免疫状态，代谢活动，肺部慢性感染，遗传因素。

2. 该患者拟行左侧肺叶切除术，可能有哪些护理诊断？

气体交换受损　　与肺组织病变、肺换气功能减退有关。

营养失调：低于机体需要量　　与机体代谢增加有关。

疼痛　　与肿瘤侵犯胸膜、胸壁有关。

焦虑/恐惧　与担心手术、疾病预后等因素有关。

潜在并发症：出血、感染、肺不张、心律失常、哮喘发作、支气管胸膜瘘、肺水肿、肺栓塞、心肌梗死、呼吸窘迫综合征。

3. 如何指导患者进行术后运动？

（1）早期下床活动：麻醉清醒后，患者可在床上活动，如四肢主动活动、抬臀、间歇翻身等。术后第 1 天，生命体征平稳后，协助患者床上坐起，坐在床边双腿下垂或床旁站立移步。术后第 2 天，可扶持患者围绕病床在室内行走 3~5min，以后根据患者情况逐渐增加活动量。活动期间，应妥善保护患者的引流管，严密观察患者病情变化，出现头晕、气促、心动过速、心悸和出汗等症状时，立即停止活动。

（2）手臂和肩关节运动：患者清醒后，可协助其进行术侧肩关节及手臂的抬举运动；术后第 1 天，开始做肩、臂的主动运动，如术侧手臂上举、爬墙及肩关节旋前旋后运动，使肩关节活动范围逐渐恢复至术前水平，防止肩下垂。

（王建宁）

试题五（神经外科）

一、单项选择题

（一）A1 型题

1. 关于瞳孔的描述，**错误**的是

    A. 正常瞳孔等大等圆，直径为 2~5mm

    B. 双侧瞳孔散大固定，见于脑死亡、严重缺血缺氧终末期

    C. 针尖样瞳孔见于阿片类药物过量，脑桥出血

    D. 动眼神经受压时，病侧瞳孔扩大

    E. 对光反射迟钝见于小脑幕切迹疝中晚期和脑水肿

2. 下列**不是**急性硬脑膜下血肿主要危害的是

    A. 脑水肿   B. 脑缺血   C. 脑疝

    D. 偏瘫   E. 癫痫

3. 关于垂体瘤的分类，主要表现为肢端肥大症的是

    A. 泌乳素腺瘤   B. 生长激素腺瘤   C. 促肾上腺皮质激素腺瘤

    D. 促性腺激素腺瘤   E. 混合型腺瘤

4. 尿崩症的护理措施中，**错误**的是

    A. 当每小时尿量>200ml 且持续 3h 以上时，应及时通知医生处理

    B. 当每小时尿量>250ml 或 24h 尿量>4 000ml，应及时通知医生处理

    C. 尿崩症患者，无须控制饮水

    D. 尿崩症患者，需要按医嘱给予去氨加压素等治疗

    E. 必要时，监测中心静脉压

5. 胶质瘤患者最常见的临床表现是

    A. 颅内压增高症状   B. 头痛、恶心、呕吐   C. 视盘水肿及视力减退

    D. 精神症状及意识障碍   E. 癫痫

6. 目前胶质瘤的主要治疗方式是

    A. 手术治疗   B. 放射治疗及化学治疗   C. 靶向治疗

    D. 免疫治疗及电场治疗   E. 介入治疗

7. 以下**不属于**脑膜瘤术后并发症的是

    A. 颅内出血   B. 脑水肿   C. 癫痫

    D. 肌张力下降   E. 深静脉血栓

8. 典型单侧脑干损害的临床表现**不包括**

    A. 病灶同侧脑神经麻痹   B. 病灶对侧下肢中枢性瘫痪

C. 病灶对侧上肢中枢性瘫痪　　　　　　　D. 病灶同侧上肢中枢性瘫痪

E. 意识障碍

9. 椎管肿瘤早期的临床表现是

A. 大小便失禁　　　　　B. 神经根性疼痛　　　　　C. 骶尾部压力性损伤

D. 静脉淤血　　　　　　E. 肢体运动障碍

10. 脑室外引流的时间一般

A. 不超过 7d　　　　　　B. 不超过 2 周　　　　　C. 为 10~15d

D. 为 5~10d　　　　　　E. 为 7~15d

11. 脑积水的临床表现**不包括**

A. 头痛、恶心、呕吐、视盘水肿　　　　　B. 尿失禁

C. 认知障碍　　　　　　　　　　　　　　D. 步态不稳

E. 偏瘫

12. 脑室 - 腹腔分流术的并发症**不包括**

A. 分流管移位　　　　　B. 分流管堵塞　　　　　C. 记忆力减退

D. 过度引流　　　　　　E. 感染

13. 小脑病变最主要的临床表现是

A. 癫痫发作　　　　　　B. 认知功能障碍　　　　　C. 共济失调

D. 肢体功能障碍　　　　E. 颅内压增高

14. 脊髓的被膜称为脊膜,从外向内依次为

A. 硬脊膜、软脊膜和蛛网膜　　　　　　　B. 硬脊膜、蛛网膜和软脊膜

C. 软脊膜、蛛网膜和硬脊膜　　　　　　　D. 软脊膜、硬脊膜和蛛网膜

E. 蛛网膜、软脊膜和硬脊膜

15. 脑干出血最常见的病因是

A. 高血压合并小动脉硬化　　B. 脑血管畸形　　　　　C. 动脉瘤

D. 海绵状血管瘤　　　　　　E. 脑肿瘤卒中

16. 关于格拉斯哥昏迷量表(GCS)中疼痛定位的描述,**错误**的是

A. 疼痛刺激部位首选斜方肌

B. 疼痛刺激部位可选择胸骨柄

C. 疼痛刺激部位可选择第二或第三指关节外侧面

D. 疼痛刺激的程度应由轻到重

E. 疼痛刺激的时间应<10s

17. 控制视觉的主要区域位于

A. 额叶　　　　B. 顶叶　　　　C. 岛叶　　　　D. 枕叶　　　　E. 颞叶

18. 脑脊液的主要产生部位是

A. 侧脑室　　　　　　　B. 第三脑室　　　　　　C. 第四脑室

D. 脉络丛　　　　　　　E. 蛛网膜颗粒

19. 以下**不属于**幕下肿瘤的是

　　A. 听神经瘤　　　　　B. 三叉神经鞘瘤　　　　C. 小脑髓母细胞瘤

　　D. 脑干肿瘤　　　　　E. 垂体瘤

（二）A2 型题

20. 男，43 岁。梗阻性脑积水，行脑室 - 腹腔分流术后，直立时出现头痛、恶心，平卧时症状缓解。该患者出现的并发症是

　　A. 消化道症状　　　　B. 术后感染　　　　　C. 低颅内压综合征

　　D. 分流管堵塞　　　　E. 胃肠穿孔

21. 男，38 岁。鞍区脑膜瘤术后第 5 天，血钠 128mmol/L。关于患者的饮食护理，描述**错误**的是

　　A. 多饮水　　　　　　　　　　　B. 适量多摄入含麸质谷物制品

　　C. 增加酱油、番茄酱等调料　　　D. 多摄入榨菜、泡菜等

　　E. 适量多摄入海带、虾米等

22. 女，67 岁。额叶胶质瘤术后第 2 天，此时抬高患者床头>30° 的主要目的是

　　A. 促进脑脊液、血液循环，减轻脑水肿

　　B. 促进血液循环，有利于伤口愈合

　　C. 促进呼吸肌运动，有利于呼吸道通畅

　　D. 防止恶心呕吐，发生窒息

　　E. 促进早期活动，减少并发症

23. 女，47 岁。顶叶脑肿瘤术后第 2 天，血浆渗透压 338mmol/L，血钠 136mmol/L，血钾 3.4mmol/L，以下目前正在使用的治疗方案需要更换的是

　　A. 20% 甘露醇　　　　B. 甘油果糖　　　　　C. 10% 人血清白蛋白

　　D. 呋塞米　　　　　　E. 高渗盐溶液

（三）A3/A4 型题

（24~26 题共用题干）

　　女，68 岁。与人口角争执后突然昏迷、摔倒，并出现肢体抽搐、呕吐、大小便失禁。送至医院，测得血压为 248/143mmHg，右侧瞳孔直径 2.5mm，左侧瞳孔直径 1.5mm，对光反射均迟钝，格拉斯哥昏迷量表评分 8 分（E2M5V1）。

24. 该患者最可能的诊断

　　A. 动脉瘤破裂　　　　B. 高血压脑出血　　　C. 硬脑膜下出血

　　D. 硬脑膜外出血　　　E. 缺血性脑卒中

25. 此时应立即采取的措施是

　　A. 20% 甘露醇 250ml 快速静脉滴注，降低颅内压

　　B. 尽快采取降压治疗

　　C. 立即行数字减影血管造影（DSA），明确脑血管病变

D. 立即行 MRI 确定脑梗死范围

E. 立即行经颅多普勒超声检查,确定脑灌注

26. 关于术前护理要点的描述,**错误**的是

    A. 密切观察患者的生命体征、意识、瞳孔、氧饱和度及四肢肌力

    B. 保持呼吸道通畅

    C. 控制血压为 130/90mmHg,避免疼痛、情绪激动等引起血压剧烈波动的因素

    D. 降低颅内压,避免颅内压增高的因素,如便秘、剧烈咳嗽等

    E. 术前禁食,必要时留置导尿管,做好术前准备工作

(27~28 题共用题干)

    男,43 岁。骑电动车时不慎摔倒,当时有一过性意识丧失,救护车送至医院急诊。体格检查:格拉斯哥昏迷量表评分 13 分(E3M6V4),触诊左顶枕部皮下血肿。

27. 该患者最可能的诊断是

    A. 脑实质出血   B. 脑室内出血

    C. 急性硬脑膜下血肿   D. 急性硬脑膜外血肿

    E. 颅骨骨折

28. 该患者需进行的检查是

    A. 头颅 MRI   B. 头颅 CT

    C. 头颅磁共振血管成像(MRA)   D. 头颅磁共振静脉成像(MRV)

    E. X 线平片检查

(四)B 型题

(29~30 题共用备选答案)

    A. 半坐卧位   B. 仰卧中凹位   C. 头高足低位

    D. 平卧位   E. 头低足高位

29. 数字减影血管造影(DSA)术后患者应采取的体位是

30. 颅内压增高患者应采取的体位是

二、填空题

    1. 颅腔被小脑幕分为( )和( ),后者容纳( )、( )和( )。

    2. 库欣反应包括( )、( )和( )。

    3. 脑疝包括( )、( )和大脑镰下疝。

三、名词解释

    1. 颅内压   2. 颅内压增高   3. 脑疝   4. 中间清醒期

四、简答题

    1. 简述格拉斯哥昏迷量表评分。

2. 简述脑室引流的护理措施。

3. 脊髓疾病术后患者轴线翻身的注意事项有哪些？

五、论述题

1. 如何防止颅内压骤然升高诱发脑疝？

2. 试述小脑幕切迹疝和枕骨大孔疝的临床表现。

六、案例分析题

男，49岁。因"右侧听力下降、耳鸣3年，右侧面部及舌部麻木2个月"就诊。门诊CT示：右侧脑桥小脑脚占位。收治入院。入院后行神经系统体格检查：格拉斯哥昏迷量表评分15分（E4M6V5）；脑神经检查可见水平震颤，右耳听力差，右侧轻度面瘫，角膜反射无，面部痛觉减退。四肢肌力、肌张力正常。内耳道CT示：右侧内耳道较对侧明显扩大。电测听示：右耳听阈提高，左耳正常。

患者完善术前检查后，在全身麻醉电生理监测下行右听神经瘤切除术，术后带入负压球、胃管、导尿管、左手背浅静脉留置针各一根。术后予以脱水、抗感染、止血、营养神经等对症支持治疗。患者术后进食呛咳，右侧周围性面瘫，右侧眼睑闭合不全，House-Backmann面神经功能分级为Ⅲ级。病理报告示：前庭神经鞘瘤。

请问：

1. 发生于中央前回下部的胶质瘤属于幕上还是幕下肿瘤？

2. 该患者出现周围性面瘫的原因是什么？

3. 如何进行眼部护理？

参考答案

一、单项选择题

（一）A1型题

1. E 2. E 3. B 4. C 5. A 6. E 7. D 8. D 9. B 10. A 11. E 12. C 13. C 14. B
15. A 16. B 17. D 18. D 19. E

（二）A2型题

20. C 21. A 22. A 23. A

（三）A3/A4型题

24. B 25. A 26. C 27. D 28. B

（四）B型题

29. D 30. C

二、填空题

1. 幕上腔、幕下腔、小脑、脑桥、延髓

2. 血压升高、脉搏减慢、呼吸深慢

3. 小脑幕切迹疝、枕骨大孔疝

三、名词解释

1. 颅内压：指颅腔内容物对颅腔壁所产生的压力。成人正常颅内压为 70~200mmH$_2$O，儿童正常颅内压为 50~100mmH$_2$O。

2. 颅内压增高：指由于颅脑疾病导致颅腔内容物体积增加或颅腔容积缩小，超过颅腔可代偿的容量，导致颅内压持续高于 200mmH$_2$O，出现的以头痛、呕吐和视盘水肿为主要表现的综合征。

3. 脑疝：指颅内占位性病变导致颅内压增高到一定程度时，颅内各分腔之间的压力不平衡，脑组织从高压区向低压区移位，部分脑组织被挤入颅内生理空隙中，导致脑组织、血管及脑神经等重要结构受压和移位，出现严重的临床症状和体征，是颅内压增高的危象和引起死亡的主要原因。

4. 中间清醒期：指原发性颅脑损伤患者意识障碍清醒后，经过一段时间因颅内血肿形成，颅内压增高使患者再度出现昏迷，并进行性加重。中间清醒期是硬脑膜外血肿患者典型的意识障碍。

四、简答题

1. 简述格拉斯哥昏迷量表评分。

格拉斯哥昏迷量表评分依据患者睁眼、语言及运动反应进行评分，三者得分相加表示意识障碍程度。最高 15 分，表示意识清醒，8 分以下为昏迷，最低 3 分。分数越低表明意识障碍越严重。

2. 简述脑室引流的护理措施。

（1）妥善固定引流管。

（2）控制引流速度和引流量：每日引流量不超过 500ml。

（3）保持引流管通畅。

（4）观察并记录脑脊液的颜色、量和性状。

（5）严格无菌操作。

3. 脊髓疾病术后患者轴线翻身的注意事项有哪些？

（1）翻身角度不可超过 60°，防止脊柱负重增大。

（2）使患者头、颈、肩、腰、髋同时翻转，并始终保持在同一轴线上。

（3）翻身时做好防护，防止发生坠床。

五、论述题

1. 如何防止颅内压骤然升高诱发脑疝？

（1）卧床休息：保持病室安静，清醒患者不要突然坐起。

（2）稳定患者情绪：避免患者情绪激动，以免血压骤升，增高颅内压。

（3）保持呼吸道通畅：防止呕吐物吸入气道，及时清除呼吸道分泌物；舌根后坠影响呼吸者，及时安置口咽通气道;对意识不清、咳痰困难者,配合医生行气管切开;重视基础护理,定时为患者翻身叩背,以防肺部并发症。

(4)避免剧烈咳嗽和便秘:剧烈咳嗽和用力排便均可使胸腔内压力骤然升高而导致脑疝。预防和及时治疗上呼吸道感染,避免咳嗽。鼓励患者多吃新鲜蔬菜和水果,促进胃肠蠕动以免发生便秘。

(5)控制癫痫发作:癫痫发作可加重脑缺氧及脑水肿,遵医嘱定时定量给予抗癫痫药物;一旦癫痫发作,协助医生及时给予抗癫痫、降低颅内压等处理。

(6)躁动的处理:颅内压增高、呼吸道不通畅、尿潴留等不舒适均可引起患者躁动。及时找出并解除引起患者躁动的原因,避免盲目使用镇静剂及保护性约束,以防意外伤害。

2. 试述小脑幕切迹疝和枕骨大孔疝的临床表现。

(1)小脑幕切迹疝的临床表现:颅内压增高症状;进行性意识障碍;瞳孔改变,初期患侧瞳孔缩小,后逐渐散大,随病情恶化出现双侧瞳孔散大固定;运动障碍;生命体征变化。

(2)枕骨大孔疝的临床表现:患者常有进行性颅内压增高的表现,如剧烈头痛、频繁呕吐、颈项强直,生命体征紊乱出现较早,意识障碍出现较晚。患者早期即可突发呼吸骤停而死亡。

六、案例分析题

1. 发生于中央前回下部的胶质瘤属于幕上还是幕下肿瘤?

幕下肿瘤。

2. 该患者出现周围性面瘫的原因是什么?

主要是由于肿瘤压迫、侵及面神经引起。

3. 如何进行眼部护理?

面神经损伤导致上眼睑闭合不全、泪腺分泌异常,引发角膜干燥、炎症浸润,重者可出现角膜溃疡、角膜穿孔。对应的护理措施包括:

(1)及时评估眼部:观察角膜色泽,评估眼部有无发红等。

(2)保持眼部清洁、角膜湿润:可使用人工泪液滴眼。

(3)保持眼睑闭合:可佩戴防护眼镜或护目镜;如使用软膏及凝胶,需要充分清洁眼部。如角膜暴露,必要时须转诊眼科,行巩膜接触镜或睑缘缝合术等。

(4)避免眼部细菌定植:执行各项护理操作时动作轻柔,防止气道、口腔内细菌在角膜定植。

(陈　红)

试题六（泌尿外科）

一、单项选择题

（一）A1 型题

1. 肾裂伤的基本病理生理变化是

   A. 血容量不足   B. 电解质紊乱   C. 发热

   D. 尿瘘   E. 出血、尿外渗

2. 肾癌最常见的组织类型是

   A. 嗜色细胞   B. 透明细胞   C. 颗粒细胞

   D. 树突状细胞   E. 嫌色细胞

3. 尿酸盐结石患者应禁食

   A. 鸡蛋   B. 动物内脏   C. 海鲜

   D. 豆类食品   E. 牛奶

4. 最常见的肾损伤是

   A. 肾包膜损伤   B. 肾挫伤   C. 肾部分裂伤

   D. 肾全层裂伤   E. 肾蒂损伤

5. 腰部外伤后出现疼痛和镜下血尿，正确的护理措施是

   A. 绝对卧床休息   B. 可以正常生活与工作

   C. 留置导尿，准确记录尿量   D. 损伤较轻，不需要观察病情变化

   E. 限制液体摄入量，防止出血

6. 骨盆骨折引起膀胱破裂，需要首先处理的是

   A. 修补膀胱破裂处   B. 清除外渗尿液和血液

   C. 处理骨盆骨折   D. 纠正休克

   E. 留置导尿

7. 良性前列腺增生最初常见的症状是

   A. 尿潴留   B. 排尿费力   C. 血尿

   D. 尿失禁   E. 尿频

8. 与良性前列腺增生有重要关系的因素是

   A. 老龄和有功能的睾丸   B. 遗传和饮食习惯

   C. 活动和肥胖   D. 饮酒和吸烟

   E. 饮食习惯和老龄

9. 在良性前列腺增生的药物治疗中，会引起直立性低血压的药物是

   A. 5α- 还原酶抑制剂   B. 植物类制剂

C. α受体拮抗剂　　　　　　　　　　D. 中成药

E. M受体拮抗剂

10. 肾癌最常见的症状是

A. 疼痛　　　　　　　　　　　　　B. 低热

C. 腰部肿块　　　　　　　　　　　D. 间歇性、无痛性全程血尿

E. 尿路刺激征

11. 保留膀胱手术的膀胱癌患者术后复查最重要的检查是

A. 尿细胞学检查　　　B. 胸部X线平片　　　C. 膀胱镜检查

D. 静脉肾盂造影　　　E. CT

12. 膀胱肿瘤最常见的症状是

A. 膀胱刺激征　　　　B. 无痛性肉眼血尿　　C. 排尿困难

D. 肾积水　　　　　　E. 疼痛

13. 有关膀胱全切回肠代膀胱术术后护理措施的描述,正确的是

A. 患者活动局限于病床上

B. 观察回肠代膀胱乳头血运情况

C. 观察盆腔引流管引出尿液情况

D. 记录左右输尿管支架管引流量,总量即为尿量

E. 排气后可指导患者进普食

14. 有关经皮肾镜取石术(PCNL)术后健康指导的描述,正确的是

A. 在医生规定时间内拔除双J管

B. 因为结石已取出,所以不需要定期复查

C. 出现膀胱刺激症状时,应立即拔除双J管

D. 为防止复发,应限制液体摄入

E. 术后早期活动,预防血栓形成

15. 肾挫伤保守治疗时,正确的护理措施为

A. 为减少患者活动,需要留置导尿

B. 疼痛严重的患者,需要进行手术治疗

C. 向患者讲解绝对卧床的重要意义,使其配合

D. 卧床一周后血尿仍不消失,应做好手术的准备

E. 血尿消失后,即可指导患者活动

16. 肾结核最初的症状是

A. 尿急　　　B. 尿痛　　　C. 尿频　　　D. 血尿　　　E. 脓尿

(二) A2 型题

17. 女,54岁。因"车祸导致右腰部外伤1h"入院。神志清楚,血压80/50mmHg,检查显示右肾粉碎伤,急诊手术切除右肾。术后应着重观察

A. 血尿变化　　　　　　　B. 尿量变化　　　　　　　C. 血压变化

D. 对侧肾功能　　　　　　E. 神志变化

18. 男，47岁。因车祸行右肾部分切除术。术后建议患者卧床

A. 1~2d　　　　　　　　B. 2~3d　　　　　　　　C. 3~7d

D. 5~7d　　　　　　　　E. 2~4周

19. 男，64岁。因膀胱癌行经尿道膀胱肿瘤电切术。患者术后复查最重要的检查是

A. 尿细胞学检查　　　　　B. 腹部X线平片　　　　　C. 膀胱镜检查

D. CT　　　　　　　　　E. MRI

20. 男，40岁。患者行右肾切开取石、肾盂造瘘术术后2周恢复良好，今晨拔除肾盂造瘘管。该患者应取的体位是

A. 平卧位　　　　　　　　B. 半坐卧位　　　　　　　C. 左侧卧位

D. 右侧卧位　　　　　　　E. 头高足低位

21. 男，73岁。因前列腺增生5年，现患者出现不自主排尿。该尿失禁属于

A. 真性尿失禁　　　　　　B. 压力性尿失禁　　　　　C. 充溢性尿失禁

D. 急迫性尿失禁　　　　　E. 完全性尿失禁

22. 男，68岁。近1年来常出现排尿中断现象，及尿频、尿急和终末尿痛症状，经检查诊断为尿道结石，择期行经尿道取石术。术后最常见的并发症是

A. 尿失禁　　　　　　　　B. 膀胱痉挛　　　　　　　C. 肾积水

D. 尿道狭窄　　　　　　　E. 阳痿

23. 男，49岁。患者尿道损伤伴排尿困难，先后2次试插导尿管均不成功，下列正确的操作是

A. 更换型号再继续试插　　　　　　B. 用金属探子扩尿道后再插入导尿管

C. 换尖头尿管再试插　　　　　　　D. 在膀胱镜下插入导尿管

E. 行耻骨上膀胱穿刺造瘘

24. 男，69岁。诊断为前列腺增生，入院后行经尿道前列腺切除术。术后第1天患者膀胱冲洗时，冲洗液引流不畅，此时应首先采取的护理措施是

A. 重新插管　　　　　　　B. 加快冲洗速度　　　　　C. 通知医生

D. 检查引流管是否通畅　　E. 继续观察

（三）A3/A4 型题

（25~27题共用题干）

女，28岁。无明显诱因突发左侧腰部钝痛3d，伴恶心呕吐和发热，体温最高达39.2℃，诊断为左肾结石、左肾积水。查体：左肾区叩痛阳性，体温39.5℃，脉搏70次/min，血压155/96mmHg。实验室检查：血常规示白细胞计数 $12.92×10^9$/L，C反应蛋白43mg/L，降钙素原0.062ng/ml；尿常规示白细胞22.91个/HP，红细胞10.55个/HP。超声检查：左肾可见数个无回声区，大者位于中上部，大小约8.65cm×7.15cm。

25. 目前该患者的最佳处理方法是

A. 行抗感染治疗　　　　　　　　　　B. 口服排石药物

C. 行体外冲击波碎石术　　　　　　　D. 行经皮肾镜取石术

E. 行肾实质切开取石术

26. 该患者疼痛评分为 4 分,下列护理措施正确的是

A. 转移患者注意力　　　　B. 音乐疗法　　　　C. 口服阿片类药物

D. 应用解痉药物　　　　　E. 针灸止痛

27. 该患者行经皮肾镜取石术,术后有大量暗红色血性液体从肾造瘘管引出,下列护理措施中正确的是

A. 每 2h 挤压肾造瘘管,保持引流通畅　　B. 夹闭肾造瘘管

C. 给予半坐卧位,利于引流　　　　　　　D. 给予肾动脉造影检查

E. 行肾动脉栓塞术

(28~30 题共用题干)

男,59 岁,吸烟 40 年。1 个月前出现间歇性、无痛性肉眼血尿,伴有尿频、尿急、尿痛。超声显示:膀胱右后壁可见范围约 2.1cm×3.0cm 的不规则低回声区,不移动。初步诊断膀胱癌。

28. 诊断膀胱癌最可靠的检查是

A. B 超　　　　　　　B. 腹部 X 线平片　　　　　C. CT

D. MRI　　　　　　　E. 膀胱镜

29. 有关该患者术后健康指导的描述,正确的是

A. 多喝水　　　　　　　　　　　　B. 限制饮水量

C. 卧床休息一周　　　　　　　　　D. 尿液颜色为红色时,应用止血药物

E. 膀胱冲洗不通畅时,应更换尿管

30. 该患者术后行膀胱灌注,正确的护理措施是

A. 灌注前多喝水　　　　　　　　　B. 灌注后限制饮水量

C. 灌注时可选择型号最小的导尿管　　D. 药液在膀胱内保留 2h 以上

E. 当出现化学性膀胱炎时应立即停止灌注

(31~32 题共用题干)

女,48 岁。左肾结石约 0.8cm×1.2cm,伴有左肾积水。拟行体外冲击波碎石术。

31. 术前一晚患者肾绞痛发作,最重要的处理方法是

A. 大量饮水　　　　　　B. 应用抗生素　　　　　C. 解痉止痛

D. 立即进行手术　　　　E. 进行跳跃运动

32. 该患者行体外冲击波碎石,术后复查发现有残余结石,拟再次碎石,2 次碎石间隔的时间一般为

A. 1d　　　　　B. 3d　　　　　C. 5d　　　　　D. 1 周　　　　　E. 2 周

(33~34 题共用题干)

男,29 岁。体检发现右肾肿物,腹部 B 超提示右肾占位性病变,大小约 5cm×3cm×4cm,完善检查后诊断为右肾肿瘤。

33. 该患者最有效的治疗方法是

    A. 行细胞因子治疗　　　　　B. 行放射治疗　　　　　　C. 行化学治疗

    D. 行靶向治疗　　　　　　　E. 行根治性切除术

34. 术后第 1 天患者离床活动后,引流管 1h 内引出 150ml 鲜红的血性液体。患者自述头晕,测量生命体征:体温 36.5℃,心率 110 次/min,血压 83/55mmHg。患者发生了

    A. 直立性低血压　　　　　　B. 过敏性休克　　　　　　C. 低血糖

    D. 活动性出血　　　　　　　E. 眩晕症

（35~36 题共用题干）

    男,39 岁。患者 1 年前出现夜尿增多,血压波动在 150~170/90~100mmHg,今突发四肢无法自主活动、四肢无力 1d。急查血钾 2.0mmol/L,进行补钾治疗后,四肢无力症状改善。确诊为右肾上腺肿瘤、原发性醛固酮增多症。

35. 该患者重要的术前准备是

    A. 口服氯化钾片补钾　　　　B. 静脉补钾　　　　　　　C. 口服螺内酯片

    D. 口服呋塞米片　　　　　　E. 应用糖皮质激素

36. 术前应观察的最重要的指标是

    A. 血钙　　　　B. 血压　　　　C. 血钾　　　　D. 血钠　　　　E. 醛固酮水平

（37~39 题共用题干）

    男,63 岁。患者 1 年前无明显诱因出现尿频、尿急,夜尿次数增多,严重时每晚 4~6 次,后逐渐出现排尿踌躇,自觉排尿费力,尿线变细,伴有尿末滴沥现象。间断口服药物治疗,效果不明显。一周前着凉后无法自主排尿。

37. 针对该患者的情况,首选的治疗措施是

    A. 留置导尿　　　　　　　　　　B. 用注射器抽吸尿液

    C. 膀胱穿刺造瘘　　　　　　　　D. 膀胱切开造瘘

    E. 用金属探子扩尿道

38. 该患者诊断为前列腺增生,在全身麻醉下行经尿道前列腺电切术。术后 1h 患者出现烦躁、恶心、呕吐、血压下降、脉搏缓慢等症状。请问该患者发生的术后并发症是

    A. 出血　　　　　　　　　　B. 麻醉药副作用　　　　　C. 经尿道电切综合征

    D. 尿瘘　　　　　　　　　　E. 尿道狭窄

39. 针对该患者出现的并发症,正确的护理措施为

    A. 去枕平卧位,头偏一侧　　　　B. 加快输液速度

    C. 加快冲洗速度　　　　　　　　D. 缓慢输入高渗氯化钠溶液

    E. 应用镇静剂

（40~41 题共用题干）

    男,54 岁。因"右肾结石合并积水"入院,完善检查后择期行右侧经皮肾镜取石术,术后留置尿管、肾造瘘管各一根。术后第 2 天,患者翻身活动后 1h 内肾造瘘管引出暗红色液体 300ml,造瘘口

附近伤口敷料有血性渗出。患者体温38.8℃,心率112次/min,呼吸21次/min,血压80/50mmHg。

40. 该患者可能出现的并发症是

   A. 出血   B. 尿瘘   C. 感染

   D. 双J管移位   E. 石街形成

41. 针对上述并发症,正确的应对措施是

   A. 更换导尿管   B. 夹闭导尿管   C. 更换肾造瘘管

   D. 夹闭肾造瘘管   E. 立即手术止血

(42~45题共用题干)

   女,36岁。因向心性肥胖1年内体重增长近10kg于门诊就医。

42. 可用于疾病定性诊断的检查是

   A. B超检查   B. CT   C. MRI

   D. 小剂量地塞米松抑制试验   E. 血浆促肾上腺皮质激素水平

43. 该患者经完善检查诊断为"皮质醇增多症",入院行腹腔镜肾上腺肿瘤切除术。术后6h患者突

   然出现恶心、呕吐,呕吐物为绿色胃液。表情淡漠、嗜睡。查体:体温37.8℃,心率96次/min,

   呼吸20次/min,血压95/60mmHg。该患者可能出现了

   A. 高血压危象   B. 肾上腺皮质功能不足   C. 肾上腺皮质功能亢进

   D. 麻醉药副作用   E. 应激性溃疡

44. 针对患者的病情,正确的应对措施为

   A. 给予镇静剂   B. 应用吗啡止痛

   C. 静脉滴注氢化可的松100mg   D. 留置胃管,持续胃肠减压

   E. 给予大剂量氢化可的松一次性静脉滴注

45. 有关该患者术后康复出院的健康指导,描述正确的是

   A. 要继续静脉滴注氢化可的松100mg   B. 给予高热量、高蛋白、高维生素饮食

   C. 术后可不用复查   D. 身体外型一般不能恢复正常

   E. 激素替代治疗需要长期缓慢减量

(四)B型题

(46~48题共用备选答案)

   A. 尿频、尿急、尿痛   B. 尿频、排尿困难、尿潴留

   C. 血尿、疼痛、肿块   D. 血尿、休克、疼痛

   E. 血尿、膀胱刺激征、排尿困难

46. 前列腺增生的临床表现为

47. 膀胱刺激征的临床表现为

48. 肾癌三联征的临床表现为

(49~50题共用备选答案)

   A. 移行带   B. 中央带   C. 外周带

D. 尿道   E. 前纤维肌区域

49. 良性前列腺增生的好发部位是

50. 前列腺癌的好发部位是

二、填空题

1. 肾损伤最常见的并发症是( )。

2. 结石形成的常见病因有( )、( )、( )、( )和( )因素等。

3. 肾结石患者疼痛的程度取决于( )。

4. 患者行体外冲击波碎石术的次数不超过( )次,连续两次体外冲击波碎石术间隔至少( )。

5. 经皮肾镜取石术最常见及危险的并发症是( )。

6. 前列腺增生患者行经尿道前列腺切除手术术后病情最为凶险的并发症是( )。

7. ( )既是非肌层浸润性膀胱癌的重要诊断方法,同时也是主要的治疗手段,具有创伤小、恢复快的特点。

8. 膀胱癌行原位新膀胱手术术后早期对新膀胱进行( ),可以有效预防膀胱内肠道黏液或血块堵塞。

9. 前列腺特异性抗原(PSA)目前已成为诊断前列腺癌、评估各种治疗效果和预测预后的重要肿瘤标志物。健康男性血清 PSA 值一般为( )μg/L。

10. 泌尿系结石可引起局部损伤、梗阻、感染,梗阻与感染也可使结石变大,三者互为因果加重( )。

三、名词解释

1. 局限性前列腺癌   2. 副瘤综合征   3. 膀胱挫伤   4. 雄激素剥脱治疗

四、简答题

1. 行肾切除术的患者,出院后用药应注意什么?

2. 肾绞痛是泌尿外科的常见急症,简述其紧急处理原则。

3. 体外冲击波碎石术后如何采取有效体位、促进排石?

4. 尿频是前列腺增生最常见的早期症状,发生尿频的原因是什么?

五、论述题

1. 试述肾损伤患者血尿的特点。

2. 试述肾癌副瘤综合征的特点。

六、案例分析题

女,57 岁。1 年前无明显诱因突发右侧腰痛,疼痛难忍,向右下腹放射,伴恶心,曾诊断为右肾结石,并给予抗炎、止痛等治疗,疼痛可缓解。此后腰痛间断发作。5d 前右侧腰痛加重伴反复发热,最高达 41℃。近来进食后恶心,体重减轻 5kg。实验室检查:血常规示白细胞计数 11.15×10^9/L,C 反应蛋白 102mg/L,降钙素原 1.23ng/ml;尿常规示白细胞 852.58 个/HP。超声检查:右肾上极集合系统内可见条状偏强回声,范围约 2.55cm×0.64cm,有声影。泌尿系 CT 提示:右肾体积增大,上组肾盏内见致密影,大小约 1.5cm×0.9cm,右肾盂、肾盏及近段输尿管扩张、积液。

请问:

1. 该患者发热的主要原因是什么?

2. 该患者于急诊全身麻醉下行右侧经皮肾盏穿刺造瘘术 + 输尿管内双 J 管内引流术,术后肾造瘘管及双 J 管如何护理?

参考答案

一、单项选择题

（一）A1型题

1. E 2. B 3. B 4. B 5. A 6. D 7. E 8. A 9. C 10. D 11. C 12. B 13. B 14. A
15. C 16. C

（二）A2型题

17. D 18. D 19. C 20. C 21. C 22. D 23. E 24. D

（三）A3/A4型题

25. A 26. D 27. B 28. E 29. A 30. C 31. C 32. E 33. E 34. D 35. C 36. C 37. A
38. C 39. D 40. A 41. D 42. D 43. B 44. C 45. E

（四）B型题

46. B 47. A 48. C 49. A 50. C

二、填空题

1. 尿外渗

2. 身体的代谢异常、尿路梗阻、感染、异物、药物使用

3. 结石大小和位置

4. 3~5、10~14d

5. 术中、术后出血

6. 经尿道电切综合征

7. 经尿道膀胱肿瘤切除术

8. 低压冲洗、灌流

9. 0~4

10. 泌尿系统损害

三、名词解释

1. 局限性前列腺癌：指肿瘤局限于前列腺内，无周围浸润和淋巴结、远处脏器转移。局限性前列腺癌是能够治愈的恶性肿瘤。

2. 副瘤综合征：发生于肿瘤原发病灶或转移病灶以外、由肿瘤引起的症候群，是由于肿瘤的产物（包括异位激素的产生）、异常的免疫反应（包括交叉免疫、自身免疫和免疫复合物沉着等）或其他不明原因，引起内分泌、神经、消化、造血、骨关节、肾及皮肤等系统发生病变，出现相应的临床表现。

3. 膀胱挫伤：仅伤及膀胱黏膜或浅肌层，膀胱壁未穿破的膀胱损伤状况，局部有出血或形成血肿，无尿外渗，可出现血尿。

4. 雄激素剥脱治疗：激素与前列腺癌的发生、发展密切相关，绝大多数的前列腺癌通过去除体内雄激素作用后，肿瘤的生长在一定时间内得到有效抑制。任何去除雄激素和抑制雄激素活性的治疗方法统称为雄激素剥脱治疗；目的是减轻症状，延缓肿瘤进展，属于姑息性治疗。

四、简答题

1. 行肾切除术的患者，出院后用药应注意什么？

行肾切除术者，须注意保护健侧肾脏，慎用对肾功能有损害的药物，如氨基糖苷类抗生素等。

2. 肾绞痛是泌尿外科的常见急症，简述其紧急处理原则。

（1）药物治疗：常用镇痛药物包括非甾体抗炎药，如双氯芬酸钠、吲哚美辛；阿片类药物，如氢吗啡酮、曲马多等。解痉药物主要有阿托品、钙通道阻滞剂等。

（2）药物治疗不能缓解疼痛或结石直径大于6mm时，应考虑外科治疗。

3. 体外冲击波碎石术术后如何采取有效体位、促进排石？

若患者无全身反应及明显疼痛，嘱其适当活动、变换体位，以增加输尿管蠕动，促进碎石排出。体外冲击波碎石术术后患者一般取健侧卧位。结石位于中肾盏、肾盂、输尿管上段，碎石后患者取头高脚低位，上半身抬高。结石位于肾下盏，碎石后患者取头低位。

4. 尿频是前列腺增生最常见的早期症状，发生尿频的原因是什么？

患者早期发生尿频是因增生的前列腺充血刺激引起。随着梗阻加重，残余尿量增多，膀胱有效容量减少，尿频更加明显，可出现急迫性尿失禁等症状。

五、论述题

1. 试述肾损伤患者血尿的特点。

肾损伤患者大多有血尿，但血尿与损伤程度并不一致。肾挫伤或肾部分裂伤可引起明显肉眼血尿；而肾血管断裂、输尿管断裂或血块堵塞输尿管，可能仅表现为镜下血尿，甚至无血尿。血尿时间延长常与继发感染或动静脉瘘形成有关。

2. 试述肾癌副瘤综合征的特点。

10%~40% 的肾癌患者会出现副瘤综合征，其表现为高血压、贫血、体重减轻、恶病质、发热、红细胞增多症、肝功能异常、高钙血症、高血糖、血沉增快、神经肌肉病变、淀粉样变性、溢乳症和凝血功能异常等。

六、案例分析题

1. 该患者发热的主要原因是什么？

该患者发热的主要原因是肾结石合并感染。

2. 该患者于急诊全身麻醉下行右侧经皮肾盏穿刺造瘘术＋输尿管内双J管内引流术,术后肾造瘘管及双J管如何护理?

(1)妥善固定:搬运、翻身、活动时勿牵拉造瘘管,以防脱出或移位。

(2)防止逆流:引流管的位置不得高于肾造瘘口,以防引流液逆流引起感染。

(3)保持通畅:保持引流管位置低于肾造瘘口,勿压迫、冲洗、折叠导管;定期挤捏,防止堵塞。

(4)观察记录:观察引流液的颜色、性状和量,并做好记录。

(5)拔管:术后3~5d若引流尿液转清、体温正常,可考虑拔管。拔管前先夹闭24~48h,观察患者有无腰腹痛、发热及肾造瘘口渗液等不良反应,如无不适则可拔除,拔除时或拔除后观察是否出血。

(6)双J管的护理:术后指导患者尽早取半坐卧位,多饮水、勤排尿,勿使膀胱过度充盈而引起尿液反流。鼓励患者早期下床活动,但避免活动不当(如剧烈活动、过度弯腰、突然下蹲等)、防止咳嗽、便秘等使腹压增加的动作,以防引起双J管滑脱或上下移位。双J管一般留置4~6周,遵医嘱按规定时间在膀胱镜下取出双J管。

(郑　瑾)

试题七（骨科）

一、单项选择题

（一）A1 型题

1. 早期急性血源性骨髓炎的特点是
   A. 骨质破坏、死骨形成　　B. 发热　　　　　　C. 疼痛
   D. 脓肿形成　　　　　　　E. 骨坏死

2. 骨折愈合的第三期是
   A. 血肿机化演进期　　　　B. 原始骨痂形成期　　C. 血肿炎症消散期
   D. 膜内化骨吸收期　　　　E. 骨痂改造塑形期

3. 具有复位与固定双重作用的骨折治疗方法是
   A. 小夹板固定　　　　　　B. 石膏固定　　　　　C. 手术
   D. 牵引　　　　　　　　　E. 内固定

4. 可能出现杜加斯（Dugas）征的疾病是
   A. 肩关节周围炎　　　　　B. 肩关节脱位　　　　C. 肩袖损伤
   D. 锁骨骨折　　　　　　　E. 肘关节脱位

5. 关节内骨折最常见的并发症是
   A. 缺血性骨坏死　　　　　B. 创伤性关节炎　　　C. 骨化性肌炎
   D. 骨生成异常　　　　　　E. 疼痛

6. 肱骨髁上骨折患者在晚期应注意的并发症是
   A. 休克、神经损伤、血管损伤
   B. 休克、骨筋膜隔室综合征、血管损伤
   C. 神经损伤、血管损伤、愈合障碍
   D. 关节僵硬、骨化性肌炎、畸形愈合
   E. 骨化性肌炎、肘内翻畸形、缺血性肌挛缩

7. 骨盆骨折患者在病情观察中首先要关注的是
   A. 有无血尿　　　　　　　B. 生命体征　　　　　C. 肿胀程度
   D. 功能障碍程度　　　　　E. 疼痛程度

8. 可能伤及脊髓圆锥的脊柱骨折是
   A. 胸 11 椎体骨折　　　　B. 胸 12 椎体骨折　　　C. 腰 1 椎体骨折
   D. 腰 2 椎体骨折　　　　　E. 腰 3 椎体骨折

9. 畸形不明显，暂时仍可勉强行走，数日后表现加重的股骨颈骨折类型是
   A. 头下型骨折　　　　　　B. 外展型骨折　　　　C. 内收型骨折

D. 嵌插骨折   E. 不完全骨折

10. 慢性骨髓炎的治疗原则是

    A. 卧床休息、患肢制动   B. 手术治疗   C. 严密观察

    D. 应用抗生素   E. 应用支持疗法

（二）A2 型题

11. 男,11岁。玩耍时不慎摔倒左手掌着地,导致左肘部疼痛、肿胀、皮下瘀斑、功能障碍,该患儿可能发生了

    A. 桡骨骨折   B. 肱骨髁上伸直型骨折

    C. 肱骨髁上屈曲型骨折   D. 肘关节脱位

    E. 软组织损伤

12. 女,75岁。无明显外伤史。今发生"胸11、12椎体压缩性骨折",患者有重度骨质疏松,该患者的骨折类型是

    A. 新鲜骨折   B. 稳定骨折   C. 不稳定骨折

    D. 病理性骨折   E. 陈旧性骨折

13. 女,47岁。骑自行车时摔倒,右手着地,就诊时可见患者以健手扶托患侧,头部倾斜于患侧,肩部疼痛、肿胀、不能活动,并呈方肩畸形,该患者应诊断为

    A. 肩关节脱位   B. 肩关节骨折   C. 肱骨骨折

    D. 肘关节脱位   E. 软组织损伤

14. 男,58岁。近日出现颈肩疼痛及僵硬,并向上肢放射。查体:右上肢麻木、感觉过敏、无力。该患者的颈椎病类型应考虑是

    A. 脊髓型颈椎病   B. 神经根型颈椎病   C. 椎动脉型颈椎病

    D. 交感神经型颈椎病   E. 混合型颈椎病

15. 女,35岁。既往体健,现无明显诱因突然出现左膝关节上方疼痛、肿胀,X线检查显示骨端偏心位、溶骨性改变,骨皮质变薄、膨胀,呈肥皂泡样改变,无骨膜反应。该患者应诊断为

    A. 感染   B. 骨结核   C. 骨软骨瘤

    D. 骨巨细胞瘤   E. 骨肉瘤

16. 男,33岁。不慎从3m高处坠落。X线检查显示:颈6椎体骨折。查体:四肢自主活动部分消失,感觉功能部分丧失,二便功能障碍。该患者的截瘫指数是

    A. 0   B. 1   C. 2   D. 3   E. 4

17. 男,9岁。自幼体弱多病,近日突然出现乏力、食欲减退、寒战、高热,右膝关节剧烈疼痛、红肿、功能障碍,诊断为化脓性关节炎。该患儿患肢正确的护理措施是

    A. 给予局部热敷   B. 患肢屈曲,减轻疼痛

    C. 患肢制动,防止病理性骨折   D. 慎用镇痛药,避免掩盖病情

    E. 注意功能训练

18. 女,12岁。诊断为左髋关节结核,于腹股沟内侧查到寒性脓肿。目前应采取的治疗方法是

A. 休息、营养支持
B. 口服抗结核药物
C. 关节腔内注入抗结核药物
D. 行病灶清除术
E. 行病灶清除术的同时行关节融合术

19. 女，36岁。既往体健，今因车祸导致颈6~7椎体骨折，患者表现为损伤平面以下同侧肢体的运动和深感觉丧失，对侧肢体的痛觉和温度觉丧失。该表现称为
A. 脊髓半切征
B. 脊髓挫伤
C. 脊髓受压
D. 脊髓圆锥损伤
E. 脊髓震荡

20. 女，30岁。腕部切割伤行清创缝合术后，下列护理措施中**不恰当**的是
A. 住单人病房
B. 专人护理
C. 限制探视
D. 每日定时消毒病房
E. 保持室温 20℃以下

（三）A3/A4 型题

（21~23 题共用题干）

男，45岁。患者工作时因煤矿发生塌方而受伤，被救出后神志清楚，主诉颈部疼痛、活动受限，查体四肢感觉、运动功能丧失，急查 X 线检查显示：颈 5 椎体骨折。

21. 急救时应重点注意的是
A. 用最简便的方法搬运患者
B. 用担架、木板或门板搬运患者
C. 其他人背起或抱住患者
D. 患者自己双手保护颈部
E. 固定好患者的四肢

22. 最严重的脊柱骨折并发症是
A. 发热
B. 血管损伤
C. 骨筋膜隔室综合征
D. 脊髓损伤
E. 关节僵硬

23. 最轻的脊髓损伤是
A. 脊髓受压
B. 脊髓挫伤
C. 脊髓震荡
D. 脊髓断裂
E. 马尾神经损伤

（24~26 题共用题干）

男，10岁。因高热，体温39.3℃，右膝关节处红肿、疼痛入院。MRI 检查显示：骨髓腔内有异常高信号，骨周围有异常高信号。医生行局部穿刺抽出脓液。

24. 该患儿的诊断是
A. 蜂窝织炎
B. 深部脓肿
C. 风湿病
D. 骨结核
E. 急性血源性骨髓炎

25. 该疾病最常见的致病菌是
A. 溶血性金黄色葡萄球菌
B. 乙型溶血性链球菌
C. 金黄色葡萄球菌
D. 大肠杆菌

E. 表皮葡萄球菌

26. 该患儿早期会出现

    A. 骨质破坏、死骨形成   B. 死骨、骨性包壳   C. 窦道

    D. 脓肿形成   E. 骨性死腔

（27~29 题共用题干）

女，40 岁。因"午后低热伴乏力、盗汗，腰部活动受限、疼痛半月余"入院。询问病史得知：其母曾患肺结核。入院后立即进行 X 线检查。

27. 该患者可能的诊断是

    A. 腰椎骨折   B. 腰扭伤   C. 腰椎骨肿瘤

    D. 腰椎结核   E. 肾结石

28. 该患者 X 线检查的表现是

    A. 无改变   B. 腰椎骨折   C. 腰椎脱位

    D. 腰椎骨量减少   E. 骨质破坏和椎间隙狭窄为主

29. 经诊断，该患者患有边缘型结核，此病多见于

    A. 多见于 10 岁以下儿童   B. 多见于成人   C. 好发于胸椎

    D. 好发于腰椎   E. 病变由椎体开始

（30~32 题共用题干）

男，57 岁。患者下楼梯时不慎跌落，头部着地，被路人拨打急救电话送至医院急诊室。查体：生命体征平稳，颈部活动受限，双上肢活动受限，肌力 4 级；双下肢活动正常。

30. 该患者要明确诊断应首先选择的检查是

    A. 颈椎 X 线检查   B. CT   C. MRI

    D. B 超   E. 造影

31. 该患者可能的诊断是

    A. 颈部扭伤   B. 颈椎骨折合并脊髓损伤

    C. 颈椎病   D. 胸椎压缩性骨折

    E. 椎间关节脱位

32. 有关该患者的护理措施，描述**错误**的是

    A. 用颈托保护颈部   B. 患者取平卧位

    C. 立即用轮椅运送患者进行检查   D. 严密观察患者生命体征

    E. 注意观察患者的四肢感觉、运动情况

（33~35 题共用题干）

女，45 岁。患者四肢无力、手握力弱，步态不稳，近日病情加重。医生查体发现：患者精细活动失调，有运动神经元损伤表现，四肢反射亢进，肌张力增强。

33. 该患者最可能的诊断是

    A. 脊髓型颈椎病   B. 交感神经型颈椎病   C. 重症肌无力

D. 脑血栓　　　　　　　　　E. 脑梗死

34. 该患者可采取的保守治疗方法有

    A. 卧床休息、牵引、颈托固定　　　　　B. 卧床休息、推拿按摩、牵引

    C. 卧床休息、理疗药物、颈托固定　　　D. 卧床休息、理疗药物、推拿按摩

    E. 卧床休息、理疗药物、牵引

35. 该患者佩戴颈托固定的作用是

    A. 缓解颈部肌肉痉挛　　　　　　　　　B. 增加颈椎的稳定性

    C. 加大颈部的活动范围　　　　　　　　D. 辅助颈部活动

    E. 去除颈部压迫

（36~38题共用题干）

　　男，85岁。患者在家时不慎跌倒，导致右侧髋部剧烈疼痛，下肢活动受限，紧急到医院就诊。
X线检查发现：右侧股骨颈骨折，骨折线位于股骨头与股骨颈交界处。

36. 该患者的骨折类型属于

    A. 股骨颈基底骨折　　　　B. 股骨颈骨折　　　　C. 股骨头下骨折

    D. 股骨粗隆间骨折　　　　E. 稳定骨折

37. 该患者的骨折类型最易导致

    A. 髋关节僵直　　　　　　　　　　　　B. 骨折远端向上移位

    C. 大、小转子之间血液循环差　　　　　D. 股骨头缺血坏死

    E. 不影响骨折两端的血液循环，骨折容易愈合

38. 该患者首选的治疗方法是

    A. 卧床休息，尽量保守治疗

    B. 行患侧肢体皮牵引

    C. 行患侧肢体胫骨结节牵引

    D. 骨折局部复位后，使用石膏、支具等进行完全外固定

    E. 全身情况允许的话，尽早尽快手术治疗

（四）B型题

（39~41题共用备选答案）

    A. 疼痛　　　　　　　　　　　　　　　B. 肘部向后突出并处于半屈位

    C. 方肩畸形　　　　　　　　　　　　　D. 软组织损伤

    E. 肘后三点关系异常，肘后空虚，可摸到凹陷

39. 肘关节脱位可致

40. 肩关节脱位可致

41. 屈曲型肱骨髁上骨折可致

（42~44题共用备选答案）

    A. 首选骨牵引

B. 去除过紧的外固定,内部血肿切开减压

C. 密切观察患者生命体征变化,尽早发现、及时处理,骨折部位固定,补充血容量,镇静镇痛

D. 及时发现并处理患者出现的肺水肿、肺出血、肺不张、低氧血症等

E. 严密观察生命体征

42. 四肢骨折患者出现休克时的护理应注意

43. 四肢骨折患者出现脂肪栓塞时的护理应注意

44. 四肢骨折患者出现骨筋膜隔室综合征时的护理应注意

(45~47题共用备选答案)

A. 骨折肢体完全制动,防止再损伤

B. 增大各关节的活动度,防止关节僵直

C. 促进功能全面恢复,运动重点是以重要关节为主的全身锻炼

D. 防止肌肉萎缩和关节粘连,运动重点是患肢骨折的远近关节运动

E. 促进血液循环,消除肿胀,防止肌肉萎缩

45. 骨科患者在早期功能锻炼的目的是

46. 骨科患者在中期功能锻炼的目的是

47. 骨科患者在晚期功能锻炼的目的是

二、填空题

1. 骨折后发生骨筋膜隔室综合征处理不当可出现(　　　),是最严重的并发症之一。

2. 骨内生长的肿瘤可刺激骨膜产生骨膜反应,若骨膜被肿瘤掀起,在骨膜下产生三角形新骨,称为 Codman 三角,多见于(　　　)。

3. (　　　)检查可以明确骨折类型和脊髓损伤程度。

4. 无明显移位的外展型或嵌插型股骨颈骨折应首选(　　　)牵引。

5. 肱骨干中下段骨折容易合并(　　　)神经损伤。

6. 骨巨细胞瘤可分为巨细胞瘤和(　　　)。

7. 上颈段脊髓损伤可出现(　　　)瘫痪。

8. 骨筋膜隔室综合征表现为疼痛、感觉异常、肌肉瘫痪、无脉和苍白,合称(　　　)征。

9. 畸形、关节异常活动和(　　　)是骨折的专有体征。

10. 石膏未干固前应禁止(　　　)和压迫。

三、名词解释

1. 骨折功能复位　　　2. 骨性关节炎　　　3. 损伤性骨化

四、简答题

1. 简述骨折的愈合过程。

2. 简述骨折早期的主要并发症。

3. 如何对皮瓣移植术后患者进行体位管理？

五、论述题

1. 如何观察末梢血运？
2. 试述颈椎病的类型和临床表现。

六、案例分析题

男，40岁。因车祸导致右小腿长时间挤压，现场急救给予患肢夹板外固定。后转运至医院，急诊收住院。入院后患者主诉患肢疼痛剧烈，体格检查可见患肢红肿，短缩畸形，骨折处隆起，皮肤大面积擦伤，足背动脉搏动消失，肢端苍白、冰凉，体温39℃，X线检查示"右胫腓骨双干骨折"。

请问：

1. 该患者最可能出现的并发症是什么？
2. 如何应急处理？
3. 护理该患者时应注意哪些问题？

参考答案

一、单项选择题

（一）A1型题

1. A　2. E　3. D　4. B　5. A　6. E　7. B　8. C　9. D　10. B

（二）A2型题

11. B　12. D　13. A　14. B　15. D　16. E　17. C　18. E　19. A　20. E

（三）A3/A4型题

21. B　22. D　23. C　24. E　25. A　26. A　27. D　28. E　29. B　30. A　31. B　32. C　33. A

34. C　35. B　36. C　37. D　38. E

（四）B型题

39. E　40. C　41. B　42. C　43. D　44. B　45. E　46. D　47. C

二、填空题

1. 缺血性肌挛缩

2. 骨肉瘤

3. MRI

4. 皮

5. 桡

6. 恶性巨细胞瘤

7. 四肢痉挛性

8. 5P

9. 骨擦音或骨擦感

10. 搬动

三、名词解释

1. 骨折功能复位：经复位后，由于各种原因两骨折端未恢复至正常的解剖关系，但骨折愈合后对肢体功能无明显影响者，称骨折功能复位。

2. 骨性关节炎：指由多种因素引起关节软骨纤维化、皲裂、溃疡、脱失而导致的关节疾病，其发生与年龄、肥胖、炎症、创伤及遗传因素等有关。

3. 损伤性骨化：又称骨化性肌炎，指由于关节扭伤、脱位或关节附近骨折，骨膜剥离形成骨膜下血肿，处理不当使血肿扩大，血肿骨化并在关节附近软组织内广泛骨化，造成严重关节活动障碍。常见于肘关节。

四、简答题

1. 简述骨折的愈合过程。

（1）血肿炎症机化期：肉芽组织形成过程，骨折导致骨髓腔、骨膜下和周围组织血管破裂出血，在骨折断端及其周围组织形成血肿。骨折导致骨髓腔、骨膜下和周围组织血管破裂出血，在骨折断端及其周围组织形成血肿，引起无菌性炎症反应。炎性细胞清除血凝块、坏死软组织和死骨，使血肿机化形成肉芽组织。此过程约在骨折后2周完成。

（2）原始骨痂形成期：骨内、外膜增生，新生血管长入，成骨细胞大量增殖，合成并分泌骨基质，使骨折端附近内、外形成的骨样组织逐渐骨化，形成新骨，即膜内成骨。填充于骨折断端间和髓腔内的纤维组织逐解转化为软骨组织，钙化成软骨内成骨，形成环状骨痂和髓腔内骨痂，即为连接骨痂。连接骨痂与内、外骨痂相连，形成桥梁骨痂，这标志着原始骨痂形成。此过程成人一般需要3~6个月。

（3）骨痂改造塑形期：原始骨痂中新生骨小梁增粗、排列规则致密。随着破骨细胞和成骨细胞的侵入，骨折端死骨清除和新骨形成的爬行替代过程完成。原始骨痂被板层骨所替代，使骨折部位形成坚强的骨性连接，此过程约需要1~2年。

2. 简述骨折早期的主要并发症。

（1）休克：严重创伤、骨折引起大出血或重要器官损伤所致。

（2）脂肪栓塞综合征：发生于成人，因骨折处髓腔内血肿张力过大，骨髓被破坏，脂肪滴进入破裂的静脉窦内引起，可导致肺、脑脂肪栓塞。

（3）重要内脏器官损伤：肝脾破裂、肺损伤、膀胱和尿道损伤、直肠损伤。

（4）重要周围组织损伤：血管损伤、周围神经损伤。

（5）骨筋膜隔室综合征：骨筋膜隔室是由骨、骨间膜、肌间隔和深筋膜形成的密闭腔隙。骨折时，骨折部位骨筋膜隔室内的压力增高，导致肌肉和神经因急性缺血而产生一系列早期综合征，即骨筋膜隔室综合征。

3. 如何对皮瓣移植术后患者进行体位管理？

（1）患者应绝对卧床，大小便及进食时均不能起床。

（2）将患者术肢置于轻度外展、略高于心脏水平的自然舒适位置，同时应避免使吻合血管受压、扭曲或受到牵拉。

（3）严禁患侧卧位，以防手术肢体受压，影响动脉供血和静脉回流。

（4）夜班护士应加强巡视，及时调整睡眠中患者的不当体位。

（5）血管危象多发生在夜间，发生率高达76.1%，应及时发现并处理。

五、论述题

1. 如何观察末梢血运？

（1）皮肤颜色：动脉供血不足时，肤色苍白，指/趾腹空虚感。静脉回流不良时，肤色呈青紫色。

（2）皮肤温度：将伤肢远端同健侧对称点做比较。对比时，双侧肢体要在同一室温下。亦可用皮温计进行测量和比较。皮温低于健侧说明血液循环差。

（3）动脉搏动：上肢可触诊桡动脉和尺动脉。下肢可触诊足背动脉及胫后动脉。如动脉搏动消失，则有肢端缺血现象。

（4）毛细血管充盈情况：用手指压迫伤肢的指/趾甲，甲下颜色变为苍白，移去压迫，1~2s内即恢复原来红润现象为正常。若动脉供血欠佳，充盈时间则延长。如以上观察不明确时，可在指/趾腹部位消毒后，以消毒针头或刀片刺破或割破全层皮肤，观察有无出血，如无出血，则有血运障碍。

（5）桡动脉：桡动脉下段仅被皮肤和筋膜遮盖，是临床触摸脉搏的部位。检查者将手的示指、中指和无名指，放到患者手的大拇指根部掌面桡侧，可摸到动脉搏动，若搏动消失，即有血运障碍的风险。

（6）足背动脉：检查者将手的示指、中指和无名指，放到患者踝关节前方踇长肌腱和趾长肌腱之间，可摸到动脉搏动，即足背动脉搏动消失，即有血运障碍的风险。

2. 试述颈椎病的类型和临床表现。

颈椎病的类型较多，由于临床表现多样化，故分型方法也不尽相同，国内传统上沿用四种基本分型的方法：神经根型颈椎病、脊髓型颈椎病、椎动脉型颈椎病、交感型颈椎病。各型颈椎病的主要临床表现如下：

（1）神经根型颈椎病：占颈椎病的60%~70%，由于突出的椎间盘、增生的钩椎关节压迫相应神经根，神经根受刺激，临床上开始多表现为颈肩痛，短期内加重，并向上肢放射。放射范围根据受压神经根不同而表现在相应皮节，如颈肩部或上肢皮肤感觉障碍、麻木、疼痛、过敏等异常，神经反射减弱或消失，神经根支配的上肢肌力下降，手指动作不灵活。检查可见病侧颈部肌肉痉挛，颈肩部肌肉可有压痛，患肢活动有不同程度受限。上肢牵拉试验及压头试验可出现阳性，表现为诱发根性疼痛。

（2）脊髓型颈椎病：颈椎退行性改变直接压迫脊髓或压迫给脊髓供血的血管而出现一系列症状。患者可出现四肢麻木感觉，运动神经传导障碍的锥体束受损症状，如手部精细运动障碍、手脚笨拙、走路不稳、踩棉花感，后期有大、小便功能障碍，是颈椎病最严重的类型。检查时可有感觉障碍平面，肌力减退，四肢腱反射活跃或亢进，浅反射减弱或消失。霍夫曼征、巴宾斯基征等可呈阳性。

（3）椎动脉型颈椎病：由于颈椎间盘退行性改变机械性压迫，导致骨性增生和颈椎节段性不稳定，压迫或刺激椎动脉，使椎动脉狭窄、迂曲或痉挛，造成椎基底动脉供血不足，可出现偏头痛、颈肩部疼痛、枕部不适、头晕、恶心、耳鸣，转动颈椎时突发眩晕而猝倒。椎动脉周围有大量交感神经的节后纤维，因而可出现自主神经症状，表现为心悸、心律失常、胃肠功能减退等。

（4）交感型颈椎病：由于椎间盘突出、小关节增生，压迫或刺激颈部交感神经纤维而引起的一系列反射性交感神经症状。多与长期低头、伏案工作有关，有交感神经抑制或兴奋的症状。患者可出现颈部疼痛、头痛、头晕、心慌、耳鸣、出汗、胸闷、躯干麻木发凉、血压升高、心悸、心律失常等。亦可有耳鸣、听力减退，或记忆力减退、失眠等。

六、案例分析题

1. 该患者最可能出现的并发症是什么？

骨筋膜隔室综合征。

2. 如何应急处理？

尽早手术，行切开减压术。

3. 护理该患者时应注意哪些问题？

立即去除患肢过紧的外固定，固定患肢并制动，严密观察患肢的末梢循环。

（张文光）

试题八（烧伤整形科、器官移植）

一、单项选择题

（一）A1 型题

1. 烧伤后体液渗出期一般持续

    A. 6~8h   B. 8~12h   C. 12~24h

    D. 24~48h   E. 48~72h

2. 使用手掌法计算烧伤面积时，患者单掌的掌面积占体表面积的

    A. 1%   B. 2%   C. 2.5%

    D. 0.5%   E. 1.5%

3. 深度烧伤是指

    A. Ⅰ度和Ⅱ度   B. Ⅱ度和Ⅲ度   C. 浅Ⅱ度和深Ⅱ度

    D. 深Ⅱ度及以上的烧伤   E. Ⅲ度

4. 吸入性损伤多见于哪个部位的烧伤

    A. 会阴部   B. 双上肢   C. 躯干部

    D. 双下肢   E. 头面部

5. 关于配型，说法**错误**的是

    A. 肝移植前，供者、受者不必做组织相容性配型

    B. 肝移植前，供者、受者只需要 ABO 血型和 Rh 血型相同即可

    C. 肾移植的免疫配型包括血型和组织相容性配型

    D. 应避免等待期输血

    E. 术前通过处理，ABO 血型不合的肾移植不能获得成功

6. 有关肾移植供体和受体术前配型的说法，正确的是

    A. 术前配型包括 ABO 血型和组织相容性配型

    B. 术前配型包括血型和组织相容性配型

    C. 术前配型包括 Rh 血型和组织相容性配型

    D. 术前配型包括 ABO 血型和 Rh 血型配型

    E. 人类白细胞抗原错配点数越多越好

7. 肾移植术后急性排斥反应的临床表现是

    A. 高热、尿量减少、体重减少   B. 低热、尿量减少、体重增加

    C. 高热、尿量增加、体重增加   D. 高热、尿量减少、体重增加

    E. 低热、尿量增加、体重增加

8. 以下临床表现最有可能是肺移植术后胸腔内出血的是

A. 持续咳嗽咳痰,呕血

B. 胸痛、胸闷

C. 术后胸腔引流管持续引出大量血性液体

D. 脉搏降低、尿量增加

E. 尿量减少,血压升高

9. 肺移植术后肺部感染最常见的病原体是

A. 细菌   B. 病毒   C. 原虫

D. 真菌   E. 寄生虫

10. 下列是钙调磷酸酶抑制剂的免疫抑制剂是

A. 泼尼松   B. 环磷酰胺   C. 硫唑嘌呤

D. 他克莫司   E. 吗替麦考酚酯

(二) A2 型题

11. 男,40 岁。因火焰烧伤体表面积 60%,伤后 1h 急诊入院。入院后给予静脉补液,首选晶体液为

A. 白蛋白   B. 碳酸氢钠溶液   C. 5% 葡萄糖注射液

D. 复方氯化钠溶液   E. 10% 葡萄糖注射液

12. 女,26 岁。患者不慎被热油烫伤双上肢,双前臂、双上臂红肿明显,可见大小不一水疱,基底潮红,疼痛剧烈;双手水肿明显,创面基底红白相间,痛觉迟钝,但拔毛有痛感。该患者的深 Ⅱ 度烧伤面积为

A. 5%   B. 6%   C. 7%   D. 13%   E. 11%

13. 男,16 岁。双手不慎被开水烫伤。该患者伤后应采取的急救措施是

A. 立即送附近医院   B. 双手涂抹牙膏,减轻疼痛

C. 冷水冲洗 15min   D. 冷水浸泡至疼痛感减轻或消失

E. 络合碘消毒

14. 男,4 岁。因鞭炮爆炸导致头面部烧伤,伤后 6h 入院。患者左外耳道可见分泌物,耳郭肿胀明显。有关该患者耳部护理的描述,**不正确**的是

A. 尽量避免侧卧,以免耳郭受压,防止发生中耳炎或耳软骨炎

B. 及时清理流出的分泌物

C. 左外耳道入口处用无菌纱条引流

D. 取左侧卧位,使耳郭受压,利于引流

E. 分泌物渗出较多时,可在左外耳道入口处放置干棉球并经常更换

15. 女,2 岁。洗澡时被开水烫伤臀部及会阴部,基底红白相间。有关其创面护理的描述中,**不正确**的是

A. 进行包扎治疗   B. 睡小儿人字形床

C. 留置导尿管   D. 大小便污染时,及时换药

E. 下肢外展 45°~60°

16. 男，52 岁。患者肾移植术后第 1 周内，血肌酐水平一直没有明显下降，同时出现少尿或无尿的症状。该患者可能面临的问题是
    A. 肾功能延迟恢复
    B. 肾功能急性排斥反应
    C. 手术失败
    D. 感染
    E. 血液供应不足

17. 男。47 岁。心脏移植术后出现乏力、全身不适、食欲缺乏等症状。该患者可能出现的并发症是
    A. 心肌梗死
    B. 急性排斥反应
    C. 心力衰竭
    D. 肺部感染
    E. 营养不良

18. 男，45 岁。心脏移植术后 1 周出现肺动脉压和中心静脉压升高，右心室扩大，颈静脉怒张，肝大，下肢水肿，血压偏低。该患者可能出现的并发症是
    A. 急性左心衰竭
    B. 急性右心衰竭
    C. 室间隔穿孔
    D. 心包积液
    E. 心肌梗死

19. 女，30 岁。肺移植术后 7d，体温 38.7℃。患者诉胸痛，全身不适，疲乏，食欲缺乏，咳嗽、咳痰，呼吸困难。X 线检查提示：肺周围蜂窝样改变。肺功能检查显示：肺功能恶化。病理检查：血管周围淋巴细胞浸润。该患者可能出现的并发症是
    A. 急性肺衰竭
    B. 心包积液
    C. 肺部感染
    D. 急性排斥反应
    E. 心肌梗死

（三）A3/A4 型题
（20~22 题共用题干）

男，34 岁。因火焰烧伤 2h 入院。查体：体温 36.6℃，心率 136 次/min，呼吸 28 次/min，血压 84/52mmHg；神志昏迷，声音嘶哑，呼吸困难，肺部可闻及哮鸣音；头面颈部、双侧大腿、躯干及会阴、臀部烧伤，创面基底发白，水疱较小，痛觉迟钝；双上肢烧伤，创面干燥呈皮革样改变，可见栓塞血管，痛觉消失。

20. 为该患者补液时，应遵循的原则是
    A. 先胶后晶，先盐后糖，先快后慢
    B. 先胶后晶，先糖后盐，先快后慢
    C. 先晶后胶，先糖后盐，先快后慢
    D. 先晶后胶，先盐后糖，先快后慢
    E. 先胶后晶，先糖后盐，先慢后快

21. 该患者的烧伤总面积为
    A. 42%　　　B. 75%　　　C. 80%　　　D. 81%　　　E. 77%

22. 按烧伤严重程度分类，该患者属于
    A. 轻度
    B. 中度
    C. 重度
    D. 特重度
    E. 危重度

（23~24题共用题干）

女，35岁。既往无其他合并症，患者行肾移植术后第1天，意识清楚，体温37.3℃，心率92次/min，呼吸18次/min，血压146/92mmHg，手术切口敷料清洁干燥，疼痛评分为2分。

23. 护理该患者时，目前首先应注意的是

    A. 通知医生并将血压控制在140/90mmHg以下

    B. 通知医生并将血压控制在130/80mmHg以下

    C. 通知医生并将收缩压控制在100~110mmHg

    D. 做好营养管理，术后立即给予口服营养液

    E. 使用免疫抑制剂2周后开始监测血药浓度

24. 该患者术后5h尿量共1 600ml，血钾3.8mmol/L。关于该患者此时的护理措施，描述**错误**的是

    A. 遵循"量出为入"的原则   B. 限制术后总输入液量

    C. 24h内应严密监测每小时尿量   D. 应加强电解质的补充

    E. 立即给予补钾

（25~27题共用题干）

男，42岁。原发性肝癌，原发性高血压病史5年，拟行肝移植术。

25. 该患者获得了适合配型的肝源，理想的供肝冷保存时间应**不超过**

    A. 3h   B. 5h   C. 8h   D. 10h   E. 16h

26. 该患者行肝移植术后第1天，出现神志淡漠甚至昏迷，面色苍白，全身湿冷，脉搏细速，血压进行性下降。该患者最可能发生的情况是

    A. 急性排斥反应   B. 术后感染   C. 肝动脉栓塞

    D. 腹腔内出血   E. 腹壁切口出血

27. 该患者术后服用他克莫司＋吗替麦考酚酯＋糖皮质激素。有关服用药物的健康宣教中，**错误**的是

    A. 长期服用激素可能发生消化道溃疡、骨质疏松等

    B. 应注意监测血糖水平

    C. 应注意监测肝肾功能

    D. 应注意监测血钾水平

    E. 应注意监测血氧水平

（四）B型题

（28~30题共用答案）

    A. 急性排斥反应   B. 腹腔内出血   C. 感染

    D. 肝动脉栓塞   E. 原发性肝脏无功能

28. 肝移植患者由于供者术前存在低血压或低氧血症，或大量使用血管活性药物，供肝热缺血或冷缺血时间过长，术后最可能发生的并发症是

29. 肝移植患者术后发生发热、乏力、昏睡、食欲缺乏、腹胀、肝大、肝区压痛、黄疸、皮肤瘙痒、胆汁分泌减少等时，最可能发生的并发症是

30. 肝移植患者术后出现神志淡漠甚至昏迷、面色苍白、全身湿冷、脉搏细速等,应考虑出现的情况是

二、填空题

1. 根据烧伤的病理生理特点,其病程大致分( )、( )、( )、( )。

2. 大面积烧伤患者伤后( )内易发生低血容量性休克。

3. 排斥反应可分为( )和宿主抗移植物反应两大类。

4. 供肝热缺血时间一般不能超过( )。

5. 肝部分切除后残肝代偿性增大的现象,称为( )。

6. 肺移植术后胸腔内出血多发生于术后( )内。

三、名词解释

1. 吸入性损伤   2. 烧伤   3. 器官移植   4. 原发性肝脏无功能

四、简答题

1. 成人液体复苏有效的指标有哪些?

2. 浅Ⅱ度和深Ⅱ度烧伤的局部临床特点分别有哪些?

3. 检测血药浓度的时机通常有哪几种?

4. 肝移植术后急性排斥反应的护理要点有哪些?

五、论述题

1. 根据烧伤总面积和深度,如何判断成人的烧伤严重程度?

2. 心脏移植术后低心排血量综合征的临床表现有哪些?

六、案例分析题

男,55岁。肝移植术后第5天。查房发现:血氧饱和度87%,偶有咳嗽。查体:体温37.3℃,血压90/60mmHg,心率125次/min,呼吸29次/min;神志淡漠,腹部伤口敷料清洁干燥,腹腔引流管引流出红色液体200ml。血常规示:血红蛋白80g/L。

请问:

1. 该患者最可能出现了什么问题?

2. 针对这个问题,护理要点是什么?

参考答案

一、单项选择题

(一)A1型题

1. D   2. A   3. D   4. E   5. E   6. B   7. B   8. C   9. A   10. D

（二）A2型题

11. D　12. A　13. D　14. D　15. A　16. A　17. B　18. B　19. D

（三）A3/A4型题

20. D　21. C　22. D　23. C　24. E　25. C　26. D　27. E

（四）B型题

28. E　29. A　30. B

二、填空题

1. 体液渗出期、急性感染期、创面修复期、康复期。

2. 48h

3. 移植物抗宿主反应

4. 30min

5. 肝脏再生

6. 48h

三、名词解释

1. 吸入性损伤：又称呼吸道烧伤，是指吸入火焰、蒸汽或化学性烟尘、气体等所引起的呼吸系统损伤。

2. 烧伤：泛指由热力、电流、化学物质、激光、放射线等所造成的组织损伤。

3. 器官移植：是指用手术的方法，将一个有活力的器官移植到自身或另一个体内使之代替病损器官功能的技术，包括将切取的器官移植到同一个体内的自体移植，以及移植给同一种属的另一个体内的异体移植。

4. 原发性肝脏无功能：由于供者术前存在低血压或低氧血症，或大量使用血管活性药物，供肝热缺血或冷缺血时间过长，或血管重建后再灌注损伤，受者免疫排斥等因素，移植后受者迅速出现肝功能衰竭、肝性脑病、胆汁分泌减少甚至无胆汁、凝血功能紊乱、代谢性酸中毒等称为原发性肝脏无功能。

四、简答题

1. 成人液体复苏有效的指标有哪些？

（1）每小时尿量为30~50ml。

（2）脉搏、心跳有力，脉率在120次/min以下。

（3）收缩压维持在90mmHg以上，脉压维持在20mmHg以上，中心静脉压为5~12cmH$_2$O。

（4）呼吸平稳。

（5）患者安静，无烦躁不安。

（6）无明显口渴。

2. 浅Ⅱ度和深Ⅱ度烧伤的局部临床特点分别有哪些？

（1）浅Ⅱ度烧伤：属于浅度烧伤，伤及表皮全层及真皮浅层；局部表现为红肿明显，疼痛剧烈；水疱大小不一，疱壁薄，创面基底潮红；1~2周内愈合，多有色素沉着，无瘢痕。

（2）深Ⅱ度烧伤：属于深度烧伤，伤及真皮深层；局部表现为水肿明显，痛觉迟钝，有拔毛痛；水疱较小，疱壁较厚，创面基底发白或红白相间；3~4周愈合，常有瘢痕形成和色素沉着。

3. 检测血药浓度的时机通常有哪几种？

检测血药浓度的时机通常有3种。

（1）谷浓度（C_0）：清晨服药前采血测定的血药浓度。

（2）峰浓度（C_2）：服药后2h采血测定的血药浓度。

（3）血药浓度 - 时间曲线下面积：指测定服药前和服药后30min、1h、2h、3h、4h、6h、8h、10h、12h的血药浓度。

4. 肝移植术后急性排斥反应的护理要点有哪些？

（1）严密监测患者的精神状态、生命体征、有无黄疸或黄疸加重。

（2）定期监测患者的肝功能；使用免疫抑制剂期间，监测血药浓度，观察治疗效果和副作用。

（3）一旦明确为急性排斥反应，遵医嘱调整免疫抑制剂剂量或更换免疫抑制剂，必要时应用大剂量激素冲击治疗，连续3d，密切观察治疗效果。冲击治疗期间，患者易出现高血糖，注意控制血糖；如血糖升高，皮下注射胰岛素，必要时使用微量泵泵入胰岛素，每1~2h监测血糖一次，根据血糖值及时调整胰岛素泵入速度，避免低血糖发生。

五、论述题

1. 根据烧伤总面积和深度，如何判断成人的烧伤严重程度？

按烧伤总面积和深度将烧伤程度分为以下4类：

（1）轻度烧伤：Ⅱ度烧伤总面积在10%以下。

（2）中度烧伤：Ⅱ度烧伤面积在11%~30%，或Ⅲ度烧伤面积在10%以下。

（3）重度烧伤：烧伤总面积在31%~50%，或Ⅲ度烧伤面积在11%~20%；或总面积、Ⅲ度烧伤面积虽未达到上述范围，但已发生休克，吸入性损伤或合并较重复合伤者。

（4）特重烧伤：烧伤总面积在50%以上，或Ⅲ度烧伤面积在20%以上，或存在较重的吸入性损伤、复合伤等。

2. 心脏移植术后低心排血量综合征的临床表现有哪些？

低心排血量综合征是一组以心排血量下降、外周脏器灌注不足为特点的临床综合征。当心脏指数<2.0L/（min·m²）时，常伴有以下表现：

（1）低血压，平均动脉压<60mmHg。

（2）心动过速，心率>90次/min。

（3）少尿，尿量<1ml/（kg·h）。

（4）代谢性酸中毒，pH<7.4，乳酸>3.0mmol/L，碱剩余<-2mmol/L。

（5）混合静脉血氧饱和度（SvO_2）<65%。

（6）肢体末梢湿冷、皮肤苍白及潮湿。

（7）肺淤血、低氧血症。

六、案例分析题

1. 该患者最可能出现了什么问题?

腹腔内出血。

2. 针对这个问题,护理要点是什么?

(1)密切观察患者的神志及意识状态,密切监测其生命体征、血红蛋白等指标的变化。

(2)密切观察患者的腹部体征、伤口渗血及引流情况,准确记录引流液的量、颜色及性状。

(3)立即建立两条以上静脉通路,快速补充血容量,准确记录24h出入量。

(4)立即行交叉配血试验,遵医嘱输注红细胞悬液。

(5)遵医嘱使用止血药物。

(6)监测凝血功能,必要时输入纤维蛋白原、凝血酶原复合物、新鲜冰冻血浆等。

(7)遵医嘱使用血管活性药物。

(8)若明确为活动性出血,积极完善术前准备,立即行剖腹探查术止血。

(岳丽青 蒋 艳)

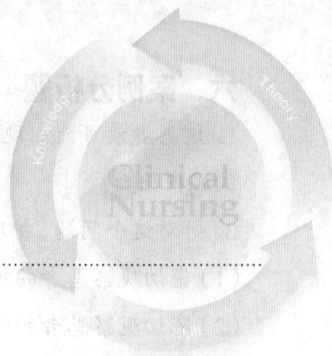

第九章
妇产科护理学

（含妇科、产科）

试题一（妇科）

一、单项选择题

（一）A1 型题

1. 子宫颈癌的早期临床表现是

    A. 接触性出血，可见性交后或妇科检查后出血

    B. 阴道排液，多为白色或血性，稀薄如水样或米泔样，有腥臭味。感染后为脓性或米汤样恶臭白带

    C. 大出血

    D. 腰骶部或坐骨神经痛

    E. 恶病质

2. 子宫肌瘤最常见的症状是

    A. 经量增多及经期延长

    B. 下腹部肿块

    C. 白带增多

    D. 压迫症状，如肌瘤压迫膀胱出现尿频、排尿障碍、尿潴留

    E. 腰酸背痛、下腹坠胀，不孕或流产

3. 子宫脱垂最主要的病因是

    A. 分娩损伤　　　　　　　　B. 产褥期早期体力活动　　　　C. 长期腹压增加

    D. 盆底组织松弛　　　　　　E. 咳嗽

4. 子宫脱垂的分度中，子宫颈已脱出阴道口之外，但宫体仍在阴道内属于

    A. Ⅰ度轻型　　　B. Ⅰ度重型　　　C. Ⅱ度轻型　　　D. Ⅱ度重型　　　E. Ⅲ度

5. 维持子宫在盆腔正中位置的韧带是

    A. 子宫主韧带　　　　　　　B. 子宫圆韧带　　　　　　　C. 子宫颈横韧带

    D. 子宫骶韧带　　　　　　　E. 子宫阔韧带

6. 输卵管结构中，正常情况下的受精部位是

A. 间质部　　　　B. 峡部　　　　C. 壶腹部　　　　D. 伞部　　　　E. 子宫内膜层

7. 滴虫阴道炎患者应使用的治疗药物是

  A. 甲硝唑及替硝唑　　　　B. 伊曲康唑　　　　C. 碳酸氢钠溶液

  D. 雌激素　　　　E. 醋酸溶液

8. 滋养细胞肿瘤主要经血行播散,其最常见的转移部位是

  A. 肝　　　　B. 肺　　　　C. 阴道　　　　D. 肾　　　　E. 脑

9. 子宫颈癌发病的主要危险因素是

  A. 人乳头状瘤病毒(HPV)感染　　　　B. 多个性伴侣

  C. 早年性生活(<16 岁)　　　　D. 早年分娩

  E. 多次分娩史

10. 滋养细胞肿瘤阴道转移患者的护理要点中,**错误**的是

  A. 保持大便通畅,卧床休息

  B. 避免不必要的阴道检查和盆腔检查

  C. 行阴道冲洗

  D. 严密观察病情,做好大出血抢救准备

  E. 阴道结节破溃出血时,用长纱条压迫止血,纱条应于 24~48h 取出

11. 有关腹部手术备皮的范围,描述**错误**的是

  A. 上自剑突下　　　　B. 下至两大腿上 1/3 处及外阴部

  C. 两侧至腋中线　　　　D. 腹腔镜手术者注意清洁脐窝

  E. 下至两大腿上 2/3 处及外阴部

(二) A2 型题

12. 女,35 岁。7d 前出现外阴瘙痒、灼痛、性交痛以及尿痛,阴道分泌物增多,分泌物为豆腐渣样白带。该患者最可能的诊断为

  A. 滴虫阴道炎　　　　B. 外阴阴道假丝酵母菌病　　　　C. 萎缩性阴道炎

  D. 老年性阴道炎　　　　E. 真菌感染

13. 女,57 岁。诊断为宫颈癌,使用紫杉醇进行化学治疗。护士巡房时,发现静脉滴注紫杉醇的留置针处红肿,此时护士**不应**进行的操作是

  A. 立即停药　　　　B. 局部热敷

  C. 采用生理盐水或普鲁卡因局部封闭　　　　D. 用硫酸镁外敷

  E. 用黄金散外敷

14. 女,42 岁。主诉性交后出血半年余,近 1 个月来白带为血性,有腥臭味,腰骶部时有疼痛。该患者最可能的诊断为

  A. 卵巢癌　　B. 子宫内膜癌　　C. 输卵管癌　　D. 子宫颈癌　　E. 外阴癌

15. 女,38 岁。诊断为宫颈癌,现为术后第 3 天。该患者留置尿管的护理措施中,**不正确**的是

  A. 一般术后尿管留置 7~14d

B. 留置尿管期间鼓励患者多饮水

C. 拔除尿管前无须夹闭尿管

D. 拔除尿管后 1~2h 自行排尿，如无法排尿，应及时处理，必要时重新留置尿管

E. 拔除尿管后 4~6h 测残余尿，大于 100ml 应继续留置尿管

16. 女，41 岁。诊断为子宫肌瘤。该患者就诊的最常见原因可能是

    A. 经量增多及经期延长　　　B. 下腹部肿块　　　　　　　C. 白带增多

    D. 尿频　　　　　　　　　　E. 腰酸背痛、下腹坠胀

17. 女，21 岁。因外伤导致会阴水肿，现须行会阴湿热敷。关于会阴湿热敷，描述**不正确**的是

    A. 在会阴擦洗后进行

    B. 湿热敷的温度一般为 50~52℃

    C. 湿热敷的面积应是病损范围的 2 倍

    D. 定期检查热源袋的完好性，防止烫伤

    E. 热敷过程中，护士应随时评价效果，并为患者提供一切生活护理

18. 行蛛网膜下腔阻滞的患者合适的体位是

    A. 软枕平卧 4~6h　　　　　　B. 去枕平卧 4~6h　　　　　　C. 平卧，头偏向一侧

    D. 半坐卧位　　　　　　　　E. 中凹卧位

（三）A3/A4 型题

（19~21 题共用题干）

　　女，28 岁。诊断为葡萄胎，行清宫术后。

19. 现为该患者进行出院随访时间宣教，其中宣教内容**错误**的是

    A. 清宫后每周一次，连续 3 次阴性

    B. 连续 3 周阴性后，每个月一次，连续 3 个月

    C. 连续 3 周阴性后，每个月一次，共 6 个月

    D. 连续半年阴性后，再每 2 个月一次，共 6 个月

    E. 自第一次阴性后随访共计一年

20. 现为该患者进行出院随访内容宣教，其中宣教内容**错误**的是

    A. 行血清 HCG 定量测定

    B. 观察月经是否规则，有无阴道异常流血

    C. 观察有无咳嗽、咯血及其他转移灶症状

    D. 定期行妇科检查

    E. 无须行盆腔 B 超、胸部 X 线等检查

21. 该患者应严格避孕

    A. 1 个月　　　B. 3 个月　　　C. 6 个月　　　D. 1 年　　　E. 2 年

（22~23 题共用题干）

　　女，50 岁。诊断为卵巢癌，患者已使用烷化剂类化学治疗药物进行化学治疗一个疗程，今遵

医嘱返院再次行化学治疗。

22. 该患者最可能使用的化学治疗药物是

    A. 环磷酰胺   B. 紫杉醇   C. 甲氨蝶呤

    D. 丝裂霉素   E. 长春新碱

23. 下列**不属于**患者使用化学治疗药物后全身毒副作用的是

    A. 恶心、呕吐   B. 肝功能损害   C. 白细胞下降

    D. 血栓性静脉炎   E. 全身瘙痒

（24~25 题共用题干）

    女，61 岁。绝经 7 余年。近半年以来，出现不规则阴道流血，伴有腹部、闷痛。

24. 诊断该患者最可靠的方法是

    A. 分段诊断性刮宫   B. B 超检查

    C. 妇科检查   D. 液基薄层细胞学（TCT）检查

    E. 电子阴道镜检查

25. 该疾病首选的治疗方法是

    A. 放射治疗   B. 化学治疗   C. 保守治疗

    D. 手术治疗   E. 期待疗法

（26~27 题共用题干）

    女，17 岁。平素月经周期紊乱，末次月经至今已持续 10d，每日量多，夜用卫生巾一日约使用 8 片，今查血红蛋白浓度为 71g/L。

26. 该患者目前的治疗方法**应除外**

    A. 止血   B. 调整月经周期   C. 促进排卵

    D. 使用雌激素   E. 使用孕激素

27. 关于护士指导患者自测基础体温的描述，**错误**的是

    A. 从月经结束后开始连续不间断地测量体温，直至下一次月经结束。一般至少测量 3 个月经周期

    B. 始终用一种方法测量体温（口温或腋温）

    C. 建议每晚睡前将体温表的水银柱甩到 35℃以下，放至床头备用

    D. 用"×"表示月经来潮

    E. 如有发热、腹泻、失眠、饮酒等情况，应在表格备注说明

（四）B 型题

（28~30 题共用备选答案）

    A. 无性细胞瘤   B. 卵黄囊瘤   C. 成熟性畸胎瘤

    D. 颗粒细胞瘤   E. 浆液性囊腺癌

28. 最常见的卵巢恶性肿瘤是

29. 最常见的卵巢良性肿瘤是

30. 最常见的功能性肿瘤是

二、填空题

1. 子宫内膜癌的主要扩散途径有直接蔓延、（　　　）、血行转移。

2. 维持子宫正常位置的韧带分别是（　　　）、（　　　）、（　　　）和子宫骶韧带。

3. 子宫内膜在卵巢激素的作用下，发生的周期性变化分为（　　　）、（　　　）、月经期。

4. 早期宫颈癌病例的诊断中，（　　　）是早期子宫颈癌筛查的基本方法，（　　　）是确诊依据。

5. 子宫体由内向外依次是（　　　）、肌层和（　　　）。

三、名词解释

1. 卵巢瘤样病变　　2. 绝经期综合征　　3. 葡萄胎　　4. 子宫内膜异位症

四、简答题

1. 简述子宫内膜的周期性变化。

2. 简述阴道擦洗患者的适应证及禁忌证。

3. 简述子宫托使用的注意事项。

4. 简述常用化学治疗药物的主要毒副作用。

五、论述题

1. 试述宫颈癌早发现、早诊断和早治疗的措施。

2. 试述子宫脱垂的病因和预防措施。

六、案例分析题

女，40岁，已婚，育有1子1女。患者6个月前因葡萄胎行清宫术，术后出现阴道少量不规则流血，近半个月来出现痰中带血，近3d出现咯血，遂入院就诊。门诊拟以"绒毛膜癌"收住院。入院后完善相关检查，医嘱予以5-氟尿嘧啶0.3g加入5%葡萄糖溶液静脉滴注进行化学治疗。今为化学治疗后第4天，患者主诉有牙龈出血。血常规示：白细胞计数1.21×10^9/L，血小板计数51×10^9/L。

请问：

1. 该患者发生了什么？

2. 相应的护理措施是什么？

3. 化学治疗期间，如何对患者进行口腔护理？

参考答案

一、单项选择题

（一）A1型题

1. A　2. A　3. A　4. C　5. E　6. C　7. A　8. B　9. A　10. C　11. E

（二）A2型题

12. B　13. B　14. D　15. C　16. A　17. B　18. B

（三）A3/A4型题

19. B　20. E　21. C　22. A　23. D　24. A　25. D　26. E　27. A

（四）B型题

28. E　29. C　30. D

二、填空题

1. 淋巴转移

2. 子宫阔韧带、子宫圆韧带、子宫主韧带

3. 增生期、分泌期

4. 子宫颈细胞学检查、子宫颈活组织检查

5. 内膜层、浆膜层

三、名词解释

1. 卵巢瘤样病变：又称非赘生性卵巢囊肿，多发生在育龄妇女，主要包括滤泡囊肿、黄体囊肿、多囊卵巢、卵巢巧克力囊肿等。

2. 绝经期综合征：指妇女绝经前后由于性激素波动或减少所致的一系列躯体及精神心理症状。

3. 葡萄胎：是妊娠后胎盘绒毛滋养细胞增生、间质水肿变性形成水泡，水泡间借蒂相连成串形如葡萄而得名，是一种滋养细胞的良性病变，可分为完全性葡萄胎和部分性葡萄胎两类。

4. 子宫内膜异位症：指子宫内膜组织（腺体和间质）在子宫腔被覆内膜及子宫以外的部位出现、生长、浸润，反复出血，继而引发疼痛、不孕及结节或包块等的疾病。

四、简答题

1. 简述子宫内膜的周期性变化。

子宫内膜在卵巢激素的作用下，发生的周期性变化分为增生期、分泌期、月经期。以一个正常月经周期28d为例：

（1）增生期：月经周期第5~14天，也称卵泡期。在雌激素作用下，子宫内膜基底层细胞开始增殖。

（2）分泌期：月经周期第15~28天，也称黄体期。黄体分泌的孕激素和雌激素，使增生期内膜继续增厚，出现分泌现象，有利于受精卵着床发育。

（3）月经期：月经周期第1~4天，体内雌激素、孕激素水平降低。子宫内膜功能层从基底层坏死脱落，表现为月经来潮。

2. 简述阴道擦洗患者的适应证及禁忌证。

（1）适应证：①各种阴道炎、宫颈炎；②子宫全切术前或阴道手术前的常规阴道准备；③宫腔内放射治疗前后的常规阴道擦洗。

（2）禁忌证：①有阴道出血的患者；②宫颈癌患者有活动性出血者；③无性生活史的女性。

3. 简述子宫托使用的注意事项。

（1）放置前阴道应有一定水平的雌激素作用。绝经后妇女可选用阴道雌激素霜剂，一般在使

用子宫托前4~6周开始应用，并在放托的过程中长期使用。

（2）子宫托应每日早上放入阴道，睡前取出消毒后备用。

（3）保持阴道清洁，月经期和妊娠期停止使用。

（4）上托以后，分别于第1个月、第3个月、第6个月到医院检查一次，以后每3~6个月到医院检查一次。

4. 简述常用化学治疗药物的主要毒副作用。

（1）近期毒性反应：分为局部反应和全身反应。局部反应包括局部组织坏死、血栓性静脉炎等；全身反应包括消化道、皮肤和黏膜反应，肝功能损害、肾功能障碍，造血系统、免疫系统、神经系统的毒性反应，心脏毒性反应等。

（2）远期毒性反应：包括致癌作用、致畸作用、生殖功能障碍等。

五、论述题

1. 试述宫颈癌早发现、早诊断和早治疗的措施。

（1）有性生活的女性，定期进行妇科检查，积极进行宫颈癌的癌前筛查。

（2）早期病例的诊断应采用子宫颈细胞学检查和/或高危型 HPV-DNA 检测、阴道镜检查、子宫颈活组织检查。其中，子宫颈细胞学检查是早期子宫颈癌筛查的基本方法，子宫颈活组织检查是确诊依据。

（3）如果发现癌前病变，可以通过手术切除宫颈病变、物理治疗、激光或者冷冻等治疗方式，阻断疾病进展，将宫颈癌消灭在萌芽状态。治疗后，患者应长期、定期复查。宫颈癌一旦确诊，早期可进行手术治疗，晚期可通过化学治疗或化学治疗与放射治疗相结合进行治疗。

2. 试述子宫脱垂的病因和预防措施。

病因：

（1）分娩损伤：为子宫脱垂最主要的病因。

（2）产褥期早期体力活动。

（3）长期腹压增加。

（4）盆底组织松弛。

预防：

（1）坚持锻炼，坚持做肛提肌运动锻炼，以防子宫组织过度松弛或过早衰退。

（2）正确处理分娩各产程。

（3）做好哺乳期保健。

（4）及早接受治疗。对于子宫下垂的女性，及早进行替代治疗，以改善围绝经期和老年期妇女由于卵巢功能减退甚至消失而产生的子宫脱垂现象。

（5）避免重体力劳动。

（6）注意营养的摄入。

（7）定期全身检查。

六、案例分析题

1. 该患者发生了什么？

该患者化学治疗后出现骨髓抑制，导致白细胞和血小板下降。

2. 相应的护理措施是什么？

（1）将患者置于单人房间，进行保护性隔离，对病室进行空气消毒，每日紫外线照射2次，每次30min。

（2）加强个人卫生宣教和陪护管理，防止感染。

（3）指导患者避免磕伤、碰伤，卧床休息。

（4）护士操作时动作应轻柔，肌内注射、静脉给药后按压时间适当延长，防止出血。

（5）嘱患者用软毛牙刷刷牙，不使用牙签剔牙，勿用手指挖鼻孔，防止出血。

（6）嘱患者多喝水，多吃新鲜蔬菜、水果，忌食辛辣、刺激性、尖硬食物，保持大便通畅。

（7）遵医嘱用药，必要时可输注新鲜血或血小板。

3. 化学治疗期间，如何对患者进行口腔护理？

（1）使用软毛牙刷刷牙，进食前后用消毒液漱口。

（2）如局部充血疼痛，可喷西瓜霜粉剂；如有黏膜溃疡，可做分泌物培养。根据药物敏感试验选择抗生素进行治疗。

（3）给予患者温凉的流质和半流质饮食。如因溃疡疼痛、难以进食时，可在进食前15min给予丁卡因溶液涂敷溃疡面。

（4）进食后漱口并用甲紫、锡类散或冰硼散等局部涂抹。

（蒙莉萍）

试题二（产科）

一、单项选择题

（一）A1 型题

1. 会对正常分娩有影响的是
   - A. 胎儿在宫腔内的姿势
   - B. 孕妇 BMI
   - C. 选择分娩的助产机构级别
   - D. 分娩房间是否是单间
   - E. 产妇营养状况

2. 早期妊娠最主要的临床表现是
   - A. 恶心、呕吐
   - B. 感觉乳房肿胀
   - C. 停经
   - D. 阴道分泌物增多
   - E. 喜食酸物

3. 胚胎发展为胎儿，从妊娠的
   - A. 8 周起
   - B. 9 周起
   - C. 10 周起
   - D. 11 周起
   - E. 12 周起

4. 胎盘具备的功能**除外**
   - A. 交换功能
   - B. 防御功能
   - C. 合成功能
   - D. 免疫功能
   - E. 造血功能

5. 妊娠 40 周时正常羊水量为
   - A. 200ml
   - B. 300ml
   - C. 500ml
   - D. 800ml
   - E. 1 000ml

6. 妊娠足月时子宫的容量是
   - A. 1 000ml
   - B. 2 000ml
   - C. 3 000ml
   - D. 4 000ml
   - E. 5 000ml

7. 妊娠期孕妇的血容量平均增加
   - A. 1 350ml
   - B. 1 450ml
   - C. 1 550ml
   - D. 1 650ml
   - E. 2 000ml

8. 女性软产道**不包括**
   - A. 子宫
   - B. 子宫下段
   - C. 子宫颈
   - D. 骨盆底软组织
   - E. 阴道

9. 有关胎儿枕前位的分娩机制，顺序描述正确的是
   - A. 俯屈、下降、衔接、仰伸、内旋转、复位及外旋转、胎肩及胎儿娩出
   - B. 下降、俯屈、衔接、仰伸、内旋转、复位及外旋转、胎肩及胎儿娩出
   - C. 衔接、下降、俯屈、仰伸、内旋转、复位及外旋转、胎肩及胎儿娩出
   - D. 衔接、下降、俯屈、内旋转、仰伸、复位及外旋转、胎肩及胎儿娩出
   - E. 下降、衔接、俯屈、内旋转、仰伸、复位及外旋转、胎肩及胎儿娩出

10. 若产妇的休克指数是 1，出血量大约是
    - A. <500ml
    - B. 1 000ml
    - C. 1 500ml
    - D. 2 000ml
    - E. 2 500ml

11. 目前临床实施新生儿保健项目，新生儿娩出后即刻实施母婴皮肤接触，给新生儿擦干，规定完

成擦干的时间是

    A. 60s 内   B. 50s 内   C. 40s 内   D. 30s 内   E. 20s 内

（二）A2 型题

12. 某产妇，足月妊娠，临产破水后突然腹痛加剧，呈持续性，阴道少量出血，检查子宫强直收缩，板状腹，听诊胎心听不清，该产妇可能发生了

    A. 进入临产状态   B. 胎盘低置   C. 前置胎盘

    D. 胎盘早剥   E. 胎盘植入

13. 某孕妇，常规产检。血常规检查：血红蛋白 75g/L，红细胞比容 0.25。该孕妇可以诊断为

    A. 轻度贫血   B. 中度贫血   C. 重度贫血

    D. 极重度贫血   E. 超极重度贫血

14. 某孕妇，妊娠 36 周。曾有 2 次无原因的阴道流血，没有腹痛症状。今发现阴道又有流血，该孕妇可能的诊断是

    A. 先兆早产   B. 胎盘早剥   C. 前置胎盘

    D. 胎盘植入   E. 生殖道感染

15. 某孕妇，妊娠 33 周。B 超检查：羊水指数为 26。该孕妇正确的诊断是

    A. 羊水量过少   B. 羊水量正常   C. 轻度羊水过多

    D. 中度羊水过多   E. 重度羊水过多

16. 某产妇，分娩后突然大量阴道出血，紧急给予止血处理，监测产妇生命体征，血压 80/50mmHg，心率 120 次/min。根据休克指数，该产妇此时的失血量大约是全身血容量的

    A. 10%   B. 10%~20%   C. 30%~40%   D. 30%~50%   E. 50% 以上

17. 某产妇，阴道分娩后第 3 天。临产前胎膜早破，今晨护士测体温为 37.8℃。主诉乳房肿胀，阴道出血不多，腹部无压痛，宫底高度为脐下 2 指。该产妇可能的情况是

    A. 产后感染   B. 产后中暑   C. 上呼吸道感染

    D. 泌乳热   E. 子宫复旧异常

18. 某产妇，宫口开大 10cm，胎儿小囟门在 10~11 点处。此时胎儿的枕位应该为

    A. 右枕前   B. 左枕前   C. 右枕横   D. 左枕横   E. 正枕前

19. 某产妇，临产 8h，阴道检查宫口开大 6cm。此时该产妇处于第一产程的

    A. 胎儿娩出期   B. 潜伏期   C. 活跃期   D. 加速期   E. 减速器

20. 某产妇，急产。胎儿娩出 5min 时胎盘娩出，阴道持续少量出血，血色为鲜红色，子宫收缩尚可。该产妇最可能的出血原因是

    A. 凝血功能障碍   B. 子宫收缩乏力   C. 软产道裂伤

    D. 胎盘残留   E. 产后出血

21. 某产妇，阴道分娩后 2 周。护士检查产妇子宫底高度时，在耻骨联合上方 2 指处能够触摸到子宫底，该产妇有可能是

    A. 胎盘残留   B. 子宫复旧不良   C. 子宫底高度偏低

D. 再次妊娠　　　　　　　　　E. 子宫偏大

22. 某产妇，足月妊娠。医护人员接产时，为减少会阴组织裂伤，适度保护会阴应注意在

A. 胎头拨露时　　　　　　　　B. 第二产程开始时

C. 双顶径娩出时　　　　　　　D. 胎儿复位及外旋转时

E. 胎儿躯干娩出时

（三）A3/A4 型题

（23~26 题共用题干）

某孕妇，妊娠 30 周。因头痛、头晕就诊。血压 160/100mmHg。尿常规检查：尿蛋白（++）。

23. 该孕妇最可能的诊断是

A. 血压高　　　B. 慢性肾炎　　　C. 子痫　　　D. 子痫前期　　　E. 神经性头痛

24. 该孕妇的治疗原则是

A. 住院观察血压情况　　　　　B. 休息、镇静和解痉　　　　　C. 镇静

D. 降压　　　　　　　　　　　E. 消炎

25. 医生给予该孕妇硫酸镁治疗。在使用硫酸镁的过程中，护士应注意观察该孕妇的呼吸频率和尿量处于哪一范围

A. 呼吸频率≥10 次/min；尿量≥17ml/h

B. 呼吸频率≥10 次/min；尿量≥300ml/24h

C. 呼吸频率≥16 次/min；尿量≥300ml/24h

D. 呼吸频率≥20 次/min；尿量≥400ml/24h

E. 呼吸频率≥16 次/min；尿量≥400ml/24h

26. 护士病情观察时，除了注意患者头痛、头晕、眼花等症状，还应注意的是

A. 胸痛　　　B. 上腹痛　　　C. 下腹痛　　　D. 盆腔疼痛　　　E. 会阴部疼痛

（27~30 题共用题干）

某孕妇，妊娠 33 周，规律产检，重度子痫前期。今晨开始出现腹痛并逐渐加重，呈持续不缓解状态，来医院就诊。患者血压 160/110mmHg，主诉头痛、腹痛、视物模糊，恶心、呕吐，面色苍白。腹部检查：胎位扣不清。胎心听诊：没有听到胎心。

27. 该孕妇可能的诊断是

A. 早产临产　　　　　　　　　B. 前置胎盘　　　　　　　　　C. 胎盘早剥

D. 妊娠合并阑尾炎　　　　　　E. 肠道感染

28. 为确诊，应进行的辅助检查是

A. 血常规　　　　　　　　　　B. 生化全项　　　　　　　　　C. 电子胎心监护

D. B 超检查　　　　　　　　　E. 听诊胎心

29. 此时如果给予该孕妇电子胎心监护，最主要的目的是

A. 了解是否有胎动　　　　　　B. 了解宫缩是否规律　　　　　C. 了解胎心率是否正常

D. 了解宫缩最大强度　　　　　E. 了解胎动次数

30. 根据该孕妇的临床表现,应与哪种疾病相鉴别

    A. 先兆子宫破裂   B. 先兆早产临产   C. 子痫前期 - 子痫病情加重

    D. 子宫破裂   E. 妊娠合并阑尾炎

（31~33 题共用题干）

    某产妇,孕 4 产 0,孕 39 周阴道分娩,第一产程 10h,硬膜外阻滞镇痛;第二产程 1h 50min,胎儿娩出后立即有阴道流血,约 400ml,子宫轮廓不清,医护人员立即进行干预,给予止血处理。

31. 该产妇诊断为产后出血,首先应观察

    A. 子宫收缩   B. 阴道裂伤   C. 宫颈裂伤   D. 外阴损伤   E. 子宫破裂

32. 该病例在胎儿娩出后应在 1min 内采取哪项措施

    A. 检查产道裂伤   B. 给予缩宫素   C. 检查产妇凝血功能

    D. 给婴儿称体重   E. 观察胎盘是否剥离

33. 该产妇有可能的出血原因是

    A. 子宫收缩乏力   B. 产程时间过长   C. 凝血功能障碍

    D. 产妇精神过度紧张   E. 宫腔感染

（四）B 型题

（34~35 题共用备选答案）

    A. 子宫收缩乏力   B. 胎盘因素   C. 软产道裂伤

    D. 凝血功能障碍   E. 产妇精神紧张

34. 临床常见的产后出血的原因是

35. 胎盘娩出后,宫缩良好时阴道持续有鲜血流出,出血原因可能是

二、填空题

1. 新生儿刚出生,接产者观察到新生儿口鼻有分泌物,给予吸引时应先吸（   ）后吸（   ）。

2. 妊娠期出现生理性血液稀释的原因为:妊娠期血容量增加约（   ）ml,其中红细胞增加约（   ）ml,血浆增加（   ）ml。

3. 产道包括骨产道和软产道,其中软产道包括（   ）、（   ）、（   ）及（   ）。

4. 孕妇发生胎膜早破时,要立即听胎心,以了解胎膜破裂时是否发生了（   ）。

5. 硫酸镁是预防重度子痫发展为子痫的一线药物,使用时要观察患者以下三个方面是否能够达到要求:（   ）、（   ）、（   ）。

6. 妊娠期合并糖尿病的处理原则是（   ）、（   ）。

7. 产后出血的主要原因简称为"四 T",是指（   ）、（   ）、（   ）、（   ）。

8. 产后出血指胎儿娩出后 24h 内失血量超过（   ）,剖宫产时超过（   ）,是分娩期的严重并发症。

9. 胎盘剥离征象包括（   ）、（   ）、（   ）、（   ）。

三、名词解释

1. 无应激试验　　　　2. 分娩机制　　　　3. 前置胎盘

四、简答题

1. 影响产后子宫收缩的常见因素有哪些？

2. 积极处理第三产程包括哪些内容？

3. 先兆子宫破裂时产妇和胎儿的临床表现是什么？

4. 产褥感染发生时的三大主要症状是什么？

五、论述题

1. 试述发生典型羊水栓塞的三个阶段。

2. 试述总产程的定义及三个产程是如何划分的。

六、案例分析题

某孕妇，孕 1 产 0，孕 39 周。孕期规律产检，孕期平顺。昨晚因规律宫缩 4h、宫缩间歇期 4~5min、见红，来院就诊，医院以临产、宫口开大 2cm 收入产房待产。到产房后进一步检查孕妇宫缩：宫缩间歇期 2~3min，持续 45s，强度（++），宫口开大 4cm，头位，先露高度为 S-1，前羊水囊大而突出，血压 110/80mmHg，体温 36.7℃，胎心率 140 次/min。待产过程中，孕妇主诉有大量液体突然从阴道流出，助产士立即听胎心，80~90 次/min，宫缩间歇期胎心音不能恢复正常。

请问：

1. 此时胎心率减慢意味着什么？

2. 如何纠正胎心率减慢？

3. 下一步应选择何种分娩方式？

参考答案

一、单项选择题

（一）A1型题

1. A　2. C　3. D　4. E　5. D　6. E　7. B　8. A　9. D　10. B　11. D

（二）A2型题

12. D　13. B　14. C　15. C　16. D　17. D　18. A　19. C　20. C　21. B　22. C

（三）A3/A4型题

23. D　24. B　25. E　26. B　27. C　28. D　29. C　30. A　31. A　32. B　33. A

（四）B型题

34. A　35. C

二、填空题

1. 口、鼻

2. 1 450、450、1 000

3. 子宫下段、子宫颈、阴道、骨盆底软组织

4. 脐带脱垂

5. 膝反射是否存在、呼吸频率≥16次/min、尿量≥17ml/h 或≥400ml/24h

6. 积极控制孕妇血糖、预防母儿并发症的发生

7. 子宫收缩乏力、胎盘因素、软产道裂伤、凝血功能障碍

8. 500ml、1 000ml

9. 宫体变硬呈球形、阴道口外露的脐带自行延长、阴道少量流血、用手掌尺侧在产妇耻骨联合上方轻压子宫下段时,外露的脐带不再回缩

三、名词解释

1. 无应激试验:指在无宫缩、无外界负荷刺激下,用电子胎儿监护仪对胎儿进行胎心率与胎动的观察和记录,以了解胎儿储备能力。

2. 分娩机制:指胎儿先露部随骨盆各平面的不同形态,被动进行的一连串适应性转动,以其最小径线通过产道的全过程。

3. 前置胎盘:妊娠28周后,若胎盘附着于子宫下段、下缘达到或覆盖宫颈内口,位置低于胎先露部,称为前置胎盘。

四、简答题

1. 影响产后子宫收缩的常见因素有哪些?

影响产后子宫收缩的常见因素包括:全身因素、产科因素、子宫因素和药物因素。

2. 积极处理第三产程包括哪些内容?

胎儿娩出后常规给予缩宫素促进子宫收缩;观察胎盘剥离征象,及时娩出胎盘和检查胎盘;注意观察子宫收缩情况;检查产道损伤,如有产道裂伤或会阴切开伤口应及时止血和缝合。

3. 先兆子宫破裂时产妇和胎儿的临床表现是什么?

(1)产妇的临床表现:子宫强直或痉挛性收缩,产妇烦躁不安,呼吸和心率加快,下腹部剧痛,出现病理性缩复环;还可能因膀胱受压出现血尿或排尿困难。

(2)胎儿的临床表现:胎儿先露部下降受阻;宫缩过强、过频时胎体触摸不清,胎心率过快或减慢或听不清。

4. 产褥感染发生时的三大主要症状是什么?

患者发热、疼痛、异常恶露是产褥感染发生时的三大主要症状。

五、论述题

1. 试述发生典型羊水栓塞的三个阶段。

典型羊水栓塞的三个阶段是心肺功能衰竭和休克、凝血功能障碍、急性肾衰竭等脏器受损。

(1)心肺功能衰竭和休克:羊水有形物质进入母体血液循环,形成栓子进入肺脏,导致肺动脉

高压,之后右心负荷增加,使右心扩张,出现充血性右心衰竭、循环衰竭导致产妇出现休克。

(2)凝血功能障碍:羊水有形物质激活凝血过程,产妇血液内形成微血栓,造成凝血物质消耗,全身出现出血症状。

(3)急性肾衰竭等脏器受损:羊水有形物质是过敏原,引起产妇Ⅰ型变态反应,导致过敏性休克,休克和弥散性血管内凝血使产妇多脏器受累,导致肾功能障碍和衰竭等脏器受损。

2. 试述总产程的定义及三个产程是如何划分的。

总产程即分娩的全过程,指从开始出现规律宫缩直至胎儿、胎盘娩出的全过程,分为三个产程:

(1)第一产程:又称宫口扩张期,指从规律宫缩开始至宫口开全。第一产程又分为潜伏期和活跃期。

(2)第二产程:又称胎儿娩出期,指从宫口开全至胎儿娩出的全过程。

(3)第三产程:又称胎盘娩出期,从胎儿娩出后至胎盘胎膜娩出。

六、案例分析题

1. 此时胎心率减慢意味着什么?

该孕妇可能因破膜发生了脐带脱垂。

2. 如何纠正胎心率减慢?

进行阴道检查,进一步确诊是否发生脐带脱垂。如果脐带已经脱出宫颈口外,应上推胎先露部,减少对脐带的压迫。给予孕妇氧气吸入,使孕妇保持头低臀高位。

3. 下一步应选择何种分娩方式?

进行阴道检查时,同时检查宫口开大情况,如宫口开全,应缩短产程尽快娩出胎儿;如宫口未开全,没有阴道分娩条件,应尽快做术前准备,向家属交代病情,签手术知情同意书,剖宫产分娩。无论何种分娩方式,都要做好新生儿复苏准备。

(姜 梅)

第十章
儿科护理学

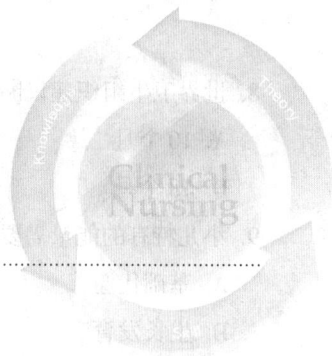

（含儿科、新生儿科）

试题一（儿科）

一、单项选择题

（一）A1 型题

1. 某婴儿，3个月，出生体重3 200g，按体重公式估算，目前其体重是

   A. 4 500g
   B. 4 800g
   C. 5 000g
   D. 5 300g
   E. 5 500g

2. 前囟闭合的时间大约是出生后

   A. 0~6 个月
   B. 6~10 个月
   C. 8~12 个月
   D. 12~18 个月
   E. 18~24 个月

3. 6个月婴儿可以添加的辅食是

   A. 蒸鸡蛋羹
   B. 肉末
   C. 蛋黄
   D. 碎菜
   E. 烂面条

4. 反映儿童远期营养状况和骨骼发育的重要指标是

   A. 体重
   B. 身高
   C. 胸围
   D. 上臂围
   E. 牙齿发育

5. 1个月至1岁以内小儿正常的心率范围是

   A. 120~140 次/min
   B. 110~130 次/min
   C. 100~120 次/min
   D. 80~100 次/min
   E. 70~90 次/min

6. 正常婴儿，体重7 200g，能独坐片刻，能用手摇玩具，能辨认陌生人和熟人，最可能的月龄是

   A. 4 个月
   B. 5 个月
   C. 6 个月
   D. 7 个月
   E. 8 个月

7. 婴幼儿上呼吸道感染时，容易并发中耳炎，主要原因是

   A. 耳咽管宽、直、短
   B. 鼻泪管短、粗
   C. 外耳道壁未完全骨化、愈合
   D. 耳咽管比成人长、细
   E. 鼻咽部相对狭小

8. 世界卫生组织建议断乳的年龄为

 A. 10个月   B. 12个月   C. 15个月

 D. 18个月   E. 24个月

9. 小儿特有的能量需要是

 A. 基础代谢   B. 活动消耗   C. 排泄消耗

 D. 生长发育   E. 食物特殊动力作用

10. 影响铁剂吸收的食物是

 A. 菠菜 B. 菠萝   C. 肉类   D. 面包   E. 番茄

11. 轻度腹泻和重度腹泻的主要区别是

 A. 大便次数   B. 大便性状   C. 大便颜色

 D. 大便量   E. 有无脱水症状

12. 秋季腹泻的大便特点是

 A. 稀水便   B. 黏液便   C. 稀糊便

 D. 果酱样大便   E. 稀水便及蛋花汤样

13. 幼儿急疹的多发年龄是

 A. 2岁以下   B. 2~3岁   C. 3~5岁

 D. 5岁以下   E. 任何年龄段

14. 婴儿营养性缺铁性贫血最常见的诱因是

 A. 牛奶摄入量少   B. 辅食添加不当   C. 未及时添加钙剂

 D. 生长发育迟缓   E. 日光照射不足

15. 10个月营养性缺铁性贫血的婴儿,口服铁剂治疗,**不能**与铁剂同服的食物是

 A. 牛奶   B. 果汁   C. 富含维生素C的食物

 D. 肝泥   E. 蛋黄

16. 营养不良的最初症状是

 A. 消瘦   B. 乏力   C. 食欲减退

 D. 体重不增或减轻   E. 皮下脂肪减少

17. 发热可引起脉搏增快,一般情况下体温每增加1℃,儿童脉搏每分钟可增加的次数大约是

 A. 5次/min B. 10次/min C. 15次/min D. 20次/min E. 25次/min

(二) A2型题

18. 某新生儿,孕38⁺²周出生,出生体重3 300g。出生后7d,饮食、睡眠状况良好,大小便正常。护士随访时发现该新生儿有以下现象,其中**不属于**生理现象的是

 A. 脐轮红   B. "马牙"   C. 假月经

 D. 粟粒疹   E. 生理性黄疸

19. 某幼儿,18月龄。因腹泻医生开具口服补液盐。口服补液盐的正确服用方法是

 A. 每袋补液盐需要一次性配制好 B. 为改善口味可加些糖

C. 服用补液盐期间不能饮水　　　　　　　D. 溶解后如24h内未饮用完,可放冰箱内保存

E. 配制后需要一次饮用完

20. 某幼儿,2岁。手掌、指缝、脚掌出现红色斑丘疹、水疱,舌根出现水疱。该幼儿的初步诊断是

A. 水痘　　　　　　　　　B. 麻疹　　　　　　　　　C. 猩红热

D. 手足口病　　　　　　　E. 幼儿急疹

21. 男,4岁。近日诊断为麻疹,隔离治疗。与患儿同一幼儿园同一班级的小朋友家长听说患儿诊断麻疹后都很紧张。通常情况下,对接触麻疹的易感儿隔离检疫的时间是

A. 5d　　　　　B. 7d　　　　　C. 2周　　　　　D. 3周　　　　　E. 4周

（三）A3/A4型题

（22~23题共用题干）

男,4个月。因间断发热、咳嗽、喘息9d,腹泻7d由外院转入。查体:体温38.2℃,心率160次/min,呼吸45次/min,鼻翼扇动,哭闹时口周略发绀,轻度三凹征,烦躁、多汗,白细胞计数9.39×10⁹/L。初步诊断为重症肺炎。

22. 重症肺炎与轻症肺炎的主要区别是

A. 发热程度　　　　　　　B. 咳嗽程度　　　　　　　C. 呼吸快慢

D. 白细胞计数的高低　　　E. 是否累及其他系统

23. 根据该患儿的临床表现,该患儿累及的系统症状**不包括**

A. 呼吸系统症状　　　　　B. 神经系统症状　　　　　C. 消化系统症状

D. 循环系统症状　　　　　E. 弥散性血管内凝血

（24~26题共用题干）

女,5岁,诊断为1型糖尿病,使用生物合成人胰岛素注射液治疗。

24. 此胰岛素按作用时间分类,属于

A. 超短效胰岛素　　　　　B. 短效胰岛素　　　　　C. 中效胰岛素

D. 长效胰岛素　　　　　　E. 超长效胰岛素

25. 此胰岛素注射后的起效时间是

A. 15min　　　　B. 30min　　　　C. 60min　　　　D. 90min　　　　E. 120min

26. 此药注射后最常见的不良反应是

A. 过敏反应　　　　　　　B. 尿糖增高　　　　　　　C. 代谢紊乱

D. 低血糖　　　　　　　　E. 局部皮下脂肪萎缩硬化

（27~29题共用题干）

男,11月龄。4d前出现咳嗽、流涕,2d前出现腹泻,每日大便10~12次,黄色蛋花汤样,量多,无腥臭味。

27. 根据临床表现,该患儿最可能感染的病原体是

A. 埃可病毒　　　　　　　B. 轮状病毒　　　　　　　C. 空肠弯曲菌

D. 大肠埃希菌　　　　　　E. 白念珠菌

28. 医生开具微生物制剂口服,该制剂溶解时可使用的最高水温是

    A. 60℃   B. 50℃   C. 45℃   D. 40℃   E. 30℃

29. 微生物制剂需要与热饮热食间隔服用的时间是

    A. 10min   B. 15min   C. 20min   D. 30min   E. 60min

(四)B型题

(30~31题共用备选答案)

    A. 神经系统   B. 生殖系统   C. 淋巴系统

    D. 肌肉组织   E. 皮下脂肪

30. 发育先快后慢的是

31. 发育先慢后快的是

(32~34题共用备选答案)

    A. 2~3d   B. 10d左右   C. 2~3个月

    D. 6个月以内   E. 1岁以内

32. 生理性黄疸多发生在出生后

33. 小儿生理性贫血多发生在出生后

34. 小儿生理性腹泻多发生在出生后

二、填空题

1. 生长发育遵循由上到下、由近及远、(　　　)、由低级到高级、(　　　)的基本规律。

2. 胸围可以反映儿童胸廓、胸背部肌肉、皮下脂肪及肺的发育程度。出生时胸围比头围小1~2cm,(　　　)岁以后胸围逐渐大于头围。

3. 宏量营养素包括蛋白质、脂类和(　　　)。

4. 新生儿期是指自胎儿娩出脐带结扎开始,至出生后(　　　)d内。

5. 辅食添加的原则是从稀到稠、(　　　)、(　　　)、从一种到多种;同时少盐、(　　　)、少油。

6. 免疫接种常见的异常反应主要表现为晕厥和(　　　)。

三、名词解释

    1. 性早熟   2. 儿童少尿   3. 儿童单纯性肥胖   4. 腺样体面容

四、简答题

1. 简述牙齿发育的一般规律。

2. 简述小儿心力衰竭的诊断标准。

3. 简述儿童糖尿病综合治疗的"五驾马车"。

4. 简述小儿急性肠套叠的典型症状。

五、论述题

1. 法洛四联症的临床表现和缺氧发作时的紧急处理措施有哪些?

2. 儿童缺铁性贫血应用铁剂的护理要点有哪些？

六、案例分析题

女，1岁。家长诉：患儿呕吐、腹泻稀水便5d。体格检查：体温37.5℃，心率130次/min，呼吸32次/min，血压85/52mmHg，24h尿量极少。精神萎靡，前囟及眼窝极度凹陷，皮肤弹性极差，四肢发凉，脉细弱，血钠125mmol/L。

请问：

1. 该患儿脱水的程度与性质是什么？

2. 该患儿纠正脱水6h后，开始排尿，脱水情况好转，但出现精神萎靡、心音低钝、腹胀、肠鸣音减弱，应首先考虑哪种电解质紊乱？

3. 该患儿需要补液并同时纠正电解质紊乱，需要补充的电解质是什么？根据药物性质，为患儿输液时应遵循的原则是什么？

参考答案

一、单项选择题

（一）A1型题

1. D　2. D　3. C　4. B　5. B　6. C　7. A　8. E　9. D　10. A　11. E　12. E　13. A　14. B

15. A　16. D　17. C

（二）A2型题

18. A　19. A　20. D　21. D

（三）A3/A4型题

22. E　23. E　24. B　25. B　26. D　27. B　28. D　29. D

（四）B型题

30. A　31. B　32. A　33. C　34. D

二、填空题

1. 由粗到细、由简单到复杂

2. 1

3. 碳水化合物

4. 28

5. 从细到粗、从少到多、少糖

6. 过敏性休克

三、名词解释

1. 性早熟：指女孩8岁以前、男孩9岁以前出现第二性征发育。性早熟可分为中枢性性早熟和外周性性早熟，中枢性性早熟又分为特发性性早熟和继发性性早熟。

2. 儿童少尿：指24h尿量，学龄儿童（>6岁）<400ml，学龄前儿童（3~6岁）<300ml，婴幼儿（<3岁）<200ml为少尿。

3. 儿童单纯性肥胖：指由于儿童长期能量摄入超过能量消耗，使体内脂肪过度聚积、体重超过参考范围的一种营养障碍性疾病。

4. 腺样体面容：患儿因长期鼻塞和张口呼吸而出现的异常面容，表现为上颌骨变长、硬腭高拱、上切牙突出、牙列不齐、精神萎靡、面部表情愚钝等。

四、简答题

1. 简述牙齿发育的一般规律。

（1）乳牙萌出时间为4~10个月，13月龄未萌出为萌牙延迟。

（2）乳牙2~2.5岁出齐，最晚不超过3岁。

（3）牙齿的数量：乳牙20颗，恒牙28~32颗。

（4）6岁左右开始替换乳牙，出第一颗恒牙。

（5）6~12岁恒牙按乳牙长出的先后替换同位乳牙。

（6）12岁左右出现第二恒磨牙，18岁以后出现第三恒磨牙（智齿，但也有人终生不出此牙）。

（7）恒牙一般于20~30岁出齐。

2. 简述小儿心力衰竭的诊断标准。

小儿具备以下4项考虑心力衰竭：①呼吸急促，婴儿>60次/min，幼儿>50次/min，儿童>40次/min。②心动过速，婴儿>180次/min，幼儿>160次/min，儿童>120次/min。③心脏扩大，体格检查、X线或超声心动图检查证实。④其他，出现烦躁、哺喂困难、体重增加、尿少、水肿、多汗、发绀、呛咳、阵发性呼吸困难（2项以上）。

具备以上4项加以下1项或具备以上2项加以下2项，可确诊心力衰竭：①肝大，婴幼儿在肋下≥3cm，儿童>1cm；进行性肝大或伴触痛。②肺水肿。③奔马律。

3. 简述儿童糖尿病综合治疗的"五驾马车"。

儿童糖尿病综合治疗包括胰岛素治疗、饮食、运动、监测、教育这五驾马车。主要目的是降低血糖、消除症状，预防并延缓急、慢性并发症的发生，提高生活质量，使糖尿病患儿能像正常儿童一样生活、健康成长。

4. 简述小儿急性肠套叠的典型症状。

（1）腹痛：表现为突然发作的阵发性哭闹、屈腿、面色苍白、拒食，持续数分钟后患儿转为安静或入睡，约数十分钟后再发作，如此反复。

（2）血便：为重要症状，发病8~12h后即排出红色果酱样便，或做肛门指检时发现血便。

（3）腹部肿物：多数病例在右上腹触及腊肠样肿块。

五、论述题

1. 法洛四联症的临床表现和缺氧发作时的紧急处理措施有哪些？

法洛四联症的临床表现：

（1）青紫：常于唇、球结膜、口腔黏膜、耳垂、指/趾等毛细血管丰富的部位明显。由于血氧含量下降，导致患儿活动耐力差，稍一活动，如吃奶、哭闹、走动等，即出现呼吸急促和青紫加重。

（2）缺氧发作：2岁以下患儿多有缺氧发作，常在晨起吃奶时，或大便、哭闹后出现阵发性呼吸困难、烦躁、青紫加重，严重者可引起突然晕厥、抽搐或脑血管意外。每次发作可持续数分钟至数小时，常自行缓解。年长儿常诉头晕、头痛。

（3）蹲踞：是法洛四联症患儿活动后常见的症状。蹲踞时下肢屈曲受压，体循环阻力增加，使右向左分流减少，肺血流量增加，同时下肢屈曲，使静脉回心血量减少，减轻右心室负荷，使右向左分流减少，从而缺氧症状暂时得以缓解。

（4）杵状指/趾：由于患儿长期缺氧，致使指/趾端毛细血管扩张增生，局部软组织和骨组织增生肥大，随后指/趾末端膨大如鼓槌状。

法洛四联症缺氧发作时的紧急处理措施：

（1）轻者，置患儿于膝胸位即可缓解。

（2）及时吸氧并保持患儿安静。

（3）皮下注射吗啡，0.1~0.2mg/kg，抑制呼吸中枢，缓解呼吸急促。

（4）静脉应用碳酸氢钠，纠正代谢性酸中毒。

（5）重者可静脉缓慢注射β受体阻滞剂，如普萘洛尔，以减慢心率，缓解发作。口服普萘洛尔可预防缺氧再次发作。

2. 儿童缺铁性贫血应用铁剂的护理要点有哪些？

（1）口服铁剂：为预防口服铁剂引起的胃肠道反应，应从小剂量开始，在两餐之间服用，也有利于铁的吸收；维生素C、稀盐酸、氨基酸、果糖可促进铁的吸收；茶、牛奶、蛋类、麦麸、植物纤维和抗酸药物等可影响铁的吸收，不应和铁剂同服；液体铁剂可使牙齿染黑，可采用吸管或滴管服用，服药后漱口。应告知家长及年长儿服用铁剂后，大便变黑呈柏油样，停药后可恢复，消除其紧张心理。

（2）注射铁剂：应深部肌内注射，每次更换部位，以减少局部刺激，注射后密切观察患儿生命体征，观察有无荨麻疹、发热、头痛、关节痛、过敏性休克等药物不良反应发生。

（3）疗程与观察疗效：指导家长在服用铁剂后定期复查，监测血常规及网织红细胞。血红蛋白恢复正常水平后2个月左右再停药，以补足铁的贮存量。一般服用铁剂后，12~24h临床症状好转。36~48h开始出现红系增生现象。2~3d后网织红细胞开始升高，5~7d达到高峰，然后逐渐下降，2~3周后降至正常。应用铁剂1~2周后，血红蛋白开始上升，一般3~4周后达正常。如果服药3~4周仍无效，应及时查找原因。

六、案例分析题

1. 该患儿脱水的程度与性质是什么？

患儿前囟及眼窝极度凹陷，皮肤弹性极差，四肢发凉，脉细弱，24h尿量极少，脱水的程度为重度；患儿血钠为125mmol/L，低于正常范围，因此脱水的性质为低渗性脱水。

2. 该患儿纠正脱水 6h 后，开始排尿，脱水情况好转，但出现精神萎靡、心音低钝、腹胀、肠鸣音减弱，应首先考虑哪种电解质紊乱？

低钾血症。

3. 该患儿需要补液并同时纠正电解质紊乱，需要补充的电解质是什么？根据药物性质，为患儿输液时应遵循的原则是什么？

该患儿需要补充钾，输液时应遵循不宜过多、不宜过快、不宜过浓、不宜过早的补钾原则，严禁直接静脉推注。心电监测，警惕高钾血症引起心律失常。

（张琳琪）

试题二（新生儿科）

一、单项选择题

（一）A1 型题

1. 新生儿胆红素脑病的分期**不包括**

   A. 警告期   B. 痉挛期   C. 前遗症期

   D. 后遗症期   E. 恢复期

2. 新生儿的正常血糖范围是

   A. 2.2~7.0mmol/L   B. 3.9~6.1mmol/L

   C. 5.1~7.8mmol/L   D. 3.9~5.8mmol/L

   E. 2.2~6.1mmol/L

3. 关于早产儿的外貌特点，描述正确的是

   A. 出生体重大多大于 2 000g，身长小于 47cm

   B. 四肢肌张力低，耳壳及颈肌软

   C. 哭声弱，皮肤红嫩，胎毛少

   D. 足底粗糙，足纹多

   E. 男婴睾丸较早降到阴囊，女婴大阴唇完全覆盖小阴唇

4. 下列说法**不符合**生理性黄疸的是

   A. 足月儿出生后 2~3d 出现、4~5d 达高峰，早产儿多于出生后 3~5d 出现、5~7d 达高峰

   B. 足月儿 2 周内消退，早产儿可延长到 3~4 周

   C. 血清胆红素足月儿<211μmol/L，早产儿<256μmol/L

   D. 黄疸退而复现，持续一周后逐渐好转

   E. 新生儿一般情况好

5. 母乳喂养的优点**不包括**

   A. 含钙、磷比例适当（3∶1），易于吸收

   B. 营养丰富，营养成分比例适宜，易于消化吸收

   C. 缓冲力小，对胃酸的中和作用弱，利于消化

   D. 产后早期哺乳，可刺激子宫收缩，减少出血

   E. 母乳温度适宜，无污染，便于即时哺乳

6. 关于新生儿疼痛表现中的行为反应，描述**不正确**的是

   A. 听觉：持续性大声尖叫，啼哭，轻声呻吟

   B. 面部表情：皱眉，鼻唇沟加深，下颌抽动，挤眼，鼻翼扇动，舌头卷曲，面部抽动

   C. 身体运动：四肢过度屈伸，手指张开，肢体快速回抽

D. 肌张力:肌张力过高,僵硬,拳头紧握

E. 状态:长期处于睡眠状态,很难唤醒

7. 关于新生儿败血症的护理措施,描述**错误**的是

A. 患儿体温异常时,应立即使用药物降温,避免高热惊厥

B. 采取早期、足疗程、联合、静脉给药

C. 合理喂养,不能经口喂养时可采用静脉营养等方式,保证营养供给

D. 及时处理局部感染灶,防止感染蔓延

E. 密切观察患儿病情变化

8. 以下**不属于**新生儿常见的特殊生理状态的是

A. 乳腺肿大　　　　　　B. 粟粒疹　　　　　　C. "马牙"和"螳螂嘴"

D. 假月经　　　　　　　E. 丘疹

9. 关于新生儿长期给氧的注意事项,描述**不正确**的是

A. 氧疗法适用于有缺氧、发绀、窒息、惊厥等症状的患儿

B. 密切观察病情变化,防止长期吸入高浓度氧气引起氧中毒

C. 鼻导管给氧浓度为1~2L/min,头罩给氧时,氧流量为5L/min

D. 为保持病情稳定,尽可能采取持续低浓度给氧方式

E. 及时测定血气指标,使用最低浓度给氧,维持氧分压在6.7~10.6kPa

10. 新生儿颅内出血的常见症状**不包括**

A. 激怒、过度兴奋或表情淡漠、嗜睡、昏迷等

B. 斜视、凝视、眼震颤、眼球上转困难等

C. 脑性尖叫、惊厥、前囟隆起等

D. 呼吸增快、减慢、暂停等

E. 肌张力早期减低,之后肌张力增加

11. 关于新生儿光照疗法的描述,**错误**的是

A. 环境温度为24~26℃,湿度为55%~65%

B. 体温高于38℃或低于34℃、处于皮疹严重期者,暂不适合光照疗法

C. 患儿体温应维持在36.5~37.2℃

D. 结束后应及时补充核黄素,避免溶血

E. 应注意遮挡眼部及会阴部皮肤

12. 关于新生儿头皮静脉输液的描述,**错误**的是

A. 适用于输注刺激性小的溶液或药物

B. 钙剂、甘露醇、血管活性药物等禁止经头皮静脉输注

C. 2岁以内小儿首选额静脉

D. 皮肤消毒范围应≥5cm

E. 进针角度为10°~15°

（二）A2 型题

13. 某婴儿，足月剖宫产，生产后 1min 检查，躯干红润，四肢青紫，心率 110 次/min，哭声响亮，四肢活跃，呼吸规则，其 Apgar 评分是

    A. 3分　　　　　B. 4分　　　　　C. 5分　　　　　D. 7分　　　　　E. 9分

14. 某婴儿，足月顺产，母乳喂养，出生后 10d 仍皮肤、巩膜黄染，精神状态好，吃奶好，血清胆红素 120mg/L，此时应首选的处理措施是

    A. 进行光照疗法　　　　　　　　B. 进行换血疗法

    C. 输注血浆　　　　　　　　　　D. 口服苯巴比妥

    E. 暂停母乳喂养，24~72h 后复查血清胆红素

15. 某婴儿，出生后 10d，晨起发现鼻尖、面颊处有细小、白色的皮疹，以下处理妥当的是

    A. 消毒双手，轻轻挤压　　　　　　B. 涂抹金黄散等药物

    C. 无须处理，继续观察　　　　　　D. 使用生理盐水清洗

    E. 1ml 注射器针尖挑除皮疹

16. 某婴儿，出生后 15d，出现精神萎靡、嗜睡、不吃、黄疸不退、呼吸窘迫等症状，其最可能的诊断为

    A. 迟发型新生儿败血症　　　　　　B. 早发型新生儿败血症

    C. 新生儿脑膜炎　　　　　　　　　D. 新生儿颅内出血

    E. 新生儿低血钙

17. 某婴儿，足月顺产，出生后 3d。出生体重 3 200g，血清总胆红素 147mg/L。该婴儿首选的治疗方法是

    A. 光照疗法　　　　B. 口服苯巴比妥　　　　C. 换血疗法

    D. 输注白蛋白　　　E. 输注血浆

18. 某新生儿，胎龄 290d，出生体重 3 000g，身长 52cm，头围 33cm，胸围 31.5cm。该新生儿属于

    A. 早产儿　　　　　B. 足月儿　　　　　C. 足月小于胎龄儿

    D. 过期产儿　　　　E. 巨大儿

（三）A3/A4 型题

（19~21 题共用题干）

　　某新生儿，胎龄 38[+3] 周，体重 3 000g。因母亲妊娠合并高血压，胎膜早破剖宫产娩出，羊水清，出生后无自主呼吸及哭声，肌张力低。

19. 对该新生儿进行初步复苏的正确步骤是

    A. 擦干和刺激，保暖，摆正体位，清理气道

    B. 保暖，摆正体位，清理气道，擦干和刺激

    C. 保暖，擦干和刺激，摆正体位，清理气道

    D. 擦干和刺激，摆正体位，清理气道，保暖

    E. 摆正体位，清理气道，擦干和刺激，保暖

20. 若该新生儿经初步复苏后仍无呼吸,心率为 80 次/min,此时应

    A. 持续刺激至新生儿有呼吸,使心率>100 次/min

    B. 立即给予正压通气

    C. 立即气管插管并经气管内吸引

    D. 胸外按压

    E. 经静脉给予肾上腺素

21. 若该新生儿经有效面罩正压通气 30s 后,心率 53 次/min,氧饱和度 65%,此时应

    A. 继续面罩正压通气 30s,密切观察   B. 面罩正压通气下胸外按压

    C. 气管插管下行正压通气 + 胸外按压   D. 注意保持呼吸道和氧导管通畅

    E. 氧浓度调至 100%

(22~24 题共用题干)

    某新生儿,8 个月早产,出生体重 2 000g,出生后第 3 天出现黄疸,第 7 天最明显,精神尚可,吃奶好,肝肋下 1cm,白细胞计数正常。

22. 根据体重划分,该新生儿为

    A. 巨大儿   B. 正常出生体重儿   C. 低出生体重儿

    D. 极低出生体重儿   E. 超低出生体重儿

23. 该新生儿最可能的诊断是

    A. 新生儿败血症   B. 新生儿肝炎   C. 先天性胆道闭锁

    D. 新生儿生理性黄疸   E. 新生儿溶血病

24. 预计其黄疸的预后情况为

    A. 最长延迟至出生后 2 周内消退   B. 最长延迟至出生后 3~4 周内消退

    C. 手术后可消退   D. 肝功能完全正常后可消退

    E. 经治疗炎症消除后可消退

(25~27 题共用题干)

    某新生儿,足月臀位产,出生后 24h 突发惊厥,烦躁不安。查体:体温 36.9℃,前囟饱满,肌张力高,四肢抽搐,双眼凝视,心率 145 次/min,肺部体征(-),血常规正常。

25. 该新生儿可能发生了

    A. 新生儿手足抽搐症   B. 新生儿低血糖   C. 新生儿颅内出血

    D. 新生儿败血症   E. 新生儿破伤风

26. 引起该新生儿发病最可能的原因是

    A. 维生素 D 缺乏   B. 寒冷损伤   C. 产伤

    D. 凝血因子不足   E. 感染

27. 下列护理措施中**不妥**的是

    A. 绝对卧床休息,抬高头部   B. 减少刺激,集中进行护理操作

    C. 维持体温恒定   D. 每小时更换体位一次

E. 密切观察患儿病情

（四）B 型题

（28~30题共用备选答案）

A. 75% 乙醇　　　　　B. 0.5% 碘伏　　　　　C. 3% 过氧化氢

D. 5% 碳酸氢钠　　　　E. 10% 硝酸银

28. 新生儿脐窝部有明显脓性分泌物,应先使用的涂擦溶液是

29. 新生儿脐周无红肿、无分泌物时,使用的涂擦溶液是

30. 新生儿有慢性脐肉芽肿,可以使用的涂擦溶液是

二、填空题

1. 早产儿出生体重大多小于(　　　),身长小于(　　　)。

2. 新生儿鼻导管给氧时,氧流量为(　　　),氧浓度为(　　　);头罩给氧时,氧流量为(　　　),注意保持呼吸道和氧导管通畅。

3. 部分女婴因妊娠后期母亲的(　　　)进入胎儿体内,出生后突然中断,在出生后(　　　)阴道内出现血性分泌物,类似月经,可持续(　　　),称假月经。

4. 正常足月新生儿的原始神经反射有觅食反射、吸吮反射、握持反射、(　　　)、(　　　)。

三、名词解释

1. 光照疗法　　　2. 适中温度　　　3. 足月小样儿　　　4. 新生儿呼吸暂停

四、简答题

1. 简述新生儿复苏的原则。

2. 简述新生儿溶血病的病因。

3. 简述新生儿胆红素脑病的分期及典型临床表现。

4. 简述新生儿长期给氧的注意事项。

五、论述题

1. 试述新生儿颅内出血的临床表现及护理措施。

2. 试述新生儿疼痛的临床表现及非药物性干预措施。

六、案例分析题

某新生儿,12d。因皮肤发黄 4d、今日拒奶入院。足月分娩,出生时 Apgar 评分 9 分,出生体重 3.3kg,出生后第 2 天皮肤发黄,第 6 天已消退。自出生第 10 天开始皮肤发黄,并逐渐加深,吃奶差,今日拒奶,母亲妊娠时 HBsAg(−)。体格检查:体重 3.4kg,体温 35.6℃,心率 120 次/min,呼吸 42 次/min,哭声低,反应差,全身皮肤黄染明显,巩膜发黄,前囟平,心肺(−)。脐部残端有脓性分泌物渗出,腹略胀气,肝肋下 3cm,脾肋下 1cm 可触及,质软。白细胞计数 25×10^9/L,中性粒细胞比例 88%,淋巴细胞比例 12%。

请问:

1. 目前该患儿最可能的诊断是什么?

2. 目前该患儿的治疗原则包括哪几方面?

3. 目前该患儿的主要护理诊断及护理措施是什么?

参考答案

一、单项选择题

（一）A1型题

1. C 2. A 3. B 4. D 5. A 6. E 7. A 8. E 9. D 10. E 11. B 12. E

（二）A2型题

13. E 14. E 15. C 16. A 17. A 18. B

（三）A3/A4型题

19. B 20. B 21. C 22. C 23. D 24. B 25. C 26. C 27. D

（四）B型题

28. C 29. A 30. E

二、填空题

1. 2 500g、47cm

2. 1~2L/min、25%~30%、5L/min

3. 雌激素、5~7d、1周

4. 拥抱反射、交叉伸腿反射

三、名词解释

1. 光照疗法:指通过一定波长的光线照射,使新生儿血液中的脂溶性未结合胆红素转变为水溶性异构体,进而从胆汁和尿液中排出体外,降低血清胆红素浓度的治疗方法。

2. 适中温度:又称中性温度,指能保持正常体温及皮肤温度的最适宜环境温度,在此温度下机体耗氧量最低,代谢率最低,蒸发散热最少。

3. 足月小样儿:指胎龄足月但出生体重小于2 500g者,常见于小于胎龄儿。

4. 新生儿呼吸暂停:指呼吸停止时间达到15~20s,或虽呼吸停止时间<15s,但伴有心率缓慢（<100 次/min）、皮肤发绀及肌张力减低。

四、简答题

1. 简述新生儿复苏的原则。

新生儿复苏的原则:ABCDE 原则。A（airway）:清理呼吸道;B（breathing）:建立呼吸;C（circulation）:维持正常循环;D（drug）:药物治疗;E（evaluation）:评估。

2. 简述新生儿溶血病的病因。

（1）母子血型不合。

（2）红细胞酶缺乏。

（3）红细胞膜缺陷。

（4）自身免疫性溶血。

（5）血红蛋白异常。

3. 简述新生儿胆红素脑病的分期及典型临床表现。

（1）警告期：反应低下、肌张力低下、吸吮力弱，持续 0.5~1.5d。

（2）痉挛期：肌张力增加、发热、抽搐、呼吸不规则，持续 0.5~1.5d。

（3）恢复期：肌张力恢复、体温正常、抽搐减少，持续 2 周。

（4）后遗症期：终身可能出现听力下降、眼球运动障碍、手足徐动、牙釉质发育不良、智力落后。

4. 简述新生儿长期给氧的注意事项。

（1）掌握适应证：用于有缺氧、发绀、窒息、惊厥等症状的患儿。

（2）密切观察病情变化：吸氧过程中一旦呼吸困难好转和青紫减轻，应调低氧流量和氧浓度。尽可能采取间歇给氧方式，防止持续长期吸入高浓度氧气引起氧中毒。

（3）鼻导管给氧时，氧流量 1~2L/min，氧浓度 25%~30%。头罩给氧时，氧流量 5L/min。注意保持呼吸道和氧导管通畅。

（4）及时测定血气指标，使用最低浓度给氧，维持氧分压在 6.7~10.6kPa。

五、论述题

1. 试述新生儿颅内出血的临床表现及护理措施。

新生儿颅内出血的临床表现：

（1）意识改变：激惹、过度兴奋或表情淡漠、嗜睡、昏迷等。

（2）眼部症状：斜视、凝视、眼震颤、眼球上转困难等。

（3）颅内压升高的表现：脑性尖叫、惊厥、前囟隆起等。

（4）呼吸改变：出现呼吸增快、减慢、暂停等。

（5）肌张力改变：早期肌张力增加，之后减低。

（6）瞳孔不对称，对光反射差。

（7）其他：黄疸、贫血。

新生儿颅内出血的护理措施：

（1）病情观察：观察患儿生命体征、意识、精神状况、瞳孔、各种反射、前囟张力、肌张力和喂奶中的反应，及时记录阳性体征并告知医生，积极处理或配合抢救。

（2）保持患儿呼吸道通畅，及时清除呼吸道分泌物，避免颈部过屈或过伸影响正常气道通气；合理给氧，维持患儿血氧饱和度在 85%~95%，需要机械通气的患儿做好管道维护及护理。

（3）保持患儿绝对安静，各种护理、治疗操作集中进行，尽可能减少患儿头部搬动及防止噪声对患儿的刺激，患儿烦躁、激惹时应遵医嘱正确使用镇静剂并密切观察患儿呼吸及意识变化。

（4）维持患儿体温稳定：体温过高时，应遵医嘱予以物理或药物降温，体温过低时应采取合理的保暖措施。如患儿出现体温不升或高热，提示患儿病情危重，及时告知医生，配合抢救。

（5）健康教育：住院期间告知患儿家长疾病相关知识及预后情况。

2. 试述新生儿疼痛的临床表现及非药物性干预措施。

新生儿疼痛的临床表现：

（1）生理反应：心率增加，血压升高，颅内压升高，脑血流量增加，呼吸频率增加，肌张力增加，平均气道压力、二氧化碳分压、肺动脉压力升高，耗氧量增加，呼吸深度变浅，氧分压降低，其他可出现面色苍白、出汗、瞳孔扩大等症状。

（2）行为反应：听觉方面表现为持续性大声尖叫、啼哭、轻声呻吟；面部表情可出现皱眉、鼻唇沟加深、下颌抽动、挤眼、鼻翼扇动、舌头卷曲、面部抽动；身体运动方面可表现为四肢过度屈伸，手指张开，肢体快速回抽，肌张力过高，僵硬，拳头紧握或肌张力过低；精神状态表现为睡眠觉醒周期紊乱、嗜睡或烦躁、喂养困难、难以安抚。

（3）激素水平变化：血浆肾素活性增加，儿茶酚胺水平、皮质醇水平、蛋白质代谢水平增高，糖原及生长激素释放增加，血清中糖、乳酸盐、酮类水平增高，胰岛素分泌减少。

新生儿疼痛的非药物性干预措施：口服葡萄糖溶液或葡萄糖，非营养性吸吮，保持新生儿屈曲体位，襁褓包裹，新生儿抚触，袋鼠式护理，音乐疗法，减少声音和光线刺激等。

六、案例分析题

1. 目前该患儿最可能的诊断是什么？

新生儿败血症。

2. 目前该患儿的治疗原则包括哪几方面？

（1）选用合适的抗菌药物：早期、联合、足量、静脉应用抗生素，疗程要足，一般应用10~14d。病原菌已明确者，可按药物敏感试验结果用药；病原菌尚未明确前，结合当地菌种流行病学特点和耐药菌株情况，选择两种抗生素联合使用。

（2）对症、支持治疗：保暖、供氧、纠正酸中毒及电解质紊乱；及时处理脐炎、脓疱疮等局部病灶；保证能量及水的供给；必要时输注新鲜血、粒细胞、血小板，早产儿可静脉输注免疫球蛋白。

3. 目前该患儿的主要护理诊断及护理措施是什么？

目前该患儿的主要护理诊断包括：

体温调节无效　与感染有关。

皮肤完整性受损　与脐炎、脓疱疮等感染性病灶有关。

营养失调：低于机体需要量　与吸吮无力、食欲缺乏及摄入不足有关。

目前该患儿的主要护理措施包括：①患儿体温异常时，应及时记录患儿体温变化情况，并告知医生，采取有效的保暖或物理降温方法，一般不采用药物降温。②采取早期、联合、足量、静脉应用抗生素，注意药物的毒副作用。③及时处理局部感染灶，防止感染蔓延。④根据患儿病情，合理喂养，不能经口喂养时可采用静脉营养，以保证营养供给。⑤密切观察患儿病情变化，出现面色青灰、脑性尖叫、前囟饱满等症状时提示可能发生脑膜炎；出现意识淡漠、皮肤花纹、脉搏细弱、少尿、毛细血管充盈时间延长、血压下降等症状时，提示发生感染性休克，应及时通知医生，做好抢救准备。

（江智霞）

第十一章
中医护理学

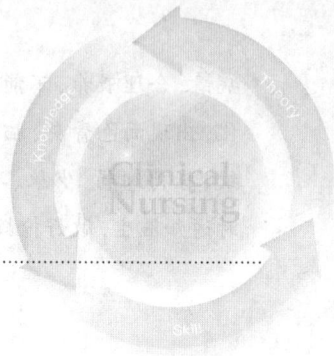

一、单项选择题

(一) A1 型题

1. 中医护理学的基本观点**不包括**

    A. 整体观念   B. 辨证施护   C. 辨病施护

    D. 防护结合   E. 恒动观念

2. 以下五行的生克关系中，**错误**的是

    A. 木克土   B. 金生火   C. 水克火

    D. 水生木   E. 金克木

3. 灸法主要应用于

    A. 瘀证   B. 实证   C. 热证

    D. 痛证   E. 虚证、寒证

4. 以下与恐有密切关系的脏腑是

    A. 肾   B. 肝   C. 心   D. 肺   E. 脾

5. 足三阴经的走向是

    A. 从手至头   B. 从胸至手   C. 从头至足

    D. 从足至腹胸   E. 从头至手

6. 位于小腿内侧，内踝尖上 3 寸，胫骨内侧缘后际的是

    A. 合谷穴   B. 曲池穴   C. 三阴交

    D. 百会穴   E. 印堂

7. 先天之本是

    A. 肾   B. 肺   C. 脾   D. 心   E. 肝

8. 被称为"后天之本"的是

    A. 心   B. 脾   C. 肝   D. 肾   E. 肺

9. 六腑生理功能的特点是

    A. 藏精气而不泻，满而不能实   B. 藏精气而不泻，实而不能满

    C. 传化物而不藏，实而不能满   D. 传化物而不藏，满而不能实

    E. 虚实交替，泻而不藏

10. 心在液为

    A. 汗   B. 泪   C. 涕   D. 唾   E. 涎

11. 拔罐治疗时,一般留置

    A. 10~15min   B. 15~20min   C. 5~10min

    D. 20~30min   E. 10~20min

(二)A2 型题

12. 男,35 岁。3d 前因受凉出现咳嗽,痰黄稠,口干咽痛,微恶风寒,舌尖红苔薄黄,脉浮数,应诊为

    A. 痰湿阻肺   B. 燥邪伤肺   C. 风热犯肺

    D. 热邪壅肺   E. 风寒犯肺

13. 女,53 岁。昨日与丈夫吵架后,觉胸胁痞满,恶心呕吐,嗳气不舒,其证属

    A. 肝脾不和   B. 肝气犯胃   C. 肝气郁结

    D. 胃气不降   E. 肝胆湿热

14. 男,30 岁。昨晚因受凉,今晨出现怕冷,发热,无汗,头痛,肢节疼痛,鼻流清涕,咽痒,咳嗽,痰稀色白,舌苔白而润,脉浮紧。辨证为风寒感冒。下述护理措施中,**错误**的是

    A. 服药后加被覆盖,以利汗出解表

    B. 服药后汗不出,可饮热粥或汤以助发汗

    C. 汗出不畅者,可加刺大椎、曲池以透邪发汗

    D. 汗出热退有汗者,用冷毛巾擦拭

    E. 注意防寒保暖,避免直接吹风受凉

(三)A3/A4 型题

(15~17 题共用题干)

    女,44 岁。畏寒喜暖,口淡不渴,面色苍白,肢冷蜷卧,小便清长,大便稀溏,舌淡苔白而润滑,脉迟。

15. 在八纲辨证中,该患者应属于

    A. 热证   B. 阳证   C. 表证   D. 寒证   E. 里证

16. 针对此证,应使用的护治方法是

    A. 汗法   B. 和法   C. 温法   D. 补法   E. 消法

17. 下列护理措施中,**不正确**的是

    A. 防寒保暖   B. 中药宜睡前服用

    C. 进食温补之物   D. 忌食寒凉之物

    E. 隔姜灸

(四)B 型题

(18~20 题共用备选答案)

    A. 寒证   B. 虚证   C. 热证   D. 实证   E. 表证

18. 望色中,面部呈现青色的主病是

19. 发热喜凉,口渴喜冷饮,面红目赤,烦躁不宁,大便秘结,舌红苔黄而干,脉数,是八纲辨证中的

20. 表现为面白唇淡、神疲体倦、心悸气短、自汗盗汗、大便溏泄、小便频数、舌嫩无苔、脉细弱无力等症状的证候为

二、填空题

1. 中药五味是指药物具有酸、( )、( )、( )、咸五种滋味。

2. 中药四气是指药物的寒、( )、( )、( )四种药性,又称四性。

三、名词解释

1. 阴阳   2. 相生

四、简答题

1. 简述汗法的护理要点。

2. 简述七情内伤对人体"气"的影响。

五、论述题

1. 针灸治疗时,患者出现面色苍白,冒冷汗,这是什么情况?护士该采取什么措施?

2. 试述寒邪客胃的疼痛性质及饮食护理。

六、案例分析题

男,32岁。近来工作劳累,昨日出现发热,体温38.8℃,微恶风,汗出不畅,头痛,面赤目胀,咽喉肿痛,鼻塞,涕黄,口干欲饮,舌红苔薄黄,脉浮数。

请问:

1. 本病例的中医诊断是什么?

2. 简述该患者的护治原则和护理措施。

参考答案

一、单项选择题

（一）A1型题

1. C 2. B 3. E 4. A 5. D 6. C 7. A 8. B 9. C 10. A 11. A

（二）A2型题

12. C 13. B 14. D

（三）A3/A4型题

15. D 16. C 17. B

（四）B型题

18. A   19. C   20. B

二、填空题

1. 苦、甘、辛

2. 热、温、凉

三、名词解释

1. 阴阳：是对自然界相互关联的某些事物或现象对立双方属性的概括。

2. 相生：是指某一行事物对另一行事物具有滋生、促进和助长作用。其次序是木生火、火生土、土生金、金生水、水生木。

四、简答题

1. 简述汗法的护理要点。

（1）服药后加被覆盖，以利汗出解表。

（2）服药后汗不出，可饮热粥或汤以助发汗。

（3）汗出不畅者，可加刺大椎、曲池以透邪发汗。

（4）注意防寒保暖，避免直接吹风受凉。

2. 简述七情内伤对人体"气"的影响。

（1）惊则气乱。

（2）怒则气上。

（3）思则气结。

（4）喜则气缓。

（5）悲则气消。

五、论述题

1. 针灸治疗时，患者出现面色苍白，冒冷汗，这是什么情况？护士该采取什么措施？

患者出现晕针。护士须立即采取以下措施：

（1）停止针刺，将已刺之针迅速取出；让患者平卧，头部放低，松开衣带。

（2）注意保暖，给予温开水或糖水饮之，轻者静卧片刻，即可恢复。

（3）未能缓解者，用指掐或针刺急救穴，如人中、内关、足三里、涌泉等，也可灸百会、气海、关元、神阙等；晕针缓解后，患者仍需要适当休息。

（4）必要时急救，可配用现代急救措施。

2. 试述寒邪客胃的疼痛性质及饮食护理。

寒邪客胃的疼痛性质是胃痛暴作，恶寒喜暖，得温痛减，遇寒加重。

饮食宜进温热食物，以软、烂、熟、清淡及少量多餐为原则，可适当用姜、葱、芥末、大蒜、胡椒、韭菜等作为调料，轻症者可服用生姜粥、生姜红糖水、红枣粥、炒小米粥(炒小米熬粥，加红糖食用)，也可以遵医嘱使用姜枣饮(生姜3片、法半夏6g、红枣2枚)煎水代茶以温胃散寒，调理脾胃。忌生冷瓜果、凉拌菜等。

六、案例分析题

1. 本病例的中医诊断是什么？

感冒。

2. 简述该患者的护治原则和护理措施。

护治原则：辛凉解表。

护理措施：

（1）病情观察：密切观察患者的症状及体温、舌象、汗出及有无变生他症的情况。高热时每4h测量体温一次，若高热不退，应注意神志、皮肤等全身情况，必要时遵医嘱给予退热药。注意观察服用解表药后的反应。

（2）起居护理：保持病室清洁、舒适、安静。避免直接吹风。体温高时适宜卧床休息，减少外出。

（3）饮食护理：饮食宜清淡、富含营养，忌辛辣、油腻之品，多补充水分。

（4）情志护理：指导患者了解疾病的发生、发展过程，积极配合治疗，保持情志舒畅，乐观开朗，以利于增强正气，祛邪外达。

（5）用药护理：解表药多为辛散轻扬之品，故汤药宜武火快煎，不宜久煎，以防有效成分散失。汤药宜温服，服药后忌服酸醋生冷之品，以免收涩，影响发散效果，中病即止，不可过汗，以防伤阴。

（6）适宜技术：高热时可以在十宣放血以退热，鼻塞流涕时可针刺或按摩迎香、列缺、外关等穴。

（许璧瑜）

第十二章
精神科护理学

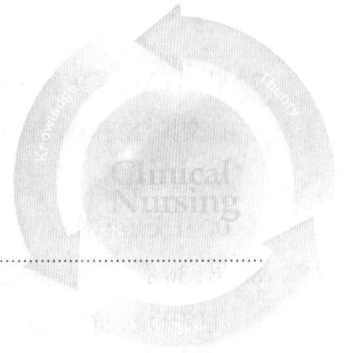

一、单项选择题

（一）A1 型题

1. 属于思维内容障碍的是

    A. 被害妄想　　　　　　　B. 思维奔逸　　　　　　　C. 病理性赘述

    D. 强迫观念　　　　　　　E. 思维破裂

2. **不属于**约束带的适用对象的是

    A. 有明显自杀、自伤行为者　　　　　B. 极度兴奋、对周围及环境构成威胁者

    C. 对治疗及护理不合作或有抗拒态度者　　D. 意识障碍、危及自身安全者

    E. 情绪波动较大但没有造成伤害或威胁者

3. **不属于**暴力行为先兆行为的是

    A. 不能静坐　　　　　　　　B. 谵妄发作

    C. 握拳或用拳击物　　　　　D. 下颌紧绷

    E. 突然停止正在进行的动作

4. 关于抗精神病药物所致的急性肌张力障碍的描述，**不正确**的是

    A. 应立即停止抗精神病药物治疗

    B. 立即安抚患者，缓解其焦虑、恐惧等情绪

    C. 大多发生于使用传统（经典）药物治疗的患者

    D. 表现为眼上翻、斜颈、面部怪相和扭曲、吐舌、角弓反张和脊柱侧弯等

    E. 注射东莨菪碱 0.3mg 或异丙嗪 25~50mg，可即时缓解

5. 改良电休克的适应证**不包括**

    A. 严重抑郁，有自杀倾向　　　　　B. 极度兴奋躁动，有伤人行为

    C. 拒食和木僵等　　　　　　　　　D. 脑器质性精神病

    E. 难治性精神病

（二）A2 型题

6. 男，30 岁。患者反穿衣服以表示自己是表里合一的人。该患者的表现属于

    A. 象征性思维　　　　　　B. 逻辑倒错性思维　　　　C. 诡辩性思维

    D. 破裂性思维　　　　　　E. 思维被扩散

7. 男,44 岁,某灾害幸存者。患者出院后,经常出现创伤回忆、噩梦,逃避与抢救相关的话题;在社交场合变得戒备、易怒,专注于工作或学习变得困难。这些症状最符合的诊断是

　　A. 强迫症　　　　　　　　B. 情感性精神障碍　　　　C. 创伤后应激障碍

　　D. 社交焦虑症　　　　　　E. 注意缺陷多动障碍

8. 男,36 岁。患者表现为周期性的情绪波动,经常表现出冲动的行为和言语,经常走来走去,厌恶住院环境,抗拒治疗,食欲不佳,对外面世界强烈渴望。该患者最可能存在的安全隐患是

　　A. 自杀　　　　　　　　　B. 暴力行为　　　　　　　C. 吞食异物

　　D. 患者出走　　　　　　　E. 噎食

9. 男,28 岁。最近几周开始出现明显的情绪波动和冲动行为。有时异常兴奋,讲话飞快,注意力集中困难。有时又感到极度低落、疲倦,并出现自杀念头。根据描述,该患者最可能的状态是

　　A. 双相障碍　　　　　　　B. 强迫症状　　　　　　　C. 精神分裂

　　D. 幻觉　　　　　　　　　E. 抑郁

10. 女,47 岁,精神分裂症。患者目前接受抗精神病药物治疗,用药一段时间后,开始出现锥体外系症状。以下对该症状的描述,**不正确**的是

　　A. 表现为运动不能、肌张力高、震颤和自主神经功能紊乱

　　B. 最初始的形式是运动过缓,患者表现为写字越来越小

　　C. 应常规应用抗胆碱药,以防止锥体外系症状发生

　　D. 可能表现为个别肌群突发的持续痉挛和异常姿势

　　E. 静坐不能,主要表现为不能静坐、静站,不安宁、常来回踱步等

(三) A3/A4 型题

(11~13 题共用题干)

　　男,17 岁,学生。患者外貌疲惫,眼睛无神,整体表现出极度的情绪低落和绝望。情绪波动很大,时而极度消沉,时而极度焦虑和易怒。经常感到压力和自责,说自己一无是处,希望永远消失。食欲明显下降,体重明显减轻,睡眠出现严重障碍。对生活失去了兴趣,无法在正常的日常活动中找到快乐和满足感。

11. 以下**不符合**该患者抑郁症表现的是

　　A. 情绪低落　　　　　　　B. 兴趣缺乏　　　　　　　C. 快感丧失

　　D. 思维内容障碍　　　　　E. 躯体症状

12. 该患者抑郁发作时的治疗一般首选

　　A. 5- 羟色胺再摄取抑制剂(SSRIs)　　　B. 电休克治疗

　　C. 抗精神病药物治疗　　　　　　　　　D. 三环类抗抑郁药(TCAs)

　　E. 单胺氧化酶抑制剂(MAOIs)

13. 关于该患者社会功能与行为方面的护理重点,描述**不正确**的是

　　A. 防止伤人毁物　　　　　　　　　　　B. 帮助与环境的接触

　　C. 防止自杀　　　　　　　　　　　　　D. 提供心理支持和情感护理

E. 强迫患者进行特定活动并限制其自主决策

（14~17题共用题干）

男，30岁，双相障碍。过去几个月中，患者开始出现睡眠减少、兴奋不安的症状。最近几天，患者情绪极度激动，过度活动，话多，注意力不集中。在社交场合，患者表现过于冲动和放纵。患者对自己能力的评估过于乐观，并表现出对过度冒险行为的兴趣。

14. 最适用于该患者症状描述的诊断是

  A. 躁狂发作   B. 抑郁发作   C. 强迫症状

  D. 复发性心境障碍   E. 环性心境障碍

15. 该症状发作的临床特征**不包括**

  A. 情绪高涨，易激惹性   B. 思维被洞悉感

  C. 思维奔逸，高谈阔论   D. 活动增多、意志行为增强

  E. 夸大观念，自我评价过高

16. 在其急性发作期若使用碳酸锂治疗，最佳的血锂浓度为

  A. 0.2~0.4mmol/L   B. 0.4~0.8mmol/L   C. 0.6~1.2mmol/L

  D. 1.2~1.4mmol/L   E. 1.4~1.8mmol/L

17. 在症状发作的急性期，护理该患者时，应避免

  A. 提供情感支持和安慰   B. 给予安全的环境

  C. 提供保护性约束，保护其安全   D. 保持有效的沟通和交流

  E. 定期监测生命体征

（四）B型题

（18~22题共用备选答案）

  A. 思维迟缓   B. 思维贫乏   C. 思维松弛

  D. 思维奔逸   E. 象征性思维

18. 女，30岁。医生与其交流时表现为沉默寡言，内容空洞、单调，常以"不知道"作答，自觉脑子空洞洞的，没有什么可说的。该患者的症状是

19. 男，35岁。门诊就诊时，医生发现患者语速慢，语量少，语音低沉，反应不灵敏，医生让其写"我的名字叫某某"时，患者许久也不能写出来，并且一直苦恼："我脑子不灵了"。该患者的症状是

20. 男，45岁。当医生问"你们工厂几点上班"时，患者答："我每天七点起床，洗脸，漱口，到厂对面的锅炉房打水，那里的开水很热，锅炉房有值班的老头，六十多岁了，他有一个孩子，大概是七八岁的样子，孩子的妈妈常来，提着一个篮子，里头放着吃的东西……"该患者的症状是

21. 男，22岁。医生问患者几岁，患者答："二十二，二月二，龙抬头，头发梳千下，下笔如有神，神龟虽寿，我今天过生日，我是大寿星。"该患者的症状是

22. 女，30岁。患者有时将左腿放在右腿上，有时将右腿放在左腿上，经常双臂舞动，有时双手捧

着肚子或抱头,并对此行为不予解答。病情好转后患者回忆:左臂代表全心全意为人民服务,右臂代表发挥人民的积极性,双臂摆动代表发挥大家的积极性全心全意为人民服务。该患者的症状是

二、填空题

1. 感知觉障碍主要包括(　　)、(　　)和(　　)。
2. 精神病患者常见的危急事件主要包括(　　)、(　　)、(　　)、(　　)等。

三、名词解释

1. 精神分裂症　　　　　2. 孤独症谱系障碍

四、简答题

1. 简述碳酸锂中毒的临床表现和处理措施。
2. 抑郁症的心理症状有哪些?

五、论述题

1. 试述精神科暴力行为的预防和处理。
2. 试述锥体外系反应的具体表现。

六、案例分析题

女,57岁。2年前开始出现幻听症状,常独自发笑,有时自言自语,性格内向,身材瘦弱。近1个月以来,病情逐渐加重,自述总听到邻居在背后议论她,说她的坏话,并在她面前指手画脚,认为邻居想要害她,在她的饭菜里下毒而拒绝进食,坚信家里的地板都被毒害了,因此不敢回家,想要去亲戚家避难。由于这些想法的困扰,患者多次与邻居争吵,并拿刀威胁邻居,幸好被及时制止。家人将其送入医院治疗。在医生与其交谈时,患者的面部表情缺乏明显的变化,回答问题时反应较慢,并坚决否认自己患有任何疾病。诊断:偏执型精神分裂症。

请问:

1. 该患者的主要精神症状有哪些?
2. 该患者的护理诊断有哪些?
3. 该患者主要的护理措施有哪些?

参考答案

一、单项选择题

(一)A1型题

1. A　2. E　3. B　4. A　5. D

（二）A2型题

6. A　7. C　8. D　9. A　10. C

（三）A3/A4型题

11. D　12. A　13. E　14. A　15. B　16. C　17. C

（四）B型题

18. B　19. A　20. C　21. D　22. E

二、填空题

1. 感觉障碍、知觉障碍、感知综合障碍

2. 自伤自杀行为、暴力行为、出走行为、噎食及吞食异物

三、名词解释

1. 精神分裂症：是一组病因尚未完全阐明的精神障碍，多起病于青壮年，具有认知、思维、情感、行为等方面的障碍，以精神活动与环境不协调为特征，一般无意识障碍及明显的智能障碍，常缓慢起病，病程多迁延，可导致明显的职业和社会功能损害。

2. 孤独症谱系障碍：是一类起病于婴幼儿期的神经发育障碍性疾病，主要表现为不同程度的社会交往障碍、语言发育障碍、兴趣狭窄和行为方式刻板。

四、简答题

1. 简述碳酸锂中毒的临床表现和处理措施。

（1）碳酸锂中毒的临床表现：先兆表现为呕吐、腹泻、粗大震颤、抽动、呆滞、困倦、眩晕、构音不清和意识障碍等。中毒症状包括：共济失调、肢体运动协调障碍、肌肉抽动、言语不清和意识模糊，重者昏迷、死亡。

（2）碳酸锂中毒的处理措施：立即停药，急查血锂浓度；给予大量生理盐水或高渗钠盐加速锂排出；严重时行人工血液透析。

2. 抑郁症的心理症状有哪些？

（1）思维迟缓。

（2）认知功能损害。

（3）负性认知模式。

（4）自罪自责。

（5）自杀观念和行为。

（6）精神运动性迟滞或激越。

（7）焦虑。

（8）精神病性症状。

（9）自知力缺乏。

五、论述题

1. 试述精神科暴力行为的预防和处理。

（1）暴力行为的预防：①建立良好的护患关系；②建立适宜的环境；③减少诱发因素；④提高

患者的自理能力;⑤及时控制精神症状。

(2)暴力行为发生时的处理:①寻求帮助,集体行动;②控制场面,解除武装;③隔离患者,身体保护;④药物治疗。

(3)暴力行为发生后的处理:①认知治疗,重建个体的价值系统;②行为重建。

2. 试述锥体外系反应的具体表现。

(1)急性肌张力障碍:出现最早,呈现不自主的、奇特的表现,包括眼上翻、斜颈、颈后倾、面部怪相和扭曲、吐舌、张口困难、角弓反张和脊柱侧凸等。

(2)静坐不能:主要表现为无法控制的激越不安、不能静坐、反复走动或原地踏步。

(3)帕金森综合征:最常见,主要表现为静止性震颤、肌张力增加、运动不能、自主神经功能紊乱。

(4)迟发性运动障碍:以不自主的、有节律的刻板式运动为特征,主要表现为吸吮、舔舌、鼓腮、躯干或四肢舞蹈或指划样动作等。

六、案例分析题

1. 该患者的主要精神症状有哪些?

被害妄想、幻听、幻视、思维迟缓、无自知力。

2. 该患者的护理诊断有哪些?

有暴力行为的危险　与评论性幻听、被害妄想有关。

思维过程的改变　与妄想有关。

营养失调:低于机体需要量　与自身营养不良、拒绝进食有关。

3. 该患者主要的护理措施有哪些?

(1)躯体功能方面:纠正营养失调,摄入高蛋白、高热量、高纤维素的食物;协助料理个人卫生;躯体疾病护理。

(2)心理功能方面:①耐心护理,说服劝解,保证进食,注意安全;②利用语言及非语言方式表达对患者的关心,鼓励其说出内心的感受,改善其情绪衰退。

(3)社会功能方面:强调日常生活能力训练、社会交往能力训练、工作能力训练、娱乐能力训练。

(4)安全护理:预防暴力行为及出走行为。

(5)用药护理:患者遵医嘱服药,注意观察药物副作用。

(李　红)

第十三章
皮肤科护理学

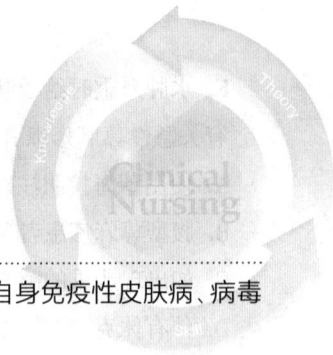

（含红斑鳞屑性皮肤病、变态反应性皮肤病、浅部真菌病感染性皮肤病、自身免疫性皮肤病、病毒感染性皮肤病、性传播疾病）

一、单项选择题

（一）A1 型题

1. 有关银屑病的描述，正确的是

   A. 细菌感染性皮肤病

   B. 病毒感染性皮肤病

   C. 内分泌失调引起的皮肤病

   D. 病因不明，无特效药物治疗的皮肤病

   E. 病因不明，有各种中西药可以根治的皮肤病

2. 有关维 A 酸类药物主要副作用的描述，正确的是

   A. 过敏   B. 恶心   C. 肾毒性

   D. 致畸胎   E. 高血压

3. 玉米淀粉浸浴疗法的主要作用是

   A. 止痒、镇静   B. 清洁、除菌   C. 美白、收敛

   D. 消肿、收敛   E. 抗菌、消肿

4. 银屑病的常见诱因包括

   A. 遗传因素、免疫因素   B. 感染因素、内分泌因素

   C. 饮酒、吸烟等生活习惯   D. 精神紧张，药物

   E. 噪音污染

5. 甲氨蝶呤滴注时间过长可增加肾毒性，因此使用时要注意每次滴注时间**不宜**超过

   A. 2h   B. 3h   C. 4h

   D. 5h   E. 6h

6. 长期大剂量应用糖皮质激素的患者，为预防电解质紊乱及水钠潴留，应采取的正确措施是

   A. 监测患者身高

   B. 遵医嘱给予患者普食

   C. 监测患者血常规和肝功能

   D. 记录24h出入量，保持出入平衡

E. 水肿严重时给予呋塞米口服,以缓解水钠潴留症状

7. 有关急性荨麻疹患者的护理要点,描述**不正确**的是

    A. 使用苯海拉明注射液后不可驾驶机动车

    B. 腹型荨麻疹患者避免食用粗糙、带壳及硬的食物

    C. 如出现严重的憋气、呼吸困难等症状,则提示患者发生了喉头水肿的危急状况

    D. 伴有休克、喉头水肿及呼吸困难者,立即予以 0.1% 肾上腺素 0.5~1ml 皮下注射或肌内注射

    E. 每周监测患者血常规和肝功能

8. 冷湿敷的面积**不能**超过患者体表总面积的

    A. 1/6   B. 1/5   C. 1/4

    D. 1/3   E. 1/2

9. 诊断变态反应性接触性皮炎最可靠的方法是

    A. 血清免疫复合物测定   B. 间接免疫荧光法   C. 血清 IgG 测定

    D. 血清 IgE 测定   E. 斑贴试验

10. **不属于**接触性皮炎的是

    A. 化妆品皮炎   B. 特应性皮炎   C. 失禁性皮炎

    D. 油漆皮炎   E. 石炭酸皮炎

11. 冷湿敷时注意避开患者的

    A. 头部   B. 口鼻   C. 颈部

    D. 阴囊   E. 腹部

12. 有关药疹的说法,**不正确**的是

    A. 治疗药疹的首要原则是立即停止使用致敏药物

    B. 对青霉素类过敏的患者应慎用阿莫西林

    C. 病情轻重与药物剂量无相关性

    D. 静脉注射比口服更易引起药疹

    E. 治疗药疹时应尽量减少用药种类

13. 关于手足癣的描述,正确的是

    A. 是最常见的浅部真菌病,常表现为夏季轻、冬季重

    B. 继发细菌感染时应先用抗真菌药

    C. 注意个人卫生,避免使用公用的拖鞋、脚盆及毛巾,勤换鞋袜,保持手足的清洁干燥

    D. 局部外用抗真菌药膏不能超过 2 周

    E. 浅部真菌最适宜的生长环境是低温、干燥

14. 糖皮质激素口服剂型**不包括**

    A. 可的松   B. 泼尼松   C. 阿赛松

    D. 甲泼尼龙   E. 氟氢可的松

15. 关于长效青霉素注射时的注意事项,描述**错误**的是

A. 皮试前询问过敏史，为了提高皮试准确率，建议做生理盐水对照

B. 注射前除了三查八对，还要再次询问患者的皮试结果

C. 长效青霉素要充分溶解后方可注射，由于溶剂浓稠，容易堵塞针头，配药时使用 18 号针头，注射前再换回 21 号针头，须快速排气快速注射

D. 治疗梅毒时需要连续 3 周注射长效青霉素，只要第一次没有出现过敏，后面的治疗都不会出现过敏

E. 患者出现发热、咽痛(流感样症状)、皮损加重，是吉海反应

16. 荨麻疹喉头水肿呼吸受阻时，应

A. 使用抗组胺药   B. 肌内注射肾上腺素

C. 行气管切开   D. 静脉滴注大量糖皮质激素

E. 肌内注射异丙嗪

(二) A2 型题

17. 男，30 岁。每年夏季开始，双足趾缝出现红斑、水疱、糜烂，伴瘙痒，趾甲未受累。治疗上述症状最有效的药物是

A. 卤米松乳膏   B. 炉甘石洗剂   C. 特比萘芬乳膏

D. 复方薄荷脑软膏   E. 氧化锌油

18. 女，56 岁。乳腺癌术后半年，3d 前左腰部疼痛，今天开始皮肤出现红斑、簇集性水疱。该患者的治疗药物是

A. 伐昔洛韦   B. 氯雷他定   C. 糖皮质激素

D. 阿莫西林   E. 特比萘芬

19. 女，60 岁。足癣 20 年，3d 前左小腿红肿热痛，体温 38℃，自行外用卤米松乳膏，无效果。查体：左小腿胫前约 10cm×20cm 红斑，局部皮温高，伴疼痛，体温 38.5℃。该患者最可能的诊断是

A. 坠积性皮炎   B. 湿疹   C. 丹毒

D. 静脉炎   E. 接触性皮炎

20. 男，70 岁。糖尿病、原发性高血压 20 年，老年痴呆 1 年。近期双手、前臂出现红斑、水疱，尼科利斯基(Nikolsky)征阴性，瘙痒剧烈。实验室检查：嗜酸性粒细胞升高，间接免疫荧光 IgG 抗体沿基底膜带沉积，Bp180 阳性。首先应考虑的诊断是

A. 带状疱疹   B. 湿疹

C. 大疱性类天疱疮   D. 天疱疮

E. 高嗜酸性粒细胞增多综合征

(三) A3/A4 型题

(21~24 题共用题干)

男，28 岁。手心、前臂出现红斑，无瘙痒，生殖器曾经出现过无痛性硬结。患者怀疑自己可能感染了梅毒，来医院就诊。梅毒螺旋体血凝试验(TPHA)(+)，快速血浆反应素环状卡片试验 1:32。

21. 硬下疳见于梅毒的

    A. 一期   B. 二期   C. 早期潜伏

    D. 晚期   E. 早期胎传

22. 一期梅毒的潜伏时间为

    A. 1 个月至 1 年   B. 2 个月至 1~2 年   C. 3 个月至 2 年

    D. 4 个月至 1~2 年   E. 5 个月至 2 年

23. 早期梅毒感染事件为

    A. 感染后半年内发生者   B. 感染后 1 年内发生者

    C. 感染后 2 年内发生者   D. 感染后 2 年以上发生者

    E. 感染后 3 年以上发生者

24. 早期胎传梅毒发生在

    A. 1 岁内   B. 2 岁内   C. 3 岁内

    D. 4 岁内   E. 5 岁内

（25~27 题共用题干）

    男，80 岁。既往有原发性高血压、糖尿病。3 个月前突发脑梗死，康复效果不佳，长期卧床，生活不能自理，平时由老伴照顾。近期肛周、骶尾部出现红斑、糜烂，表面有黄色分泌物。

25. 该患者肛周、骶尾部皮损首先考虑诊断为

    A. 股癣   B. 接触性皮炎   C. 疥疮

    D. 蜂窝织炎   E. 痈

26. 治疗该患者应考虑使用

    A. 阿昔洛韦乳膏 + 水杨酸软膏

    B. 卤米松乳膏 + 咪康唑

    C. 氧化锌软膏 + 莫匹罗星软膏

    D. 糠酸莫米松乳膏 + 水杨酸软膏

    E. 3% 硼酸溶液 + 特比萘芬乳膏

27. 该患者接触性皮炎继发感染如果控制不住，可能会发展成

    A. 湿疹   B. 皮肤溃疡   C. 压力性损伤

    D. 蜂窝织炎   E. 骨髓炎

（四）B 型题

（28~30 题共用备选答案）

    A. 伏立康唑   B. 米诺环素   C. 特比萘芬

    D. 伊曲康唑   E. 两性霉素 B

28. 上面药物中**不属于**抗真菌药的是

29. 如果患者出现肺曲霉菌感染，最适合的药物是

30. 静脉滴注时，**不能**用氯化钠注射液稀释的药物是

二、填空题

1. 细菌感染性皮肤病患者中,高锰酸钾溶液浸浴疗法的主要作用是(　　)、(　　)。

2. 常见的引起药疹的药物有(　　)、(　　)、(　　)、(　　)、(　　)、(　　)。

3. 一代抗组胺药有(　　)、(　　)、(　　)等。

4. 皮肤原发性损害包括(　　)、(　　)、(　　)、(　　)等,继发性损害包括(　　)、(　　)、(　　)、(　　)等。

5. 皮肤癣菌病根据侵犯的部位可分为(　　)、(　　)、(　　)、(　　)、(　　)。

6. 荨麻疹的典型皮损为大小不同的、多发的、瘙痒性的(　　)爆发于全身任何部位,在不摩擦的情况下于(　　)内消退,(　　)和(　　)时加重。

7. 特应性皮炎是一种与家族遗传背景相关的慢性(　　)、(　　)、(　　)皮肤病。

8. 皮肌炎是以(　　)、(　　)为皮损特点,伴有肌无力和肌肉炎症、变性的自身免疫紊乱引起的(　　)。

三、名词解释

1. 冷湿敷法　　　　　2. 药疹　　　　　3. 带状疱疹后遗神经痛

4. 外用药封包法

四、简答题

1. 长期使用糖皮质激素的常见副作用有哪些?

2. 皮肌炎皮肤和肌肉的临床表现主要有哪些?

3. 梅毒的健康教育要点有哪些?

4. 根据银屑病的临床症状其分型有哪些?典型症状有哪些?

五、论述题

1. 重症药疹的常见分型有哪几种?其护理要点有哪些?

2. 天疱疮分为哪四型?其护理要点有哪些?

六、案例分析题

男,60岁。3d前右股部出现皮疹,表现为红斑基础上簇集性水疱,呈条带状分布,不超过身体中线。疼痛明显,诊断为带状疱疹。医嘱:口服伐昔洛韦片、曲马多,皮损处外用喷昔洛韦乳膏。

请问:

1. 该患者皮损应如何处理?

2. 该患者目前为急性发作期,应注意哪些问题?

3. 该患者出现明显疼痛,护士应如何处理?

4. 该患者的用药护理要点有哪些?

参考答案

一、单项选择题

（一）A1型题

1. D　2. D　3. A　4. E　5. E　6. D　7. E　8. D　9. E　10. B　11. E　12. D　13. C　14. E

15. D　16. C

（二）A2型题

17. C　18. A　19. C　20. C

（三）A3/A4型题

21. A　22. B　23. C　24. B　25. B　26. C　27. E

（四）B型题

28. B　29. A　30. E

二、填空题

1. 除菌、清洁

2. 解热镇痛药、抗痛风药物、镇静催眠药及抗癫痫药、抗生素、异种血清制剂及疫苗、中药及制剂

3. 赛庚啶、苯海拉明、马来酸氯苯那敏

4. 红斑、丘疹、水疱、风团，糜烂、溃疡、抓痕、瘢痕

5. 头癣、体癣、股癣、手足癣、甲癣

6. 风团、24h、夜间、睡醒

7. 复发性、瘙痒性、炎症性

8. 红斑、水肿、结缔组织疾病

三、名词解释

1. 冷湿敷法：是用溶液剂与纱布、棉垫等敷料结合，进行冷敷和卷包来加强溶液剂的物理和药物作用，达到软化、清洁、收敛、止痒、抗感染等作用的方法。

2. 药疹：是药物的一种不良反应，是指药物通过注射、内服、吸入等途径进入人体后引起的皮肤、黏膜炎症反应。

3. 带状疱疹后遗神经痛：带状疱疹常见的后遗症，一般是指带状疱疹患者疱疹结痂以后，病灶处仍出现疼痛症状的情况。这种疼痛在皮疹消退后持续存在，超过3周后即可被诊断为带状疱疹后遗神经痛。

4. 外用药封包法：是为增强外用药剂在皮损局部的物理和药物作用，使用无渗透作用的塑料薄膜封闭包裹涂药部位的方法。

四、简答题

1. 长期使用糖皮质激素的常见副作用有哪些？

长期使用糖皮质激素可引起感染、消化性溃疡、骨质疏松、股骨头坏死、青光眼、高血压、高血脂、高血糖、低血钾、医源性肾上腺皮质功能不全等常见副作用。

2. 皮肌炎皮肤和肌肉的临床表现主要有哪些?

（1）皮肤表现:特有的皮肤表现是 Gottron 疹或 Gottron 征。面部以上眼睑为中心特殊的水肿性紫红色斑(向阳性皮疹)和甲周毛细血管扩张也具有诊断意义;"技工手"样变;非典型皮疹有一过性红斑、多形红斑、荨麻疹、结节性红斑、光感性皮炎、血管炎引起的皮肤溃疡等,30%的患者有雷诺现象。

（2）肌肉表现:对称性近端肌无力是皮肌炎的主要临床表现。肌无力、肿胀、罹患肌肉自觉痛和压痛。以肩胛带、骨盆带肌受累最常见,其次为颈肌和咽喉肌,呼吸肌受累少,眼轮匝肌和面肌受累罕见。表现为抬头抬臂困难、上下台阶困难、吞咽困难、声音嘶哑、吞咽呛咳、胃酸反流、胸闷、呼吸困难等。

3. 梅毒的健康教育要点有哪些?

（1）早期梅毒可以治愈,早发现早治疗,性伴侣同治,治疗期间避免性生活。

（2）患病期间不宜受孕,如果发现怀孕,尽早到正规医院咨询、诊治。

（3）家庭中做好必要的隔离,防止传染他人。

（4）定期复查,梅毒患者治疗后,如果发生不安全的性行为还会再次感染梅毒和其他性病。

4. 根据银屑病的临床症状其分型有哪些? 典型症状有哪些?

根据银屑病的临床症状其分型有寻常型银屑病、脓疱型银屑病、关节病型银屑病和红皮病型银屑病四种类型。典型症状包括蜡滴现象、薄膜现象和点状出血。

五、论述题

1. 重症药疹的常见分型有哪几种? 其护理要点有哪些?

（1）重症药疹的常见分型:多形红斑型药疹、大疱表皮松解型药疹、红皮病型药疹、药物超敏综合征。

（2）重症药疹的护理要点:建立静脉通路,保持补液通畅,保证出入量平衡;根据医嘱外涂药剂,保护皮肤、黏膜的完整性,防止继发感染;观察皮损变化,及时告知医生,随时调整用药;做好相关疾病知识的健康教育,缓解患者的焦虑情绪。

2. 天疱疮分为哪四型? 其护理要点有哪些?

（1）天疱疮的分型:寻常型天疱疮、落叶型天疱疮、增殖型天疱疮、红斑型天疱疮。

（2）天疱疮的护理要点:严格无菌操作,预防交叉感染;严密观察病情变化,准确记录出入量;遵医嘱用药,观察药物副作用,预防并发症;做好皮肤、黏膜护理,预防继发感染;做好瘙痒、疼痛等症状的护理;做好患者及家属的健康教育,缓解焦虑、抑郁情绪。

六、案例分析题

1. 该患者皮损应如何处理?

保持创面清洁,根据皮肤损害的处理原则处理皮损,当水疱的疱壁陈旧、增厚时,可将疱壁清除掉,每日用无菌生理盐水清创。遵医嘱正确使用抗病毒药膏。

2. 该患者目前为急性发作期,应注意哪些问题?

（1）应勤洗手。

（2）出现水疱时病毒最容易传播，避免疱液直接接触他人。

（3）避免接触从未感染过水痘，也未曾接种过水痘疫苗的孕妇、早产儿或免疫力低下的人群。

3. 该患者出现明显疼痛，护士应如何处理？

（1）主动关心患者，了解病情，安抚情绪。

（2）遵医嘱给予患者口服镇痛药，缓解紧张情绪。

（3）遵医嘱行物理治疗，如局部冰敷或氦氖激光治疗、频谱治疗等。

4. 该患者的用药护理要点有哪些？

（1）遵医嘱用药，不能擅自增、减、改、停药。

（2）伐昔洛韦片有肾毒性，嘱患者每日摄入水量2 000ml以上，防止药物沉积于肾小管内，引起肾损害。

（3）服用曲马多时，注意观察可能出现的头晕、恶心、疲劳、嗜睡、低血压和排尿困难等症状；连续使用会出现依赖性，如果患者出现过敏症状或坐立难安、谵妄等，及时告知医生。

（余梦清）

第十四章
眼耳鼻咽喉口腔科护理学

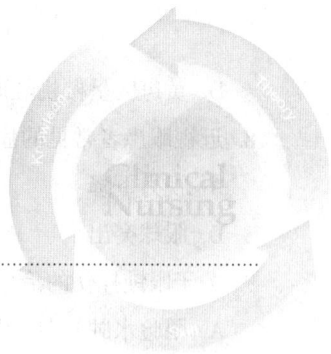

（眼科、耳鼻咽喉科、口腔科）

试题一（眼科）

一、单项选择题

（一）A1 型题

1. 眼的屈光间质**不包括**

   A. 角膜   B. 结膜   C. 房水

   D. 晶状体   E. 玻璃体

2. 临床上内眼手术的切口部位是

   A. 巩膜上任何点   B. 睑结膜   C. 角巩膜缘

   D. 前房角   E. 穹隆结膜

3. 急性虹膜炎的主要治疗原则是

   A. 散瞳   B. 免疫治疗   C. 皮质类固醇治疗

   D. 抗生素治疗   E. 热敷

4. 伴剧烈疼痛的视力急剧下降，多见于

   A. 青光眼   B. 白内障   C. 视网膜脱离

   D. 视网膜动脉阻塞   E. 视网膜静脉阻塞

5. 麻痹性斜视与共同性斜视的主要鉴别点是

   A. 复视   B. 眼球运动障碍   C. 斜视角大小

   D. 代偿头位   E. 视力

6. 关于眼压的概念，描述正确的是

   A. 手指压迫眼球的压力   B. 房水压迫眼球的压力

   C. 玻璃体压迫眼球的压力   D. 眼球内容物压迫视神经的压力

   E. 眼球内容物作用于眼球壁的压力

7. 视网膜中央动脉阻塞眼底典型表现为

   A. 静脉迂曲变形   B. 黄斑囊样水肿   C. 大量棉绒斑

D. 黄斑区呈樱桃红斑   E. 动脉变细

8. 近视眼患者常见的症状**不包括**

A. 视力下降   B. 视疲劳   C. 眼位偏斜

D. 眼球突出   E. 眼轴缩短

9. 关于眼钝挫伤的治疗,叙述正确的是

A. 眼睑水肿,早期可给予热敷   B. 外伤性虹膜炎应缩瞳

C. 前房积血应给予头低位   D. 角膜水肿可给予糖皮质激素治疗

E. 眼压升高时应手术治疗

10. 根据 WHO 1972 年制定的标准,低视力是指好眼最佳视力

A. <0.3, ≥0.05   B. <0.3, ≥0.1   C. <0.5, ≥0.3

D. <0.5, ≥0.1   E. <0.5, ≥0.05

11. 维生素 A 缺乏可导致

A. 夜盲   B. 近视   C. 远视

D. 老视   E. 弱视

12. 年龄相关性白内障的视功能改变为

A. 屈光参差   B. 眼前固定黑影   C. 视物变形

D. 无痛性视力下降   E. 视野缺损

13. 急性闭角型青光眼急性发作期的体征**不包括**

A. 结膜充血   B. 角膜水肿   C. 前房变浅

D. 瞳孔散大   E. 眼压升高

14. **不是**眼附属器的是

A. 眼睑   B. 眼外肌   C. 角膜

D. 结膜   E. 泪器

15. 视网膜脱离手术后最重要的护理要点是

A. 心理护理   B. 抗感染护理   C. 生活照护

D. 疼痛护理   E. 保持裂孔在最高位

16. 泪囊鼻腔吻合术术后,为防止伤口积血,应给予患者的卧位是

A. 侧卧位   B. 平卧位   C. 半坐卧位

D. 患侧卧位   E. 健侧卧位

17. 关于Ⅲ期沙眼临床特征的叙述,正确的是

A. 仅有活动性病变   B. 有活动性病变,还有瘢痕

C. 没有活动性病变,代之以瘢痕   D. 没有活动性病变,不留瘢痕

E. 有传染性

18. 屈光不正包括

A. 近视和远视   B. 近视、远视和老视

C. 近视、远视和弱视   D. 近视、远视和散光

E. 近视、远视、老视和弱视

（二）A2 型题

19. 男，17 岁，高中生，双眼高度近视。近日体育课跑步后，右眼前面出现黑影，闪光感，伴视力下降，入院诊断为右眼视网膜脱离，拟行手术治疗。该手术的关键在于

A. 封闭视网膜裂孔   B. 放出视网膜下液

C. 注入气体顶压视网膜   D. 解除高度近视

E. 解除玻璃体混浊

20. 男，45 岁。患者在实验室工作时，双眼不慎溅入不明化学物质。该患者的紧急处理措施应为

A. 立即送往医院   B. 就地取水冲洗眼部

C. 应用抗生素眼药水滴眼   D. 全身应用抗生素

E. 应用酸性或碱性溶液冲眼中和

21. 女，70 岁。近 2 年视力逐渐下降，右眼下降明显，现视物不清。查体可见右眼晶状体重度混浊。该患者最可能的诊断为

A. 青光眼   B. 角膜炎   C. 白内障

D. 老视   E. 黄斑变性

（三）A3/A4 型题

（22~24 题共用题干）

男，23 岁。昨日去游泳馆游泳，今晨起床后双眼红，分泌物多，伴有眼部灼热感。

22. 该患者最可能的诊断为

A. 急性青光眼   B. 急性角膜炎   C. 视网膜脱离

D. 急性结膜炎   E. 急性虹膜睫状体炎

23. 该患者的治疗措施为

A. 散瞳   B. 缩瞳   C. 手术

D. 降眼压   E. 抗生素眼药水点眼

24. 有关该患者的护理措施，描述**错误**的是

A. 防止交叉感染   B. 冲洗结膜囊   C. 戴眼罩

D. 睡前涂抗生素药膏   E. 抗生素眼药水点眼

（四）B 型题

（25~27 题共用备选答案）

A. 上皮细胞层   B. 前弹力层   C. 基质层

D. 后弹力层   E. 内皮细胞层

25. 具有角膜 - 房水屏障功能的角膜层为

26. 损伤后可再生，对化学物质和细菌毒素的抵抗力强的角膜层为

27. 损伤后不能再生，形成瘢痕的角膜层为

（28~30题共用备选答案）

A. 渐进性、无痛性视力下降 B. 眼压高、视野改变

C. 角膜血管翳 D. Tyndall（+）

E. 疼痛、畏光、流泪

28. 白内障的临床表现为

29. 青光眼的典型表现为

30. 急性虹膜睫状体炎的典型表现为

二、填空题

1. 正常成人眼球的前后径平均为（ ）。

2. 眼外肌中的外直肌由（ ）神经支配,上斜肌由（ ）神经支配,其余眼外肌由（ ）神经支配。

3. 患者距视力表2m处看清最大视标,该眼视力为（ ）。

4. 临床上有结膜网状瘢痕和角膜血管翳的眼病是（ ）。

5. 自然光线下瞳孔的直径大小为（ ）。

6. 治疗弱视最主要、最有效的方法是屈光矫正及（ ）。

7. 急性虹膜睫状体炎最主要的治疗措施是（ ）。

8. 眼压为眼球内容物作用于眼球壁的压力,正常眼压值为（ ）。

三、名词解释

1. 白内障 2. 视网膜脱离 3. 青光眼 4. 近视

5. 散光

四、简答题

1. 哪些因素可以诱发急性闭角型青光眼的发作?

2. 房水由哪个部位产生? 其功能是什么?

3. 简述眼化学伤的紧急处理原则。

4. 简述近视眼戴镜矫正的原则。

五、论述题

1. 治疗青光眼的药物有哪几种? 副作用有哪些? 如何预防和处理?

2. 试述急性虹膜睫状体炎发作时的症状和体征。

六、案例分析题

女,56岁。类风湿关节炎病史20年。自述昨天右眼突发疼痛,视力下降,伴眼红、畏光。查体:右眼房水混浊,前房浅,虹膜充血,水肿,瞳孔缩小,对光反射迟钝。初步诊断:右眼急性虹膜睫状体炎。

请问：

1. 该病的治疗原则是什么？

2. 眼局部用药的注意事项有哪些？

参考答案

一、单项选择题

（一）A1型题

1. B 2. C 3. A 4. A 5. B 6. E 7. D 8. E 9. D 10. A 11. A 12. D 13. A 14. C

15. E 16. C 17. C 18. D

（二）A2型题

19. A 20. B 21. C

（三）A3/A4型题

22. D 23. E 24. C

（四）B型题

25. E 26. D 27. C 28. A 29. B 30. D

二、填空题

1. 24mm

2. 外展、滑车、动眼

3. 0.04

4. 沙眼

5. 2.5~4mm

6. 遮盖疗法

7. 散瞳

8. 10~21mmHg

三、名词解释

1. 白内障：指晶状体混浊，即晶状体透明度降低或颜色改变所导致的光学质量下降的退行性改变。

2. 视网膜脱离：指视网膜的神经上皮层和色素上皮层之间的脱离。

3. 青光眼：是一组以眼压异常升高、视功能减退和眼组织的损害，引起视神经损害、视盘凹陷性萎缩、视野缺损为特征的眼病。

4. 近视：指在眼调节静止状态下，外界平行光线经过眼的屈光系统后，聚焦于视网膜之前的一种屈光状态，近视患者远点移近。

5. 散光：指由于眼球屈光系统各径线的屈光力不同，平行光线进入眼内不能形成焦点的一种屈光状态。

四、简答题

1. 哪些因素可以诱发急性闭角型青光眼的发作?

情绪激动、暗室停留时间过长、长时间阅读或近距离用眼、过度疲劳和疼痛、局部或全身应用抗胆碱药、气候变化、季节更替均可直接或间接影响自主神经功能,加重周边虹膜堵塞房角,诱发急性闭角型青光眼。

2. 房水由哪个部位产生?其功能是什么?

房水由睫状体的睫状突上皮产生;具有营养角膜、晶状体、玻璃体和维持正常眼压的功能。

3. 简述眼化学伤的紧急处理原则。

争分夺秒、就地取材、彻底冲洗是眼化学伤的急救原则。眼化学伤发生后,立即就地取水,现场急救,用大量清水反复冲洗眼部 30min 以上。送到医院后,继续用生理盐水冲洗眼部,特别是穹隆部与睑板下沟处。也可根据致伤物性质用中和冲洗液冲洗,酸性化学伤用 3% 碳酸氢钠溶液冲洗,碱性化学伤用 3% 硼酸溶液冲洗。

4. 简述近视眼戴镜矫正的原则。

镜片为凹透镜,矫正近视的度数原则上以矫正视力达到 1.0 的最低度数为准。

五、论述题

1. 治疗青光眼的药物有哪几种?副作用有哪些?如何预防和处理?

(1)缩瞳剂:常用 1% 毛果芸香碱滴眼液或眼膏。其副作用是可引起眉弓疼痛,视物发暗,近视加深等。偶尔可出现胃肠道反应、头痛、眩晕、脉快、流涎、多汗等全身中毒症状。眼局部频繁使用高浓度缩瞳剂时,要压迫泪囊区 2~3min,减少药物吸收。一旦出现副作用,应及时报告医生,给患者更衣、保暖,防止受凉。

(2)β肾上腺素受体拮抗药:常用 0.5% 噻吗洛尔。使用时注意观察心率、脉率,发现异常及时停药,报告医生。脉率小于 60 次/min 应停止使用;窦性心律过缓或房室传导阻滞患者慎用,有支气管哮喘、肺源性心脏病、心力衰竭病史的患者禁用。

(3)碳酸酐酶抑制剂:如口服乙酰唑胺,可出现口周及手脚麻木,停药后即可消失。长期服用可引起尿路结石、肾绞痛、血尿及小便困难等。出现上述症状时,应嘱患者停药,并少量多次饮水。

(4)高渗剂:常用 20% 甘露醇静脉快速滴注。年老体弱或有心血管疾病者,应注意呼吸、脉搏变化。部分患者可出现头痛、恶心等症状,用药后宜平卧休息。糖尿病患者慎用。

2. 试述急性虹膜睫状体炎发作时的症状和体征。

(1)症状:突发眼痛、眼红、畏光、流泪和视力减退。

(2)体征:①睫状充血或混合充血;②角膜后沉着物,炎症时破坏血-房水屏障,房水中进入大量炎症细胞和纤维素,沉积于角膜后面;③房水混浊,在裂隙灯下可见前房内光束增强,呈灰白色半透明带,称 Tyndall 现象;④虹膜改变,虹膜充血、水肿、纹理不清,可有虹膜粘连、虹膜膨隆;⑤瞳孔改变,瞳孔缩小变形,对光反射迟钝,散瞳后可出现多种形状的瞳孔外观;⑥晶状体改变,晶状体前表面可遗留环形色素;⑦玻璃体改变,玻璃体前部可见少量尘埃状及絮状混浊。

六、案例分析题

1. 该病的治疗原则是什么?

立即散瞳,防止虹膜后粘连;迅速抗炎,防止眼组织破坏和并发症的发生。

(1)散瞳:目的是防止和拉开虹膜后粘连,解除睫状肌及瞳孔括约肌的痉挛,缓解疼痛。

(2)糖皮质激素:作用是抗炎、抗过敏和抑制炎性介质的释放。

(3)非甾体抗炎药和抗感染药:抑制前列腺素的产生,增加抗炎效果。对于感染性葡萄膜炎可使用抗生素等。

(4)免疫抑制剂:主要针对由免疫因素引起的炎症。

(5)热敷:局部热敷可扩张血管促进血液循环,促进毒素和炎症产物吸收,从而减轻炎症反应,并止痛。

(6)积极治疗并发症:并发白内障待炎症控制3个月后可行白内障手术治疗;继发性青光眼可按照青光眼处理。

2. 眼局部用药的注意事项有哪些?

(1)如注射散瞳合剂,应选用1ml的注射器。

(2)注射散瞳合剂时,选择注射到瞳孔未散开部位的结膜下,并告知患者如果出现明显的心悸、面红、口干等症状,不用担心,这是药物反应,休息片刻即可缓解。如出现口干欲饮水,继而心悸、面色潮红、头晕、烦躁不安、胡言乱语等症状,立即停药,及时通知医生,嘱患者卧床,多饮水,保温,可静脉滴注葡萄糖溶液。

(3)散瞳剂滴眼后,按压内眦部5min,减少阿托品经鼻腔黏膜吸收引起全身反应。

(4)该患者为中年人,前房浅,应避免散瞳后房角关闭,引起青光眼发作。应密切观察眼压情况,必要时行激光周边虹膜切除术。

(5)应用散瞳剂20min后,观察瞳孔有无散大。

(王爱平)

试题二（耳鼻咽喉科）

一、单项选择题

（一）A1 型题

1. 使用 1% 麻黄碱滴鼻液的主要目的是

    A. 收缩血管，减轻炎症反应   B. 收缩血管，降低其通透性

    C. 松弛平滑肌，减轻鼻肺反射   D. 收缩鼻黏膜，抑制腺体分泌

    E. 收缩鼻黏膜，改善鼻通气和鼻窦引流

2. 关于外耳道滴药法的叙述，正确的是

    A. 不必注意滴耳药的温度

    B. 滴耳液直接滴入耳内

    C. 外耳道滴药的目的是软化盯聍和治疗耳道及中耳疾病

    D. 软化盯聍只需要每次滴 1~2 滴

    E. 滴双耳时，一侧滴好后，侧卧 3~4min 再滴另一侧

3. 关于急性化脓性中耳炎的临床特点，叙述**错误**的是

    A. 多见于儿童

    B. 全身症状可有畏寒、发热等，小儿常伴呕吐、腹泻

    C. 鼓膜一般不穿孔

    D. 耳痛剧烈，持续时间长

    E. 鼓膜穿孔后耳痛减轻

4. 鼻咽纤维血管瘤患者术前营养失调的主要原因是

    A. 知识缺乏   B. 焦虑   C. 鼻腔反复慢性出血导致贫血

    D. 食欲下降   E. 后鼻孔堵塞

5. 已证实与鼻咽癌有关的病毒是

    A. 单纯疱疹病毒   B. 柯萨奇病毒   C. 巨细胞病毒

    D. EB 病毒   E. 鼻病毒

6. 急性扁桃体炎最常见的并发症是

    A. 咽旁脓肿   B. 咽后脓肿   C. 舌根脓肿

    D. 扁桃体周脓肿   E. 冠周脓肿

7. 诊断慢性扁桃体炎的主要依据是

    A. 咽部疼痛   B. 扁桃体肥大程度   C. 扁桃体表面有脓

    D. 颌下淋巴结肿大   E. 反复急性发病史

8. 扁桃体手术后，检查创面最常用的器械是

A. 额镜　　　　　　　B. 普通压舌板　　　　　　C. 窥鼻器

D. 间接喉镜　　　　　E. 电耳镜

9. 呼吸暂停低通气指数是指

　　A. 每分钟呼吸暂停的平均次数

　　B. 每7h夜间睡眠期间呼吸暂停的平均次数

　　C. 每小时睡眠中呼吸暂停和低通气的平均次数

　　D. 每次呼吸暂停持续时间

　　E. 呼吸暂停的平均时间

10. 阻塞性睡眠呼吸暂停低通气综合征(OSAHS)是指在7h的睡眠中,呼吸暂停在

　　A. 10次以上　　　　B. 20次以上　　　　　　C. 30次以上

　　D. 40次以上　　　　E. 50次以上

11. 急性会厌炎最常见的原因是

　　A. 变态反应　　　　B. 异物创伤　　　　　　C. 扁桃体炎继发感染

　　D. 吸入有害气体　　E. 感染

12. 急性会厌炎最严重的后果

　　A. 窒息　　　　　　B. 声嘶　　　　　　　　C. 咳嗽

　　D. 发热　　　　　　E. 喉头水肿

13. 较容易引起喉阻塞的疾病是

　　A. 声带小结　　　　B. 鼻息肉　　　　　　　C. 声带息肉

　　D. 慢性咽炎　　　　E. 急性会厌炎

14. 喉癌中最常见、早期出现声嘶并加重的类型是

　　A. 声门上型　　　　B. 声门型　　　　　　　C. 声门下型

　　D. 会厌型　　　　　E. 咽喉型

15. 黏液性或脓性耳漏多见于

　　A. 鼓膜穿孔　　　　B. 分泌性中耳炎　　　　C. 化脓性中耳炎

　　D. 脑脊液耳漏　　　E. 外耳道感染

16. 中耳功能正常的鼓室导抗图为

　　A. A型图　　　　　B. B型图　　　　　　　C. C型图

　　D. D型图　　　　　E. A1型图

17. 下列情况禁忌外耳道冲洗的是

　　A. 鼓膜穿孔　　　　B. 耳道狭窄　　　　　　C. 外耳道异物

　　D. 外耳道炎　　　　E. 耵聍栓塞

18. 声带小结和声带息肉最主要的临床表现为

　　A. 喉痛　　　　　　B. 声音嘶哑　　　　　　C. 痰中带血

　　D. 吞咽疼痛　　　　E. 咳嗽

19. 新生儿听力筛查的首选方法是

　　A. 音叉试验　　　　　　　　B. 纯音听力计检查　　　　　　C. 声导抗检查

　　D. 脑干诱发电位检查　　　　E. 耳声发射检查

20. 感音神经性聋纯音听力曲线的特点是

　　A. 气导曲线下降明显低于骨导曲线

　　B. 骨导曲线下降明显低于气导曲线

　　C. 气导曲线和骨导曲线均下降

　　D. 气导曲线低频区下降明显

　　E. 气导曲线高频区和骨导曲线高频区上升明显

21. 间接喉镜发现患者双侧声带前中 1/3 交界处有对称性结节状隆起,患者可能的诊断是

　　A. 声带小结　　　　　　　　B. 声带息肉　　　　　　　　　C. 声门癌

　　D. 喉癌　　　　　　　　　　E. 喉头水肿

22. 关于喉乳头状瘤的叙述,**错误**的是

　　A. 是喉部最常见的良性肿瘤　　　　　　B. 与人乳头状瘤病毒(HPV)感染有关

　　C. 以放射治疗为主　　　　　　　　　　D. 儿童患者易复发

　　E. 可出现声嘶

23. 关于气管切开后患者的护理,描述**错误**的是

　　A. 每4~6h 清洗一次气管内套管

　　B. 根据患者情况湿化吸痰

　　C. 气管内套管系带应尽量系紧,防止脱出

　　D. 室内保持适当温湿度

　　E. 气管筒内芯放在随手可及处

24. 气管切开患者准备拔管前,需要堵管后无呼吸困难至少

　　A. 4h　　　　　B. 12h　　　　　C. 24h　　　　　D. 48h　　　　　E. 72h

25. 软化外耳道耵聍最常用

　　A. 3%~5% 碳酸氢钠溶液　　B. 70% 乙醇溶液　　　　　　　C. 抗生素滴耳液

　　D. 生理盐水　　　　　　　　E. 热毛巾湿敷

26. 外耳道进入活动性昆虫,最佳的取出方法是

　　A. 用异物钩勾出

　　B. 全身麻醉下取出

　　C. 用油类或乙醇滴入耳道数分钟后取出

　　D. 用镊子钳出

　　E. 待其自行爬出

27. 主要引起传导性聋的疾病是

　　A. 耳硬化　　　　　　　　　B. 梅尼埃病　　　　　　　　　C. 突发性聋

D. 自身免疫性聋　　　　　E. 药物性聋

28. 听神经瘤的早期症状**不包括**

A. 眩晕　　　　　　　　B. 耳鸣　　　　　　　　C. 感音神经性聋

D. 面部感觉麻木　　　　　E. 步态不稳

29. 耳硬化症导致听力下降的原因是

A. 镫骨固定　　　　　　B. 锤骨固定　　　　　　C. 砧骨固定

D. 圆窗受损　　　　　　E. 乳突受损

30. 听神经瘤的主要症状为

A. 持续性眩晕、耳鸣及进行性听力下降

B. 变换头位时,发生明显的眩晕和眼震,无耳鸣和听力下降

C. 发作性眩晕,伴恶心、呕吐、耳鸣及听力下降

D. 听力突然下降,伴耳鸣和短暂的眩晕

E. 剧烈眩晕和自发性眼震,伴恶心、呕吐,听力尚可

31. 关于鼓膜穿刺术,叙述正确的是

A. 适用于分泌性中耳炎,鼓室内有积液

B. 针头与鼓膜成30°

C. 穿刺点位于前上象限与前下象限交界处

D. 用7号穿刺注射针

E. 如果抽液不畅,可以四周更换角度尝试

32. 关于鼓膜外伤的处理,**不妥**的是

A. 穿孔愈合前禁止游泳

B. 无感染征象不必全身应用抗生素

C. 勿用力擤鼻,并预防上呼吸道感染

D. 用抗生素滴耳液滴耳,预防中耳感染

E. 保持外耳道清洁干燥至穿孔愈合

33. 耳郭再造两期手术的间隔时间一般为

A. 3个月　　　　　　　　B. 6个月　　　　　　　　C. 9个月

D. 12个月　　　　　　　E. 24个月

（二）A2 型题

34. 男,30岁。白天工作时常觉头痛、头昏、咽干、咽痛,有间歇性或交替性鼻塞。该患者最可能的诊断是

A. 慢性单纯性鼻炎　　　B. 慢性肥厚性鼻炎　　　C. 变应性鼻炎

D. 萎缩性鼻炎　　　　　E. 急性鼻炎

35. 女,26岁。左鼻胀痛3d。查体:左鼻前庭处有丘状隆起,周围红肿,顶端可见一黄白色脓点,诊断为鼻疖。该患者的护理措施中,**错误**的是

A. 疖肿未成熟时，禁止切开引流，可做物理治疗

B. 疖肿成熟时切开，切忌挤压

C. 早期正规应用抗生素

D. 注意加强全身支持治疗

E. 脓肿成熟时切开，并适当挤压以利引流

36. 男，20岁。右侧鼻塞3个月，渐加重，伴有右鼻出血，反复发作，近1个月来自觉右耳有闷胀感，听力有所下降。查体：右鼻腔后端有圆形、光滑、红色新生物，表面有血痂，清理血痂时，见肿物易出血。鼻部CT：右侧鼻咽部肿物突入鼻腔，右侧上颌窦、筛窦炎。该患者最可能的诊断是

A. 鼻咽癌　　　　　　B. 嗅神经母细胞瘤　　　　C. 鼻咽纤维血管瘤

D. 上颌窦癌　　　　　E. 鼻腔恶性黑色素瘤

37. 女，21岁。排球比赛时与队员发生碰撞，后因鼻梁疼痛来院就诊，鼻腔检查发现鼻中隔有一小血肿。针对此情况，正确的处理方法是

A. 不行穿刺抽出积血，自行吸收即可

B. 穿刺抽出积血，局部压迫即可

C. 全身麻醉下行血肿取出术

D. 抗感染治疗

E. 使用鼻喷剂治疗

38. 女，35岁。诊断为急性会厌炎，Ⅱ度喉阻塞，全身情况良好。此时的治疗原则为

A. 立即气管切开　　　　　　　　　B. 立即行环甲膜穿刺

C. 观察呼吸，吸氧　　　　　　　　D. 使用足量抗生素和糖皮质激素，严密观察呼吸

E. 立即气管插管

39. 男，29岁。诊断为喉阻塞，呼吸极度困难，出现坐卧不安、手足乱动等缺氧症状及大小便失禁。该患者喉阻塞的分度为

A. Ⅰ度　　　　　B. Ⅱ度　　　　　C. Ⅲ度　　　　　D. Ⅳ度　　　　　E. Ⅴ度

（三）A3/A4 型题
（40~41 题共用题干）

男，12岁。主诉：咽痛伴发热、食欲下降2d。患者于2年前受凉后出现咽痛、咽异物感，无咳嗽，2年来病情反复发作，每年在5次以上，有时伴发热，给予抗感染治疗后症状好转，但不能根除。体温38.5℃。患者双侧扁桃体肿大超过中线，呈慢性充血，隐窝口见黄白色点状豆渣样渗出物，双侧颌下淋巴结肿大，白细胞计数 12×10^9/L、中性粒细胞比例78%。

40. 该患者最可能的诊断是

A. 慢性扁桃体炎　　　　B. 慢性扁桃体炎急性发作　　　C. 扁桃体周围脓肿

D. 急性咽炎　　　　　　E. 慢性咽炎

41. 该患者扁桃体肿大分度属于

A. 一度   B. 二度   C. 三度

D. 四度   E. 五度

（42~44题共用题干）

男，48岁。手捂双鼻在家人搀扶下到急诊科就诊，神情紧张，面色苍白，鼻腔有鲜红色血液流出，口中吐出血性分泌物，自述双侧鼻腔反复出血10h余，出血量约500ml。患者有原发性高血压病史，1年前鼻腔出血1次，按压鼻腔后自止。查体：脉搏108次/min，血压89/57mmHg。

42. 该患者鼻出血最可能发生的部位是

    A. 中鼻道后端

    B. 鼻腔后段的鼻-鼻咽静脉丛或鼻中隔后部的动脉

    C. 上鼻道后端

    D. 下鼻道前端

    E. 中鼻道前

43. 针对该患者情况，首先应采取的措施是

    A. 迅速判断患者的一般情况和出血程度，观察有无休克征象

    B. 详细询问病史

    C. 仔细检查鼻腔

    D. 鼻腔填塞纱条

    E. 输血

44. 该患者出血稳定后，最有效的止血措施是

    A. 指压止血法   B. 烧灼法   C. 填塞法

    D. 鼻内镜下止血法   E. 血管结扎法

（45~47题共用题干）

女，50岁。3年前无明显诱因出现右耳耳鸣伴听力下降，近来感觉听力障碍逐渐加重，伴眩晕及步态不稳，遂到耳科就诊。查体：患者右侧面部麻木，脑干听觉诱发电位有V波延迟，镫骨肌声反射衰减阳性，前庭功能检查出现自发性眼震。头部MRI检查：提示右侧脑桥小脑角占位，拟收入院手术治疗。

45. 该患者最可能的诊断是

    A. 脑膜瘤   B. 面神经瘤   C. 听神经瘤

    D. 梅尼埃病   E. 良性位置性眩晕

46. 确诊该疾病最有价值的辅助检查是

    A. 听力检查   B. 声导抗检查   C. 前庭功能检查

    D. 影像学检查   E. 三叉神经试验

47. 该患者行手术后，突然出现神志淡漠，呼吸不规则，一侧肢体运动障碍，双侧瞳孔不等大。该患者可能出现的情况是

    A. 颅内出血   B. 颅内感染   C. 脑水肿

D. 视神经损伤　　　　　　E. 缺血性脑卒中

（48~51题共用题干）

男，3岁。由于进食过程中哭闹，误将食物吸入气道，随即出现剧烈呛咳，短暂憋气和面色青紫，后稍缓解，但仍有憋气表现。家属将患儿送至医院就诊。胸部听诊：可闻及右侧肺呼吸音降低。胸部X线检查：右侧支气管内低密度影，医生诊断为支气管异物。

48. 初步诊断的依据是

　　A. 支气管肺炎史　　　　B. X线检查结果　　　　C. 异物吸入史

　　D. 肺气肿史　　　　　　E. 肺不张史

49. 病史不明确时，诊断气管、支气管异物最可靠的方法是

　　A. 胸部正、侧位片检查　　　　　　B. 呼吸困难症状

　　C. 咳嗽、发热症状　　　　　　　　D. 胸部听诊

　　E. 支气管镜检查

50. 该患儿手术前首优的护理诊断为

　　A. 恐惧　　　　　　　　　　　　　B. 知识缺乏

　　C. 有窒息的危险　　　　　　　　　D. 潜在并发症：肺炎、心力衰竭等

　　E. 急性感染

51. 取出异物最合适的方法是

　　A. 经支气管镜取出　　　　B. 经纤维支气管镜取出　　　C. 经直接喉镜取出

　　D. 经气管切开取出　　　　E. 开胸取异物

（四）B型题

（52~53题共用备选答案）

　　A. 急性会厌炎　　　　　　B. 小儿急性喉炎　　　　　C. 声带息肉

　　D. Ⅰ度喉阻塞　　　　　　E. Ⅳ度喉阻塞

52. 以犬吠样咳嗽为主要表现的是

53. 应争分夺秒，立即行气管切开术的是

（54~56题共用备选答案）

　　A. 指导患者勿挖鼻、拔鼻毛，保持日常生活规律，忌辛辣、刺激性食物

　　B. 术后注意保护鼻部勿受外力碰撞，以防出血或影响手术效果

　　C. 抽出鼻腔填塞物后，2h内宜卧床休息，嘱患者注意饮食、休息，不宜过度活动，以防再次出血

　　D. 指导患者正确滴鼻、鼻腔冲洗、体位引流及正确擤鼻的方法

　　E. 指导患者正确滴鼻、擤鼻的方法，嘱其遵医嘱合理选择、使用滴鼻液，防止药物性鼻炎

54. 鼻中隔偏曲患者的健康指导应包括

55. 慢性鼻炎患者的健康指导应包括

56. 鼻窦炎患者的健康指导应包括

（57~59题共用备选答案）

 A. 预防上呼吸道感染，防止术耳进水，以免引起中耳感染

 B. 单纯型、骨疡型和胆脂瘤型

 C. 有无面瘫、眩晕、恶心、呕吐、剧烈头痛及平衡障碍等情况

 D. 早期、足量使用有效抗生素。抗生素须使用10d左右，或流脓停止后继续用药7d

 E. 耳痛、听力减退，可有畏寒、发热、食欲减退等

57. 分泌性中耳炎鼓膜置管术术后应注意

58. 急性化脓性中耳炎全身治疗应注意

59. 慢性化脓性中耳炎手术后应注意观察

二、填空题

1. 耳聋根据病变部位分为（　　）、（　　）及（　　）三种类型。

2. 耳鸣根据周围环境有无相应声源可分为（　　）和（　　）。

3. 分泌性中耳炎是以（　　）及（　　）为主要特征的中耳非化脓性炎性疾病。

4. 喉癌术后的并发症主要包括（　　）、（　　）、（　　）、（　　）等

5. 变应性鼻炎又称（　　），是发生在鼻黏膜的变态反应性疾病，属IgE介导的（　　）型变态反应，以鼻痒、阵发性喷嚏、大量（　　）鼻涕和鼻塞为主要症状。

6. 鼻咽癌的早期鼻部症状可出现（　　）或（　　），（　　）转移较常见。

7. 鼻咽癌大多属于低分化鳞癌，（　　）是确诊鼻咽癌的依据，首选治疗方法为（　　）。

8. 扁桃体术后的并发症主要有（　　）和（　　）。

9. 喉癌根据其发生部位大致可分为（　　）、（　　）、（　　）和（　　）。

10. 喉切除患者术后发音功能康复的方法包括（　　）、（　　）和（　　）。

三、名词解释

 1. 眩晕   2. 梅尼埃病   3. 脑脊液鼻漏   4. 慢性扁桃体炎

 5. 阻塞性睡眠呼吸暂停低通气综合征 6. 纵隔摆动现象 7. 吞咽困难

四、简答题

1. 贝尔面瘫的临床表现有哪些？

2. 食管异物的潜在并发症有哪些？

五、论述题

1. 气管切开后患者再次发生呼吸困难的可能原因有哪些？应如何处理？

2. 慢性化脓性中耳炎常见的颅内外并发症有哪些？

六、案例分析题

 男，61岁。有吸烟史30年，每天2包；有饮酒史10年，每天白酒150ml。平日体健，性格开

朗,半年前出现声嘶,未予重视,近 1 个月声嘶加重,伴吞咽梗阻感,到当地医院就诊,经检查诊断为喉癌,须行全喉切除术。术后 1d,患者气管内有大量血液咳出,口中有血液吐出,负压引流放出 120ml 血性液体,并伴有头痛、面色苍白、心率加快等症状。

请问:

1. 该患者存在哪些导致喉癌的危险因素?

2. 该患者的处置措施有哪些?

3. 该患者的出院宣教内容有哪些?

参考答案

一、单项选择题

（一）A1型题

1. E　2. C　3. C　4. C　5. D　6. D　7. E　8. B　9. C　10. C　11. E　12. A　13. E　14. B

15. C　16. A　17. A　18. B　19. E　20. C　21. A　22. C　23. C　24. C　25. A　26. C　27. A

28. D　29. A　30. A　31. A　32. D　33. B

（二）A2型题

34. A　35. E　36. C　37. B　38. D　39. D

（三）A3/A4型题

40. B　41. C　42. B　43. A　44. D　45. C　46. D　47. A　48. C　49. A　50. C　51. A

（四）B型题

52. B　53. E　54. B　55. E　56. D　57. A　58. D　59. C

二、填空题

1. 感音神经性聋、传导性聋、混合性聋

2. 主观性耳鸣、客观性耳鸣

3. 传导性聋、鼓室积液

4. 出血、感染、咽瘘、乳糜漏

5. 过敏性鼻炎、Ⅰ、水样

6. 回缩涕中带血、擤出血性涕、颈淋巴结

7. 鼻咽部活检、放射治疗

8. 出血、感染

9. 声门癌、声门上癌、声门下癌、跨声门癌

10. 食管音、电子喉、气管食管发音假体

三、名词解释

1. 眩晕:是指自身与周围物体的位置关系发生改变的主观上的错觉,大多由外周前庭病变引

起,表现为睁眼时周围物体旋转,闭眼时自身旋转,多伴有恶心、呕吐、出冷汗等自主神经功能紊乱现象。

2. 梅尼埃病:是一种以膜迷路积水为主要病理改变,以反复发作性眩晕、波动性耳聋和耳鸣为典型临床特征的内耳疾病。

3. 脑脊液鼻漏:为脑脊液经破裂或缺损的蛛网膜、硬脑膜和颅底骨折流入鼻腔或鼻窦,再经前鼻孔或鼻咽部流出。可发生于外伤的早期或伤后,常可继发感染引起严重颅内感染。

4. 慢性扁桃体炎:是扁桃体的持续性感染性炎症,多由急性扁桃体炎反复发作或因腭扁桃体隐窝引流不畅,隐窝内细菌、病毒滋生感染而演变为慢性炎症,是临床上常见疾病之一,多发生于大龄儿童及青年。

5. 阻塞性睡眠呼吸暂停低通气综合征:是指睡眠时上气道塌陷阻塞引起的呼吸暂停和通气不足,伴有打鼾、睡眠结构紊乱,频繁发生血氧饱和度下降以及白天嗜睡等症状。

6. 纵隔摆动现象:见于支气管异物患者,由于单侧肺为异物阻塞,吸气和呼气时两侧肺内压力不平衡而致纵隔左右摆动。

7. 吞咽困难:是指吞咽费力,食物通过口、咽和食管时有梗阻感,吞咽时间延长甚至不能咽下食物。

四、简答题

1. 贝尔面瘫的临床表现有哪些?

(1)患者患侧额纹消失,不能皱眉或抬眉。

(2)睑裂变大、眼睑闭合不全、结膜外露,易发生结膜炎;用力闭眼时眼球不由自主地向外上方转动。

(3)患侧口角下垂并向健侧歪斜,鼻唇沟变浅或消失,口唇闭合不紧,有饮水漏水、鼓腮漏气、流涎、不能吹气等功能障碍。

2. 食管异物的潜在并发症有哪些?

(1)食管穿孔或损伤性食管炎。

(2)颈部皮下气肿或纵隔气肿。

(3)食管周围炎及颈间隙感染或纵隔炎。

(4)大血管破溃。

(5)气管食管瘘。

(6)食管瘢痕性狭窄。

(7)窒息。

(8)严重饥饿、脱水及电解质紊乱。

五、论述题

1. 气管切开后患者再次发生呼吸困难的可能原因有哪些?应如何处理?

气管切开后患者再次发生呼吸困难,应考虑:

(1)套管内套管阻塞:迅速拔出套管内套管,呼吸即可改善,说明内套管阻塞,清洁消毒后再放入。

（2）套管外管或下呼吸道阻塞：拔出内套管后呼吸仍无改善，滴入湿化液，并进行深部吸痰后，呼吸困难即可缓解。

（3）套管脱出：脱管的原因多见于套管束带太松，或为活结，易解开；套管太短或颈部粗肿；气管切口过低；皮下气肿及剧烈咳嗽、挣扎等。如脱管，应立刻通知医生并协助重新插入。

2. 慢性化脓性中耳炎常见的颅内外并发症有哪些？

（1）颅内并发症：包括化脓性脑膜炎、脑脓肿、乙状窦血栓性静脉炎等，患者可出现头痛、发热、表情淡漠、颅内压升高等表现。

（2）颅外并发症：包括耳后骨膜下脓肿、迷路炎、周围性面瘫等。

六、案例分析题

1. 该患者存在哪些导致喉癌的危险因素？

长期吸烟和饮酒。

2. 该患者的处置措施有哪些？

（1）立即监测生命体征，特别是血压的变化，严防低血容量性休克的出现。

（2）立即通知医生，建立静脉通路。

（3）保持呼吸道通畅，及时吸出口腔、气管内分泌物，观察其色、质、量。

（4）及时放出负压球内的引流液，保持负压的有效性，评估出血量。

（5）密切观察病情，配合医生抢救。

（6）遵医嘱使用止血药物，并注意用药后的效果。

（7）做好手术止血的术前准备。

（8）做好心理护理，交接班并记录。

3. 该患者的出院宣教内容有哪些？

（1）教会患者清洗、消毒和更换全喉套管的方法。外出或沐浴时保护造瘘口，外出时可用有系带的清洁纱布垫系在颈部，遮住气管造口入口，防止异物吸入。盆浴时水不可超过气管套管，淋浴时注意勿使水流入气管套管。

（2）教会患者清洁、消毒造瘘口，每日观察造瘘口是否有痰液或痰痂附着，可用湿润棉签清洁，必要时用乙醇棉球消毒造瘘口周围皮肤。视情况向气道内滴入湿化液，以稀释痰液，防止痰液干燥结痂；多饮水；室内干燥时进行空气加湿。不到人群密集处，防止上呼吸道感染。

（3）学会自我检查颈部淋巴结。

（4）向患者提供有关发音康复训练、参与社会活动组织，如喉癌俱乐部等的建议与信息。

（席淑新）

试题三（口腔科）

一、单项选择题

（一）A1 型题

1. 导致牙髓病和根尖周病的主要因素是
   A. 物理刺激
   B. 细菌感染
   C. 化学刺激
   D. 创伤
   E. 厌氧菌

2. 颜面部疖痈受到不恰当处理时，常并发下列严重并发症，**除了**
   A. 脓毒血症
   B. 脑膜炎
   C. 颅内出血
   D. 败血症
   E. 脓毒性休克

3. 唇腭裂患者的治疗是
   A. 间断治疗
   B. 孤立治疗
   C. 单一治疗
   D. 序列治疗
   E. 整体治疗

4. 口腔颌面部最易发生骨折的部位是
   A. 鼻骨
   B. 颧骨
   C. 颧弓
   D. 下颌骨
   E. 上颌骨

5. 四手操作时，将医生、护士、患者的位置关系假想成一个钟面，以患者的面部为中心，分成 4 个时钟区。护士工作区位于时钟的
   A. 12 点至 2 点
   B. 2 点至 4 点，通常多选 3 点
   C. 12 点至 4 点
   D. 7 点至 12 点，通常多选 12 点
   E. 4 点至 7 点

6. 根尖距上颌窦底最近的牙为
   A. 上颌第二磨牙
   B. 上颌第三磨牙
   C. 上颌第一磨牙
   D. 上颌第二前磨牙
   E. 上颌第一前磨牙

7. 牙骨质龋属于
   A. 慢性龋
   B. 猛獗龋
   C. 浅龋
   D. 继发龋
   E. 中龋

8. 下牙槽神经阻滞麻醉的重要标志是
   A. 口腔前庭沟
   B. 翼下颌皱襞
   C. 磨牙后垫
   D. 腮腺导管口
   E. 颊垫尖

9. 完整的乳牙建成时间是
   A. 2 岁
   B. 2 岁半
   C. 3 岁
   D. 3 岁半
   E. 6 岁

10. 关于车针的维护和保养,说法**不正确**的是

    A. 用后保湿,放入专用车针盒和锉架,防止丢失

    B. 灭菌后妥善保管,防止受潮锈蚀

    C. 超声加酶清洗,提高清洗质量

    D. 包装灭菌前检查清洁度及工作端表面磨耗情况

    E. 制造商对设备进行设置校准后,不需要再定期校准

11. 舌癌切除行游离组织瓣整复者,术后 1~2d 皮瓣一般呈

    A. 鲜红色   B. 暗红色   C. 紫色

    D. 苍白色   E. 灰白色

12. **不是**急性牙髓炎疼痛特点的是

    A. 自发痛   B. 夜间加重   C. 阵发痛

    D. 疼痛能定位   E. 温度刺激加剧

13. 正畸治疗最适合的年龄范围是

    A. 6 岁之前   B. 6~12 岁   C. 12~18 岁

    D. 18~20 岁   E. 20 岁以后

14. 种植戴牙后饮食的注意事项包括

    A. 当天不能用刚戴入的种植牙吃饭

    B. 1 周内不能用刚戴入的种植牙吃饭

    C. 3 个月内不能用刚戴入的种植牙吃饭

    D. 当天可用刚戴入的种植牙吃饭,但进食需要由软到硬逐渐过渡

    E. 1 个月内不能用刚戴入的种植牙吃饭

(二)A2 型题

15. 男,28 岁。外伤导致 21 牙脱位,牙体组织完整。对该患者应首先采取的措施是

    A. 继续观察   B. 行根管治疗   C. 复位保留

    D. 拔除牙体   E. 行牙周治疗

16. 男,26 岁。拟行右下颌第三磨牙拔除术。此时护士调节椅位的方法是

    A. 患者头稍后仰,张口时上颌牙的𬌗平面与地面成 90°

    B. 患者头部后仰,张口时上颌牙的𬌗平面与地面成 45°

    C. 患者张口时下颌牙的𬌗平面与地面平行

    D. 患者张口时下颌牙的𬌗平面与地面成 90°

    E. 患者张口时下颌牙的𬌗平面与地面成 45°

17. 女,65 岁。因牙列缺损到口腔修复科就诊,并咨询相关口腔保健问题。关于老年人口腔预防的描述,**错误**的是

    A. 提高自我保健能力   B. 纠正不良的口腔习惯和生活方式

    C. 定期进行口腔健康检查   D. 预防牙周病

E. 积极参加窝沟封闭

18. 男,18岁。因下前牙牙缘变黑要求治疗,诊断为浅龋。该病发生的四联因素是

    A. 牙齿形态、排列、结构、唾液   B. 细菌、菌斑、葡聚糖、有机酸

    C. 细菌、食物、宿主、时间因素   D. 蔗糖、菌斑、牙齿、口腔卫生

    E. 细菌、蔗糖、唾液、时间因素

19. 男,7个月。入院护理评估见患儿上唇部分裂开,但未裂至鼻底。该患儿唇裂分度应为

    A. Ⅰ度唇裂   B. Ⅱ度唇裂   C. Ⅲ度唇裂

    D. Ⅳ度唇裂   E. 完全性唇裂

20. 男,41岁。种植二期手术后3周,根尖片示骨结合良好,口内检查软组织愈合良好。现已完成种植印模的制取及修复体制作。该患者随后的治疗过程中最先要进行的治疗为

    A. 制取印模   B. 制作义齿   C. 试排牙

    D. 修复体戴入   E. 二期手术

(三)A3/A4型题

(21~25题共用题干)

男,33岁。半年前曾发现牙齿有个小洞,无其他不适症状,未予重视,最近半个月出现吃冷热酸甜时牙齿疼痛的症状,刺激去除后症状缓解。

21. 该患者半年前出现龋洞,但未出现疼痛等不适症状,说明龋坏局限在

    A. 牙釉质   B. 牙本质   C. 牙骨质

    D. 牙髓   E. 牙槽骨

22. 根据该患者的症状描述,判断龋坏已经达到牙齿的

    A. 牙釉质   B. 牙本质   C. 牙骨质

    D. 牙髓   E. 牙槽骨

23. 如果该患者不及时进行治疗,炎症会发展到

    A. 牙釉质   B. 牙本质   C. 牙骨质

    D. 牙髓   E. 牙槽骨

24. 进一步发展的炎症会造成

    A. 牙齿疼痛加剧   B. 牙齿松动   C. 面部肿胀

    D. 牙齿脱落   E. 全身炎症反应

25. 造成以上症状是因为其内含有丰富的

    A. 神经组织   B. 血管   C. 淋巴管   D. 结缔组织   E. 纤维组织

(26~27题共用题干)

男,55岁。主诉刷牙和进食时牙龈出血,平时口腔内有异味。查体:牙齿Ⅰ度松动,探针龈沟深4mm。

26. 根据该患者的表现,考虑其患有

    A. 牙龈病变   B. 牙周病变   C. 牙齿硬组织病变

D. 根尖病变　　　　　　　　E. 免疫性疾病

27. 可判断该患者为

A. 慢性牙周炎、轻度　　　　B. 慢性牙周炎、中度　　　　C. 慢性牙周炎、重度

D. 牙龈炎　　　　　　　　　E. 牙周脓肿

（四）B型题

（28~29题共用备选答案）

A. 阵发性疼痛　　　　　　　B. 疼痛不能定位　　　　　　C. 患者能指出患牙

D. 冷热痛　　　　　　　　　E. 刺激痛

28. 急性牙髓炎的疼痛特点为

29. 急性根尖周炎的疼痛特点为

（30~31题共用备选答案）

A. 龋洞形成在牙釉质层,患者主观症状不明显　　B. 龋洞形成,患者对酸、甜食物敏感

C. 龋洞未形成,患者对温度变化的刺激敏感　　　D. 龋洞形成,食物嵌入洞内疼痛明显

E. 龋洞形成,患者出现自发性疼痛

30. 中龋的临床表现是

31. 深龋的临床表现是

二、填空题

1. 口腔诊疗器械的处理流程包括八个步骤：回收、清洗、干燥、(　　　)、包装、(　　　)、(　　　)、储存。

2. 牙周支持组织又称牙周组织,包括(　　　)、牙槽骨、牙骨质和牙龈。

3. 三大唾液腺包括(　　　)、下颌下腺、舌下腺。

4. 一般情况下,儿童在(　　　)左右萌出第一颗乳牙。

5. 在四手操作中护士座位比医生高(　　　)。

6. 用3%过氧化氢冲洗牙周袋的作用是(　　　)。

7. 判断深覆盖的标准是上颌牙盖过下颌牙的(　　　)超过3mm。

三、名词解释

1. Bass刷牙法　　　　2. 根管治疗术　　　　3. 错殆畸形

4. 颌面部间隙感染

四、简答题

1. 阻塞性睡眠呼吸暂停低通气综合征的临床表现有哪些?

2. 牙齿松动度的分类分别是什么?

3. 种植义齿修复的治疗过程是怎样的?

4. 使用吸引器的注意事项有哪些?

五、论述题

1. 试述口腔诊疗器械的危险性分类。

2. 试述唇裂患儿术后护理要点。

六、案例分析题

男,49岁。10d 前自觉右下颌后牙疼痛,在某个体诊所行消炎治疗,未见明显好转,下后牙疼痛加剧,肿胀加重伴张口受限,遂入院就诊。专科检查:患者颜面部不对称,右侧面部及颌下区弥漫性肿胀,下颌骨下缘轮廓消失,剧烈疼痛。口内检查:皮肤表面张力大,色暗红,凹陷性水肿,右下颌角处可触及波动感,张口度约 1cm,口内恶臭。全身状况:患者身体消瘦,神志尚清,表情淡漠,双侧瞳孔等大等圆,对光反射迟钝,眼球固定,体温 38℃,口唇发绀,呼吸急促,心率120 次/min,脉搏细弱。辅助检查:白细胞计数 16.4×10^9/L,红细胞计数 4.87×10^{12}/L。曲面断层:48 水平阻生,余未见异常。

请问:

1. 该患者可能的诊断是什么?

2. 该患者可能出现的严重并发症有哪些?

3. 该患者的护理要点是什么?

参考答案

一、单项选择题

(一)A1型题

1. B　2. C　3. D　4. D　5. B　6. C　7. C　8. B　9. B　10. E　11. D　12. D　13. C　14. D

(二)A2型题

15. C　16. C　17. E　18. C　19. B　20. D

(三)A3/A4型题

21. A　22. B　23. D　24. A　25. A　26. B　27. B

(四)B型题

28. B　29. C　30. B　31. D

二、填空题

1. 检查与注油保养、消毒灭菌、监测

2. 牙周膜

3. 腮腺

4. 6个月

5. 10~15cm

6. 改变牙周袋内厌氧环境

7. 水平距离

三、名词解释

1. Bass刷牙法：主要选用软毛刷，使用时将刷毛与牙长轴呈45°角，刷毛尖伸入龈沟，水平位颤动（幅度2~3mm）不少于10次，然后再顺牙间隙刷。刷洗咬合面时，刷毛紧压咬合面，使毛端深入沟裂点隙做短距离前后向颤动。本方法因刷洗力较强，可以清除牙颈部和龈沟内菌斑，适用于牙周疾病患者，使用时注意用力大小合适。

2. 根管治疗术：是目前治疗牙髓病和根尖周病最有效、最常用的方法。它采用专用的器械和方法对根管进行清理、成形（根管预备），有效的药物对根管进行消毒灭菌（根管消毒），最后严密填塞根管（根管充填），并行冠方修复，以控制感染、修复缺损，促进根尖周病变的愈合或防止根尖周病变发生。

3. 错𬌗畸形：指儿童在生长发育过程中，由于先天的遗传因素或后天的环境因素，如疾病、口腔不良习惯、替牙异常等，导致的牙齿、颌骨、颅面的畸形。

4. 颌面部间隙感染：亦称颌周蜂窝织炎，是颌面和口咽区潜在间隙中化脓性炎症的总称，一般指面部的颌骨周围、肌肉间、筋膜下，及皮下的结缔组织、脂肪、血管的急性化脓性炎症。

四、简答题

1. 阻塞性睡眠呼吸暂停低通气综合征的临床表现有哪些？

（1）睡眠打鼾。

（2）日间思睡。

（3）睡眠伴有呼吸暂停。

（4）夜尿次数增多、遗尿。

（5）睡眠质量下降，失眠、晨起头痛。

（6）性格行为变化，严重者可伴发心血管和其他重要器官疾病。

（7）颅颌面发育异常。

2. 牙齿松动度的分类分别是什么？

（1）Ⅰ度松动：唇舌向或颊舌向松动，或松动幅度小于1mm。

（2）Ⅱ度松动：除唇舌向或颊舌向松动外，近远中向也松动；或松动幅度为1~2mm。

（3）Ⅲ度松动：唇舌向或颊舌向、近远中向和垂直方向均出现松动；或松动幅度大于2mm。

3. 种植义齿修复的治疗过程是怎样的？

种植义齿修复的治疗过程一般包括四个阶段：

（1）检查准备阶段：术前检查、评估、计划和准备。

（2）手术阶段：植入种植体、种植体愈合。

（3）修复阶段：种植修复印模和模型制取、技工室制作修复体、安装最终修复体。

（4）复查维护阶段。

4. 使用吸引器的注意事项有哪些？

（1）吸引器前端不应紧贴或长时间吸引黏膜，避免引起患者不适或黏膜血肿。

（2）吸引器斜面朝向牙列的方向，以达到最大吸引效果。

（3）吸引器与冷却水保持一定距离，避免冷却水被吸走。

（4）吸引器不宜放入患者软腭、咽部等敏感区域，以免导致患者恶心。

（5）勿让患者闭嘴包住吸引器，以免造成吸引器内污水反流入口内。

五、论述题

1. 试述口腔诊疗器械的危险性分类。

（1）高度危险口腔诊疗器械：指穿透软组织、接触骨、进入或接触血液或其他正常无菌组织的口腔诊疗器械，如手术器械、拔牙钳、牙龈分离器、牙周洁治器、超声工作尖和根管治疗器械等。这类口腔诊疗器械传播疾病的风险很高，应灭菌后使用。

（2）中度危险口腔诊疗器械：指接触黏膜或受损皮肤，不穿透软组织、不接触骨、不进入或接触血液或其他正常无菌组织的口腔诊疗器械，如口镜、镊子、正畸托槽、印模托盘、去冠器、各类充填器等。这类器械具有中等传播疾病的风险，应灭菌或高水平消毒后使用。

（3）低度危险口腔诊疗器械：指不接触患者口腔或间接接触患者口腔，虽有微生物污染，但在一般情况下无害，只有受到一定量的病原微生物污染时才造成危害的口腔诊疗器械。这类器械传播疾病的风险较低，应达到中等或低水平消毒。

2. 试述唇裂患儿术后护理要点。

（1）术后患儿麻醉未醒前，应使患儿平卧，头偏向一侧，以免误吸。麻醉醒后，取屈膝侧卧位，头偏向一侧，以利于口内分泌物流出。

（2）可用护臂夹板固定双臂制动或戴手套，以免患儿用手搔抓唇部伤口。

（3）患儿清醒后 4h，可给予少量葡萄糖水，若无呕吐，可开始喂乳或流质饮食，示范并指导患儿家属用滴管或小汤匙喂饲。喂食时，汤匙置于健侧，避免接触伤口，以免引起伤口感染。术后 10d 方可吮吸母乳或奶瓶。

（4）观察患儿术后有无脱水、高热等症状，并及时处理。注意保暖，防止上呼吸道感染，以免引起伤口糜烂，甚至裂开。

（5）术后 1d，对术区加压包扎，防止伤口出血。术后第 2 天即可使唇部伤口暴露，每天用生理盐水清洗伤口，切忌用力擦拭。如有血痂存积，可用 3% 过氧化氢和生理盐水清洗，以防痂下感染，保持伤口清洁。

（6）伤口张力较大时，使用唇弓固定，松紧适度。使用唇弓期间，注意观察患儿皮肤对胶布有无过敏反应及皮肤压伤，如有发生应及时拆除。一般于术后 10d 去除。

（7）遵医嘱给予抗生素治疗，预防感染。伤口愈合良好，则术后 5~7d 拆线；如提前拆线，应行清洁换药，加强减张固定。术后及拆线后，须提醒家属防止患儿跌倒及碰撞唇部，以免伤口裂开。

（8）保持口腔清洁，成人每次餐后用漱口液漱口，小儿每次餐后多饮水，保持口腔清洁。

（9）健康指导：教会患儿家属清洁唇部及牙槽骨的方法；术后 3 个月内复诊，如发现唇部或鼻部修复仍有缺陷，可考虑 12 岁后或适当时间施行二期整复术。

六、案例分析题

1. 该患者可能的诊断是什么？

右颌下间隙感染。

2. 该患者可能出现的严重并发症有哪些？

感染性休克、脓毒血症、窒息。

3. 该患者的护理要点是什么？

（1）严密监测患者的神志、体温、脉搏、呼吸、尿量等变化，密切观察颌下区肿胀情况，给予吸氧。若肿胀严重引起呼吸困难，必要时行气管切开。

（2）紧急情况，协助医生行颌下区脓肿切开引流，保持引流通畅。

（3）遵医嘱给予降温、大剂量补液、扩充血容量等对症治疗和全身支持治疗，维持电解质平衡。

（4）遵医嘱应用抗菌药物，控制炎症反应，及时观察用药后反应。

（5）保持口腔清洁卫生，给予患者口腔护理。

（李秀娥）

第十五章
康复护理学

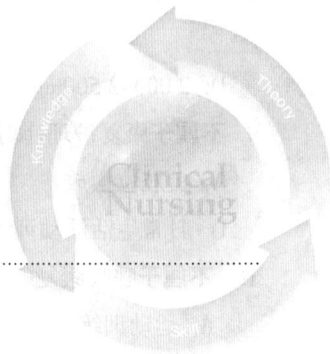

一、单项选择题

（一）A1 型题

1. 康复护理的目的**不是**

   A. 维持患者肢体功能   B. 减轻患者的功能障碍程度

   C. 预防继发性的功能障碍   D. 防范并发症的形成

   E. 帮助患者维持现状即可

2. 现代康复护理提倡的护理方式是

   A. 替代护理和自我护理相结合   B. 自我护理和护理援助相结合

   C. 替代护理和护理援助相结合   D. 替代护理和护理程序相结合

   E. 自我护理和护理程序相结合

3. 康复医学服务的对象**不包括**

   A. 残疾者   B. 老年人   C. 慢性病患者

   D. 传染病患者   E. 癌症患者

4. 积极开展临床治疗和康复治疗预防功能障碍和残疾,属于

   A. 一级预防   B. 二级预防   C. 三级预防

   D. 四级预防   E. 五级预防

5. 吞咽障碍患者一口量为5ml,其应选择进食的汤匙容量为

   A. 1~5ml   B. 5~10ml   C. 10~15ml

   D. 15~20ml   E. 20~25ml

6. 脑卒中痉挛期是指发病后

   A. 1周内   B. 1~2周内   C. 2~3周内

   D. 3~4周内   E. 不能确定

7. 肩关节周围炎理想的睡眠体位是

   A. 仰卧位   B. 左侧卧位   C. 俯卧位

   D. 右侧卧位   E. 半坐卧位

8. 患者间歇导尿期间24h饮水量一般为

   A. 500~1 000ml   B. 1 000~1 500ml   C. 1 500~2 000ml

D. 2 000~2 500ml　　　　　　E. 2 500~3 000ml

9. **不属于**康复护理计划的训练内容是

A. 良肢位摆放　　　　　　B. 呼吸训练　　　　　　C. 牵引

D. 日常生活活动训练　　　E. 排痰训练

10. **不属于**呼吸康复的是

A. 运动训练　　　　　　　B. 心理教育　　　　　　C. 消除肺炎诱因

D. 呼吸肌训练　　　　　　E. 不限制饮食

11. 最常见的颈椎病类型是

A. 神经根型　　　　　　　B. 椎动脉型　　　　　　C. 脊髓型

D. 交感型　　　　　　　　E. 神经型

(二) A2 型题

12. 女, 40 岁。脊髓损伤后小便失禁, 大便能自主控制, 自己可以完成日常的进食、洗澡、修饰、穿衣, 上厕所、转移、上下楼梯、步行需部分帮助。该患者的 Barthel 指数评分是

A. 60 分　　　　　　　　B. 70 分　　　　　　　　C. 75 分

D. 80 分　　　　　　　　E. 85 分

13. 男, 50 岁。单侧髋关节置换术后居家康复期, 在家中进行上下楼梯训练。该患者正确的训练方式是

A. 上楼时健侧先上, 下楼时患侧先下

B. 上楼时健侧先上, 下楼时健侧先下

C. 上楼时患侧先上, 下楼时患侧先下

D. 上楼时患侧先上, 下楼时健侧先下

E. 以患者喜好为准

14. 女, 53 岁。类风湿关节炎。近日来患者手、足及膝关节肿胀, 疼痛加重。护士为其制订的护理措施要**除外**

A. 卧床休息, 减少活动, 保持正确体位

B. 在疼痛部位放置枕头减轻疼痛

C. 关节疼痛和肿胀严重时应使用夹板制动关节

D. 卧床时在足部放支架, 将被服架空

E. 夹板每天去除一次, 适度训练, 预防关节僵硬

15. 女, 68 岁。冠状动脉支架置入术后。有关该患者出院后的居家康复措施, 描述正确的是

A. 根据自身喜好选择合适的康复训练方式

B. 严格按照医生要求进行康复锻炼

C. 出院后主要卧床休息, 以防引发心脏不适

D. 运动训练以抗阻训练为主

E. 运动强度以中、高水平为主

16. 男，60岁。诊断为脑卒中，患者在进食或饮水时有呛咳。该患者的评估内容要**除外**

    A. 使用 EAT-10 吞咽筛查量表筛查

    B. 行反复唾液吞咽试验

    C. 行洼田饮水试验

    D. 行胸部、颈部听诊

    E. 行吞咽造影检查

17. 女，64岁。全髋关节置换术后 2d 肢体肿胀明显，局部皮温高，活动时疼痛加剧。该患者可能发生的并发症是

    A. 心力衰竭   B. 静脉血栓   C. 脱位

    D. 普通水肿   E. 伤口感染

18. 男，68岁。重症脑卒中。下列预防措施**不能**降低该患者误吸发生风险的是

    A. 患者发生恶心呕吐时，立即将头偏向一侧

    B. 喂养时避免吸痰，应在喂养前完成吸痰、拍背等动作

    C. 使用一次投给法时，应缓慢推注，禁止用力推注

    D. 至少每日 3 次或按需进行口腔护理

    E. 及时吸引口鼻分泌物

（三）A3/A4 型题

（19~23 题共用题干）

男，50岁。既往有原发性高血压病史，昨日下午 6 点突发脑卒中，患者抵达医院时已经出现左眼偏视，左侧偏瘫且感觉减退，目前在医院进行治疗。

19. 脑卒中患者康复治疗的开始时间一般在患者生命体征稳定、神经学症状不再发展后的

    A. 12h   B. 24h   C. 48h

    D. 72h   E. 1 周

20. 该患者出现左侧肢体偏瘫，需要进行被动运动，**不包括**

    A. 合适姿势的摆放   B. 合适体位的维持   C. 改变患者体位

    D. 肢体关节活动   E. 患者自行运动

21. 持续被动活动的作用**不包括**

    A. 缓解疼痛   B. 改善关节活动度   C. 防止粘连

    D. 增加肌力   E. 预防关节僵硬

22. 经评估，该患者左下肢肌肉有主动收缩力，可见肌肉轻微收力，但不能带动关节活动。该患者的肌力为

    A. 1 级   B. 2 级   C. 3 级

    D. 4 级   E. 5 级

23. 该患者进行肌力训练时，需要遵循肌力训练原则。关于肌力训练原则的表述，**错误**的是

    A. 阻力原则   B. 低负荷原则

C. 训练次数宜多原则　　　　　　　　D. 不过度疲劳原则

E. 循序渐进原则

（24~27题共用题干）

男，16岁。因"车祸外伤致全身多处骨折1h"收入院。X线检查：肋骨骨折及右侧腓骨骨折，拟行右下肢固定及复位。

24. 骨折早期是指骨折后

A. 12h以内　　　　　　　B. 24h以内　　　　　　　C. 1~2d

D. 1~2周　　　　　　　E. 1~2月

25. 该患者腓骨骨折已经用石膏固定。有关其骨折早期康复护理措施的描述，正确的是

A. 固定部位可进行等长收缩训练

B. 非固定部位无须行康复训练

C. 由于石膏固定，无法进行康复训练

D. 固定部位可早期行抗阻肌力训练

E. 患肢需要严格制动

26. 2d后，该患者出现右下肢肿胀，此时**不宜**进行

A. 患肢抬高　　B. 休息　　　C. 按摩　　　D. 包扎　　　E. 冰敷

27. 该患者因肋骨骨折疼痛，呼吸不畅，咳痰无力。急查血气分析：pH 7.42，PaO_2 60mmHg，$PaCO_2$ 30mmHg，听诊右下肺呼吸音稍弱，有痰鸣音，影像学检查排除肺动脉栓塞。以下处理**不恰当**的是

A. 吸氧　　　　　　　　B. 指导患者有效咳嗽　　　　C. 使用适当药物止痛

D. 右侧卧位引流排痰　　E. 左侧卧位引流排痰

（四）B型题

（28~30题共用备选答案）

A. 1级　　　　　B. 2级　　　　　C. 3级　　　　　D. 4级　　　　　E. 5级

28. 患者下肢能抗重力并部分抗阻力伸直膝关节，其下肢肌力为

29. 在消除重力下完成全范围活动的肌力应为

30. 能抗重力做关节全范围运动，但不能抗阻力的肌力为

二、填空题

1. 一级预防的目的是减少各种（　　　　）的发生，二级预防的目的是限制或逆转由病损造成的（　　　　），三级预防的目的是防止残疾转化为（　　　　）。

2. 康复护理的四大原则分别是指预防（　　　　）、（　　　　）、（　　　　）、（　　　　）。

3. 徒手肌力检查的级别判定依据包括（　　　　）、（　　　　）、（　　　　）、（　　　　）。

三、名词解释

1. 康复护理评估　　　　2. 日常生活活动（activity of daily living, ADL）

3. 抗痉挛体位　　　　　　4. 残疾

四、简答题

1. 简述残疾的分类。

2. 简述吞咽障碍患者进食时的注意事项。

3. 简述 Asworth 痉挛分级的标准（5级分法）。

4. 简述脊髓损伤的 ASIA 损伤分级。

五、论述题

1. 脊髓损伤患者早期康复护理措施有哪些？

2. 运动对机体有哪些积极的影响？

六、案例分析题

男，78岁。因"右侧肢体无力5d"入院。患者神清，失语，计算100-3=92，不愿意搭理家人及医护人员。查体：体温37.8℃，心率102次/min，血压143/80mmHg，呼吸25次/min；患者饮水偶有呛咳，右足底有一3cm×3cm暗红色伤口，表面完整无渗液，触之有波动感，家属诉为中药烫伤。右侧肢体肌力0级，左侧肢体肌力5级，肌张力正常。CT检查：双侧基底节区脑梗死、肺炎。既往有原发性高血压病史20余年，间断服用药物。

请问：

1. 通过分析案例，初步判定该患者可能存在哪些功能障碍？

2. 针对该患者，主要进行哪些护理安全指导？

参考答案

一、单项选择题

（一）A1型题

1. E　2. A　3. D　4. C　5. A　6. C　7. A　8. C　9. C　10. E　11. A

（二）A2型题

12. B　13. A　14. B　15. A　16. C　17. B　18. C

（三）A3/A4型题

19. C　20. E　21. D　22. A　23. B　24. D　25. A　26. C　27. D

（四）B型题

28. D　29. B　30. C

二、填空题

1. 病损、残疾、残障

2. 继发性功能障碍、掌握自我护理方法、重视心理支持、提倡团队协作

3. 重力因素、阻力因素、触觉感知、视觉感知

三、名词解释

1. 康复护理评估：也称康复护理评定，是护理人员有目的地、系统地收集患者的相关资料，准确、有效地评定患者功能障碍的种类、性质、部位、范围、残存及潜在能力，并对其结果进行比较、分析，进行诊断的过程。

2. 日常生活活动（activity of daily living，ADL）：是指人们在日常生活中，为了照料自己的衣、食、住、行，保持个人卫生整洁和进行独立的社区活动所必需的一系列基本活动，是人们为了维持生存和适应环境，每天必须反复进行的、最基本的、最具有共性的活动。

3. 抗痉挛体位：又称良肢位，是早期抗痉挛的重要措施之一。它是为了预防或减轻痉挛和畸形的出现，根据患者疾病特点设计的一种治疗性体位。

4. 残疾：是指外伤、疾病、发育缺陷、精神因素或解剖结构异常引起的生理功能或心理功能的任何丧失或异常。

四、简答题

1. 简述残疾的分类。

（1）病损（impairment）：发生在器官水平上的残疾，是指心理上、生理上、解剖结构上或功能上的任何丧失或异常。

（2）残疾（disability）：发生在个体水平上的残疾，是指由于病损导致机体的功能障碍，以至于个体不同程度地丧失正常生活、工作和学习的一种状态。

（3）残障（handicap）：发生在社会水平的残疾，是指由于残损或残疾限制，阻碍了个体发挥正常的（按年龄、性别、社会、文化等因素）社会作用，不但个人生活不能自理，而且不能参加社会生活、学习和工作的一种状态。

2. 简述吞咽障碍患者进食时的注意事项。

（1）勿让不清醒的患者用口进食。

（2）避免嘈杂的环境，使精神更集中。

（3）鼓励缓慢进食，少食多餐。

（4）给予患者口头提示，以帮助患者协调吞咽的动作。

3. 简述 Asworth 痉挛分级的标准（5级分法）。

（1）0级：肌张力不增加，被动活动时患侧肢体在整个关节活动范围内均无阻力。

（2）1级：肌张力稍微增加，被动活动时患侧肢体在关节活动范围末出现轻微阻力（1+级：肌张力稍微增加，被动活动时患侧肢体在关节活动范围后50%范围内突然出现卡住，在此后的被动活动中均有较小的阻力）。

（3）2级：肌张力明显增加，被动活动时患侧肢体在通过关节活动范围的大部分时，阻力均明显增加，但受累部分仍能较容易地活动。

（4）3级：肌张力严重增加，被动活动时患侧肢体在整个关节活动范围内均有阻力，活动比较

困难。

（5）4级：僵直，患侧肢体僵硬，被动活动十分困难。

4. 简述脊髓损伤的ASIA损伤分级。

（1）A级，完全性损伤：鞍区S_4~S_5无任何感觉或运动功能保留。

（2）B级，不完全性感觉损伤：神经平面以下包括鞍区S_4~S_5无运动但有感觉功能保留，且身体任何一侧运动平面以下无三个节段以上的运动功能保留。

（3）C级，不完全性运动损伤：神经平面以下有运动功能保留，且单个神经损伤平面以下超过一半的关键肌肌力<3级。

（4）D级，不完全性运动损伤：神经平面以下有运动功能保留，且神经损伤平面以下至少有一半的关键肌肌力≥3级。

（5）E级，正常：感觉和运动功能均正常，且患者既往有神经功能障碍，则分级为E（既往无脊髓损伤者不能评为E级）。

五、论述题

1. 脊髓损伤患者早期康复护理措施有哪些？

（1）早期给予患者正确体位摆放，保持肢体功能位。

（2）3级以下肌力患者，给予被动活动，防止肌肉萎缩，维持正常关节活动度，预防关节挛缩畸形，减少深静脉血栓等继发性损害的发生。

（3）3级及以上肌力患者，鼓励患者主动运动，注意加强肢体残存肌力的训练，提高运动功能，增强日常生活能力。

（4）定时轴线翻身，预防压力性损伤，同时避免二次损害。

（5）指导患者进行呼吸及排痰训练，必要时给予辅助咳嗽，但压力要酌情降低。

（6）做好膀胱和肠道功能的护理。

（7）做好心理护理。

（8）做好营养管理。

2. 运动对机体有哪些积极的影响？

（1）提高神经系统的调节能力。

（2）改善情绪，调节精神和心理。

（3）提高机体代谢能力，改善心肺功能。

（4）维持运动器官的形态和功能。

（5）促进代偿机制的形成与发展。

（6）预防深静脉血栓的发生。

（7）促进机体损伤的恢复。

六、案例分析题

1. 通过分析案例，初步判定该患者可能存在哪些功能障碍？

（1）运动功能障碍。

（2）言语功能障碍。

（3）吞咽功能障碍。

（4）感觉障碍。

（5）认知障碍。

（6）心理障碍。

（7）日常生活活动能力障碍。

2. 针对该患者，主要进行哪些护理安全指导？

（1）加强防止跌倒、坠床的保护：①对患者及家属做好安全教育，指出患者的安全隐患，增强安全意识。②讲解防止跌倒相关知识。交代家属相关注意事项，如帮助老年人熟悉环境，物品按习惯位置摆放便于拿放，活动范围光线充足，路面平坦、不滑、无障碍物等。③防止意外跌倒。注意活动时加强患侧的保护，家属离开患者时应加床挡防坠床等。

（2）避免噎呛，防止误吸。对患者进行误吸与噎呛的预防指导。根据评估结果，进行安全的进食与饮水指导，如指导患者一口量、进食注意事项等，必要时进行管饲。

（3）防止烫伤及其他皮肤损伤指导。如避免烫脚、热敷等行为，注意患侧肢体安全的保护。

（4）注意防止走失及自杀等。家属需要24h贴身陪护，注意环境安全，减少自伤的可能。

（杨　丽）

第十六章
放射治疗护理学

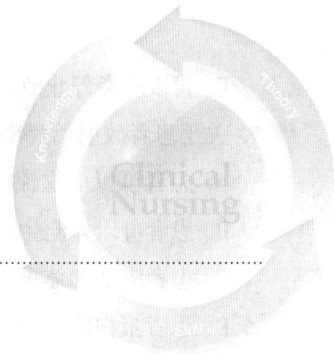

一、单项选择题

(一) A1 型题

1. 关于放射治疗的说法,正确的是
   - A. 优于手术治疗
   - B. 仅能治疗恶性肿瘤
   - C. 单独放射治疗适应证很广泛
   - D. 可治疗部分恶性肿瘤和良性肿瘤
   - E. 只用于外科手术的辅助治疗

2. 对放射线最敏感的一类恶性肿瘤是
   - A. 鼻咽癌
   - B. 淋巴瘤
   - C. 乳腺癌
   - D. 胶质瘤
   - E. 前列腺癌

3. 关于放射治疗敏感性的说法,正确的是
   - A. 放射治疗敏感性仅受组织来源的影响
   - B. 放射治疗敏感性仅与贫血有重要关系
   - C. 感染导致放射治疗中断,对放射治疗敏感性的影响极为重要
   - D. "慧星"技术分析是准确的检测方法
   - E. 多种因素影响放射治疗敏感性

4. 关于放射治疗所致骨髓抑制,说法**错误**的是
   - A. 根据 RTOG/EORTOG 急性放射反应评价标准,骨髓抑制可分为 3 级
   - B. 各种放射线对骨髓的抑制多见于肿瘤放射治疗中及放射治疗后
   - C. 放射治疗所致的骨髓抑制较化学治疗轻
   - D. 骨髓抑制一般发生在放射治疗第 2~3 周
   - E. 在放射治疗所致骨髓抑制中,以中性粒细胞下降最为明显

5. 鼻咽癌患者根治性放射治疗后拔牙,可能会出现
   - A. 面部蜂窝织炎
   - B. 颌骨骨髓炎
   - C. 面部软组织纤维化
   - D. 脑神经损伤
   - E. 张口困难

6. 关于放射治疗出现皮肤反应患者的护理方法,描述**错误**的是
   - A. 用肥皂清洗,保持皮肤清洁
   - B. 不用刺激性的药物
   - C. 防止皮肤摩擦
   - D. 不要强行撕扯皮肤的脱屑

E. Ⅲ级皮炎停止放射治疗

7. 关于患者放射治疗期间饮食及营养的注意事项,描述正确的是

    A. 患者可以多吃辣椒以促进食欲

    B. 患者可以多吃生冷食物以缓解便秘

    C. 患者应增加体重以减轻放射损伤

    D. 患者蛋白需要量为 1.2~2.0g/(kg·d)

    E. 患者目标能量推荐为 35~50kcal/(kg·d)

8. 中枢神经系统肿瘤放射治疗中,与放射毒性反应**无关**的症状是

    A. 恶心   B. 呕吐   C. 腹泻

    D. 头痛   E. 乏力

(二) A2 型题

9. 女,57岁。因"阴道接触性出血1个月"入院。确诊宫颈癌,医生开具放射治疗处方,使用的放射治疗技术为 VMAT。该项技术的中文译为

    A. 图像引导放射治疗   B. 容积旋转调强放射治疗

    C. 体部立体定向放射治疗   D. 螺旋断层治疗设备

    E. 质子重离子治疗

10. 男,75岁。诊断为膀胱癌,现阶段正进行放射治疗。下列**不属于**膀胱癌放射治疗后并发症的是

    A. 直肠出血   B. 肛门狭窄   C. 膀胱炎

    D. 放射性肾炎   E. 尿道狭窄

(三) A3/A4 型题

(11~12 题共用题干)

    女,56岁。左乳腺癌改良根治术术后,现阶段正进行术后放射治疗。

11. 该患者**不易**出现的并发症是

    A. 放射性食管炎   B. 放射性肺炎   C. 放射性膀胱炎

    D. 放射性脊髓炎   E. 骨髓抑制

12. 关于该患者的健康教育,描述**错误**的是

    A. 患者需要穿宽松、棉质、吸水性好的衣物

    B. 患者需要保持皮肤干燥和清洁、避免摩擦、避免使用肥皂等清洁剂

    C. 患者放射治疗期间,应每周复查血常规

    D. 患者不需要进行功能锻炼

    E. 患者复查的时间为放射治疗结束1个月后,其后每3个月复查一次,2年后每半年复查一次,5年后每年复查一次

(13~14 题共用题干)

    男,60岁。诊断为鼻咽癌,现阶段正进行根治性同步放化疗。

13. 鼻咽癌首选的治疗方式为

    A. 化学治疗   B. 放射治疗   C. 手术治疗

    D. 免疫治疗   E. 靶向治疗

14. 该患者最可能出现的并发症是

    A. 血尿   B. 排尿困难   C. 便秘

    D. 腹泻   E. 口干

（四）B 型题

（15~16 题共用备选答案）

    A. 未放射治疗时   B. 放射治疗开始后 2 个月内

    C. 放射治疗开始后 3 个月内   D. 放射治疗结束后 2 个月内

    E. 放射治疗结束后 3~6 个月内甚至数年后

15. 放射相关的早期不良反应发生在

16. 放射相关的晚期不良反应发生在

二、填空题

    1. 按照治疗的目的，放射治疗可分为（   ）、（   ）和（   ）。

    2. 放射性直肠炎的临床表现为（   ）、（   ）、（   ）、（   ）。

三、名词解释

    1. 内照射治疗   2. 外照射治疗

四、简答题

    1. 放射治疗的禁忌证有哪些？

    2. 急性放射性皮炎 RTOG 分级标准是什么？

五、论述题

    1. 放射性皮炎的影响因素有哪些？

    2. 急性放射性皮炎的防治方法有哪些？

六、案例分析题

    男，60 岁。因"确诊右肺上叶鳞癌 2 个月，化学治疗一周期后"入院。现阶段正进行同步放化疗。放射治疗 20d 后，患者主诉吞咽后疼痛，哽噎感。

    请问：

    1. 什么是放射治疗急性毒副反应？

    2. 该患者出现吞咽后疼痛和哽噎感，考虑哪种急性毒副反应？

    3. 放射治疗期间出现此种毒副反应，有哪些注意事项？

    4. 经过治疗，该患者顺利完成放射治疗，需要多长时间进行复查？

参考答案

一、单项选择题

（一）A1型题

1. D 2. B 3. E 4. A 5. B 6. A 7. D 8. C

（二）A2型题

9. B 10. D

（三）A3/A4型题

11. C 12. D 13. B 14. E

（四）B型题

15. C 16. E

二、填空题

1. 根治性放射治疗、辅助性放射治疗、姑息性放射治疗

2. 里急后重、大便次数增多、排便困难、慢性贫血

三、名词解释

1. 内照射治疗：又称近距离治疗，即将放射源直接放入肿瘤内部（粒子植入），或者放入肿瘤邻近管腔（气管、食管、阴道等）进行放射治疗。

2. 外照射治疗：又称远距离治疗，即放射线由人体外一定距离的机器发出，对准肿瘤病灶进行放射治疗。

四、简答题

1. 放射治疗的禁忌证有哪些？

（1）晚期肿瘤，伴严重贫血、恶病质者。

（2）外周血白细胞计数低于 $3.0 \times 10^9/L$，血小板计数低于 $50 \times 10^9/L$，血红蛋白低于 80g/L 者。

（3）合并各种传染病，如活动性肝炎、活动性肺结核者。

（4）有心、肺、肾、肝等功能严重不全者。

（5）接受放射治疗的组织器官已有放射性损伤者。

（6）对放射线中度敏感的肿瘤已有广泛远处转移或经足量放射治疗后近期内复发者。

2. 急性放射性皮炎RTOG分级标准是什么？

（1）0级：无变化。

（2）1级：滤泡样暗红色斑/脱发/干性脱皮/出汗减少。

（3）2级：触痛性或鲜色红斑，片状湿性脱皮/中度水肿。

（4）3级：皮肤皱褶以外部位的融合的湿性脱皮，凹陷性水肿。

（5）4级：溃疡、出血、坏死。

五、论述题

1. 放射性皮炎的影响因素有哪些？

放射性皮炎的发生与患者的年龄、种族、吸烟史、皮肤特点、营养状况等一般情况，以及肿瘤分期、同期化学治疗、照射部位、照射剂量、分割方法、总剂量、射线种类、射线能量、受照射体积、照射技术、剂量分布等多种因素有关。

2. 急性放射性皮炎的防治方法有哪些？

预防急性放射性皮炎须保持皮肤干燥和清洁、避免摩擦、避免使用肥皂等清洁剂、避免使用含金属基质的油膏、避免阳光照射。Ⅱ度以上急性放射性皮炎可使用芦荟霜、放射皮肤保护剂等外用药，Ⅲ度以上急性放射性皮炎可联合使用表皮生长因子、维生素 B_{12} 喷剂等药物治疗。

六、案例分析题

1. 什么是放射治疗急性毒副反应？

放射治疗急性毒副反应也叫早期放射性反应，是指从第 1 天治疗开始到第 90 天内出现的放射治疗反应，多发生在皮肤、口腔黏膜、消化道黏膜和造血系统等更新快的组织，因此照射后损伤会很快表现出来。急性反应一般是可逆的，停止放射治疗后短期内可康复。

2. 该患者出现吞咽后疼痛和哽噎感，考虑哪种急性毒副反应？

该患者出现吞咽后疼痛和哽噎感，考虑发生了放射性食管炎。

3. 放射治疗期间出现此种毒副反应，有哪些注意事项？

放射治疗期间出现放射性食管炎，应控制进食速度，禁食刺激性食物，不宜进食热、硬食物，建议半流食，进食过后不要立即平卧，每餐过后口服生理盐水冲洗食管；给予适当的激素和抗生素治疗，轻者口服康复新液保护黏膜，严重者需要禁食以及抗感染药物联合激素治疗。

4. 经过治疗，该患者顺利完成放射治疗，需要多长时间进行复查？

患者治疗结束后，需要定期进行随访，复查的时间为放射治疗结束 1 个月后，其后每 3 个月复查一次，2 年后每半年复查一次，5 年后每年复查一次。

（丁炎明）

第十七章
营养学

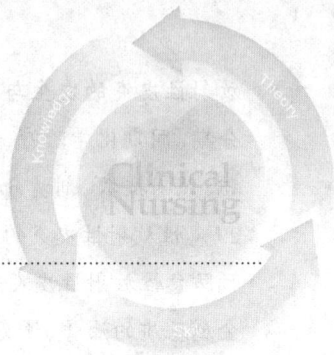

一、单项选择题

（一）A1 型题

1. 消化性溃疡同时伴有少量非活动性出血患者的饮食应采用
   - A. 低蛋白饮食
   - B. 暂禁食
   - C. 温凉流质饮食
   - D. 禁蛋白饮食
   - E. 半流质饮食

2. 骨质疏松患者应多食的食物是
   - A. 坚果
   - B. 奶及奶制品
   - C. 牛肉
   - D. 红薯
   - E. 花生酱

3. 属于产能营养素的是
   - A. 维生素、脂肪、碳水化合物
   - B. 维生素、蛋白质、脂肪
   - C. 碳水化合物、脂肪、蛋白质
   - D. 矿物质、维生素、脂肪
   - E. 矿物质、蛋白质、碳水化合物

4. 属于半流质的食物是
   - A. 豆浆
   - B. 牛奶
   - C. 肉泥
   - D. 稀藕粉
   - E. 软饭

5. 急慢性肾功能不全、肝性脑病患者的饮食应采用
   - A. 暂禁食
   - B. 高蛋白饮食
   - C. 低蛋白饮食
   - D. 流质饮食
   - E. 低脂肪饮食

6. 关于鼻饲患者的护理,描述正确的是
   - A. 每次鼻饲前检查管道位置是否正确
   - B. 鼻饲液温度应保持在 35~40℃
   - C. 每次鼻饲间隔时间不少于 4h
   - D. 每日更换胃管,应在晚上拔出,次日晨再由另一鼻孔插入
   - E. 推注速度不小于 30ml/min

7. 评价营养不良最早的敏感指标是
   - A. 白蛋白
   - B. 球蛋白
   - C. 总蛋白
   - D. 转铁蛋白
   - E. 视黄醇结合蛋白

8. 根据组成成分,肠内营养制剂分类**不正确**的是
   - A. 要素制剂
   - B. 非要素制剂
   - C. 组件制剂

D. 混合制剂　　　　　　　　E. 特殊应用制剂

9. 根据中国营养学会的标准,身体质量指数(BMI)正常值为

   A. 14.0~18.5kg/m^2　　　B. 18.5~24.0kg/m^2　　　C. 24.0~28.0kg/m^2

   D. 28.0~32.0kg/m^2　　　E. 18.5~28.0kg/m^2

10. 重症烧伤患者早期营养支持宜选择

   A. 口服营养摄取为主　　　　　　　B. 静脉高营养

   C. 口服营养摄取为主,静脉营养为辅　　D. 静脉营养摄取为主,口服营养为辅

   E. 禁食,给予静脉高营养

(二)A2 型题

11. 男,38 岁。诊断为慢性胆囊炎,须行胆囊 B 超检查。检查前该患者的饮食护理措施中应予以纠正的是

   A. 检查前 3d 禁食易发酵产气的食物

   B. 检查前 1d 晚餐应进高脂肪、高蛋白饮食

   C. 检查前 1d 晚餐后进食对比剂,禁食

   D. 检查日早晨禁食

   E. 首次摄片胆囊显影可进高脂肪餐

12. 女,20 岁。因神经性厌食收入院,护士为其留置鼻胃管,患者神志清醒,但无法坐起。护士操作前应协助患者采取的合适体位为

   A. 坐位　　　　　　　B. 半坐卧位　　　　　　　C. 左侧卧位

   D. 右侧卧位　　　　　E. 去枕平卧位

(三)A3/A4 型题

(13~15 题共用题干)

   女,56 岁,体重 47kg,身高 160cm。患者因"心悸、烦躁 3 个月"入院,入院诊断为"甲状腺功能亢进症"。

13. 该患者的营养状况属于

   A. 肥胖　　　　B. 超重　　　　C. 正常　　　　D. 消瘦　　　　E. 明显消瘦

14. 该患者入院后应给予的饮食是

   A. 低脂肪饮食　　　　B. 低热量饮食　　　　C. 低蛋白饮食

   D. 高热量饮食　　　　E. 高纤维素饮食

15. 若该患者需要进一步行 ^{131}I 试验,则试验前应禁食

   A. 鱼、虾　　　　B. 肉类　　　　C. 巧克力及甜食

   D. 豆腐　　　　E. 动物血

(16~18 题共用题干)

   男,43 岁。因"恶心、呕吐、腹痛 6h"入院,入院诊断为"肠梗阻"。经胃肠减压、灌肠、输液等治疗,5d 后患者已排气,无恶心、呕吐、腹痛等不适,听诊肠鸣音活跃。考虑到患者胃肠道蠕动恢

复，可进少量流质饮食，并逐渐增加至普通饮食。

16. 该患者进餐前，护士准备**不正确**的是
    A. 进食前暂停一切治疗及护理工作
    B. 病室内如有危重或呻吟的患者，应以屏风遮挡
    C. 饭前半小时开窗通风、移去便器等
    D. 如条件允许，应鼓励患者在病区餐厅集体进餐
    E. 尊重患者对饮食的选择

17. 该患者进食期间，护士巡视或协助患者进食的做法，**不正确**的是
    A. 检查治疗饮食、试验饮食的实施情况，并适时给予督促
    B. 进食期间，护士可及时、有针对性地解答患者在饮食方面的问题，逐渐纠正其不良饮食习惯
    C. 鼓励患者自行进食
    D. 食物温度要适宜，防止烫伤
    E. 若患者在进食过程中出现恶心、呕吐，可鼓励患者多饮水继续进食

18. 有关该患者进食后的护理措施，**不正确**的是
    A. 及时撤去餐具，清理食物残渣，整理床单位
    B. 督促和协助患者饭后洗手、漱口或为患者做口腔护理
    C. 餐后根据需要做好记录，如进食的种类、数量、患者进食时和进食后的反应等
    D. 餐后无须评价患者的进食是否达到营养需求
    E. 如延迟进食应做好交接班

（四）B型题

（19~22题共用备选答案）

    A. 低脂、低胆固醇、适量糖类膳食　　　　B. 低脂、低胆固醇膳食，限水
    C. 低热量、低脂、低胆固醇膳食　　　　　D. 低脂、低盐、优质蛋白膳食
    E. 低盐、低脂、高膳食纤维膳食

19. 冠心病心绞痛患者应给予
20. 肾病综合征患者应给予
21. 高血压病患者应给予
22. 高甘油三酯血症患者应给予

（23~24题共用备选答案）

    A. <30g/d　　　B. <40g/d　　　C. <50g/d　　　D. <60g/d　　　E. <70g/d

23. 冠心病患者，低脂肪饮食中脂肪含量为
24. 肝胆胰疾病患者，低脂肪饮食中脂肪含量为

二、填空题

1. 人体需要的营养素有六大类，包括（　　　）、脂肪、（　　　）、矿物质及微量元素、维生素和水。

2. 饮食营养评估包括饮食状况评估、体格检查、(　　)、生化指标及免疫功能的评估。

3. ^{131}I试验饮食检查试验期为(　　)，试验期间禁用含碘食物，禁用(　　)做局部消毒。

4. 肾功能不全者应摄入(　　)；肾功能严重衰竭者需摄入(　　)；肝性脑病者饮食应以(　　)为主；肾病综合征应选用(　　)饮食。

三、名词解释

1. 治疗饮食　　　　2. 肠内营养

四、简答题

1. 简述肠内营养的注意事项。

2. 简述肠外营养的并发症。

五、论述题

1. 试述医院基本饮食的类别、适用范围及饮食原则。

2. 试述肠内营养的供给途径及方式。

六、案例分析题

女，72岁。因"左侧肢体无力伴言语不清 4h"入院治疗，经头颅 CT 检查后诊断为脑梗死。体格检查：体温 36.8℃，脉搏 82 次/min，呼吸 19 次/min，血压 164/93mmHg，身高 165cm，体重 55kg，神志清楚，左侧肢体肌力 3 级，存在吞咽障碍，洼田饮水试验 3 级。既往有原发性高血压病史，长期口服降压药，近半年内饮食规律，无明显体重波动。

请问：

1. 该患者目前的营养风险筛查（NRS 2002）评分是多少？首选哪种营养支持方式？

2. 该患者在进行肠内营养的过程中，如何预防腹泻的发生？

3. 如治疗后评估发现该患者营养目标不达标，为保证该患者热量及营养素的摄入，遵医嘱行肠外营养输注，此时护士需要注意什么？

参考答案

一、单项选择题

（一）A1型题

1. C　2. B　3. C　4. C　5. C　6. A　7. E　8. D　9. B　10. D

（二）A2型题

11. B　12. D

（三）A3/A4型题

13. D　14. D　15. A　16. A　17. E　18. D

19. B 20. D 21. E 22. C 23. C 24. B

二、填空题

1. 蛋白质、碳水化合物

2. 人体测量

3. 2周、碘

4. 优质动物性蛋白、无蛋白饮食、植物性蛋白、正常量优质蛋白

三、名词解释

1. 治疗饮食：是指在基本饮食的基础上，适当调节能量和营养素，以达到治疗或辅助治疗的目的，从而促进患者的康复。

2. 肠内营养：是采用口服或管饲等方式经胃肠道提供一些仅需化学性消化或不需消化即能被肠黏膜吸收的营养配方的营养支持方式。

四、简答题

1. 简述肠内营养的注意事项。

（1）根据患者的具体病情，正确评估患者的营养需要量，选择合适的肠内营养设备、喂养途径及方式。

（2）营养液现配现用。配制过程中应注意防止污染。若配好后无法立即使用，应放在4℃以下的冰箱内保存。配制好的溶液应于24h内用完，防止放置时间过长而变质。

（3）应用过程中应注意营养液的使用一般是由低、少、慢开始，逐渐增加。①浓度：使用时应从低浓度逐渐增至所需浓度，以防止腹胀、腹泻等症状出现；②温度：可适当加温，过冷或过热均可引起患者不适。口服温度一般为37℃左右，鼻饲及经造瘘口注入时的温度宜38~40℃；③速度：根据患者耐受情况调节滴注速度，可以由30滴/min逐渐增加至60~70滴/min；④营养液中不可加入药物。

（4）营养液输注过程中经常巡视患者，如出现并发症，应及时查明原因，反应严重者可暂停使用。

（5）应用肠内营养期间，需定期记录体重，观察尿量、大便次数及性状，检查血糖、尿糖、血尿素氮、电解质、肝功能等指标，做好营养评估。

2. 简述肠外营养的并发症。

（1）机械性并发症：中心静脉置管时，可因患者体位不当、穿刺方向不正确等引起气胸、皮下气肿、血肿甚至神经损伤。若穿破静脉及胸膜，可发生血胸或胸腔积液。输注过程中，若大量空气进入输注管道可发生空气栓塞，甚至死亡。

（2）感染性并发症：若置管时无菌操作不严格、营养液污染以及导管长期留置可引起穿刺部位感染、导管性脓毒症等感染性并发症。长期肠外营养也可发生肠源性感染。

（3）肝功能损害：长期肠外营养也可引起肠黏膜萎缩、胆汁淤积等并发症。

五、论述题

1. 试述医院基本饮食的类别、适用范围及饮食原则。

医院基本饮食的类别、适用范围及饮食原则见表17-1。

表17-1　医院基本饮食的类别、适用范围及饮食原则

类别	适用范围	饮食原则
普通饮食	消化功能正常；无饮食限制；体温正常；病情较轻或恢复期的患者	营养平衡，美观可口，易消化、无刺激性的一般食物，与健康人饮食相似
软质饮食	消化吸收功能差；咀嚼不便者；低热；消化道手术后恢复期的患者	营养平衡，易消化、易咀嚼，食物碎、烂、软，少油炸、少油腻、少粗纤维及强烈刺激性调料
半流质饮食	口腔及消化道疾病；中等发热；体弱；手术后患者	食物呈半流质，无刺激性，易咀嚼、吞咽和消化，纤维少，营养丰富，少食多餐。胃肠功能紊乱者禁用含纤维素或易引起胀气的食物，痢疾患者禁用牛奶、豆浆及过甜食物
流质饮食	口腔疾患、各种大手术后；急性消化道疾患；高热；病情危重患者	食物呈液状，易吞咽、易消化，无刺激性；所含热量与营养素不足，只能短期使用；通常辅以肠外营养以补充能量和营养素

2. 试述肠内营养的供给途径及方式。

（1）供给途径：①口服营养。②管饲营养，对于上消化道通过障碍者，可经鼻-胃、鼻-十二指肠、鼻-空肠置管，或经皮颈部咽造口术、胃造瘘、空肠造瘘置管输注肠内营养制剂。

（2）供给方式：①间歇性推注，将配制的肠内营养液置于注射器（≥50ml）中，缓慢注入鼻饲管（推注速度宜≤30ml/min），每次250~400ml，每日4~6次。②间歇性重力滴注，将肠内营养液置于塑料袋或其他容器中，营养液在重力作用下经鼻饲管缓慢注入胃内，每次250~400ml，每日4~6次，滴速为30ml/min。③连续性泵注，将肠内营养液置于密封袋或瓶中，经硅胶管嵌入输注泵内，在泵的动力作用下连续输入，一般每天可持续输注16~24h，适用于危重患者及十二指肠或空肠近端喂养者。

六、案例分析题

1. 该患者目前的营养风险筛查（NRS 2002）评分是多少？首选哪种营养支持方式？

该患者目前的营养风险筛查（NRS 2002）评分为3分，存在营养风险，首选肠内营养支持。

2. 该患者在进行肠内营养的过程中，如何预防腹泻的发生？

（1）进行肠内营养时，遵循浓度由低到高、容量由少到多、速度由慢到快的原则。

（2）在配制、使用肠内营养液时，注意无菌操作，现用现配。

（3）乳糖不耐受患者，给予无乳糖配方。

（4）推荐使用含益生菌、膳食纤维的肠内营养制剂，以降低腹泻发生率。

（5）采用营养泵持续泵入的方式，输注过程中使用持续加温器保证营养液的温度。

（6）避免使用引起腹泻的药物。

3. 如治疗后评估发现该患者营养目标不达标，为保证该患者热量及营养素的摄入，遵医嘱行肠外营养输注，此时护士需要注意什么？

（1）加强配制营养液及静脉穿刺过程中的无菌操作。

（2）配制好的营养液储存于4℃冰箱内备用，若存放超过24h，则不宜使用。

（3）输液导管及输液袋每12~24h更换一次；导管进入静脉处的敷料每24h更换一次。更换时严格执行无菌操作，注意观察局部皮肤有无异常征象。

（4）输液过程中加强巡视，注意输液是否通畅，开始时缓慢，逐渐增加滴速，保持输液速度均匀。一般成人首日输液速度为60ml/h，次日80ml/h，第3天100ml/h。输液浓度也应由较低浓度开始，逐渐增加。输液速度及浓度可根据患者年龄及耐受情况加以调节。

（5）输液过程中应防止液体中断或导管拔出，防止发生空气栓塞。

（6）静脉营养导管严禁输注其他液体、药物及血液，也不可在此处采集血标本或测中心静脉压。

（7）使用前及使用过程中要对患者进行严密的实验室监测，每日记录出入量，观察血常规、电解质、血糖、氧分压、血浆蛋白、尿糖、酮体及尿生化等情况，根据患者体内代谢的动态变化，及时调整营养液配方。

（8）密切观察患者的临床表现，注意有无并发症的发生。若发现异常情况，应及时与医生联系，配合处理。

（9）停用肠外营养时，应在2~3d内逐渐减量。

（栾晓嵘）

第十八章
急救护理学

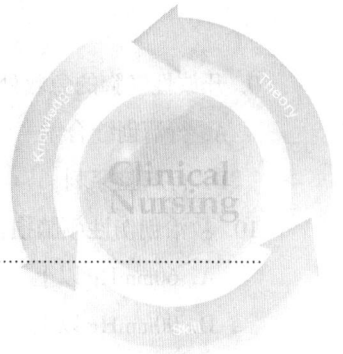

一、单项选择题

（一）A1 型题

1. 简单而迅速地确定心搏骤停的指标是

    A. 意识丧失、双侧瞳孔散大

    B. 意识丧失、牙关紧闭、面色苍白

    C. 意识丧失、没有呼吸或仅是喘息、大动脉搏动消失

    D. 意识淡漠、全身湿冷、触摸不到桡动脉搏动

    E. 意识丧失、大小便失禁

2. 心搏骤停时最常见的心律失常是

    A. 心室颤动   B. 无脉性电活动   C. 心房扑动

    D. 心房颤动   E. 心室停搏

3. 心肺复苏时，同时判断呼吸及动脉搏动停止的时间**不得**超过

    A. 2s   B. 4s   C. 6s   D. 8s   E. 10s

4. 心肺脑复苏中的基础生命支持（BLS）**不包括**

    A. 保持气道畅通   B. 人工呼吸   C. 建立人工循环

    D. 有条件时，可考虑除颤   E. 机械辅助通气

5. 正常体温下，脑组织出现不可逆损害发生在心搏骤停后

    A. 1~2min   B. 2~3min   C. 4~6min

    D. 7~8min   E. 8~9min

6. 一氧化碳中毒后，皮肤黏膜颜色为

    A. 樱桃红色   B. 黄色   C. 苍白色

    D. 黑色   E. 棕色

7. 导致有机磷农药中毒患者死亡的主要原因是

    A. 呼吸衰竭   B. 心力衰竭   C. 肾衰竭

    D. 肝衰竭   E. 弥散性血管内凝血

8. 百草枯中毒后，受损最严重的器官是

    A. 脑   B. 肺   C. 肾   D. 肝   E. 心脏

9. 开放性气胸的急救处理首先要
    A. 行清创缝合术　　　　　B. 行胸腔闭式引流　　　　　C. 用厚敷料封闭伤口
    D. 行胸腔穿刺　　　　　　E. 吸氧

10. 救治创伤性颅脑损伤(格拉斯哥昏迷量表评分≤8分)患者时,患者平均动脉压应维持在
    A. 60mmHg 以上　　　　　B. 70mmHg 以上　　　　　C. 80mmHg 以上
    D. 90mmHg 以上　　　　　E. 100mmHg 以上

(二) A2 型题

11. 男,40 岁。因游泳时不慎溺水,被救后意识丧失、呼吸停止及大动脉搏动消失。该患者首要的
    处理措施是
    A. 胸外心脏按压　　　　　　　　　B. 清除口鼻分泌物及异物
    C. 尽快转运至医院　　　　　　　　D. 人工通气
    E. 大声呼救

12. 女,30 岁。高处坠落后昏迷,心搏骤停。为该患者开放气道时,最合适的手法为
    A. 仰头抬颏法　　　　　　　　　　B. 举头抬颈法
    C. 双手托颌法　　　　　　　　　　D. 头部前屈法
    E. 仰头(面)抬颈法

13. 男,80 岁。以"急性心肌梗死"入院,巡视病房时患者突发意识丧失,大动脉搏动消失。心电
    监护显示:心室颤动,频率 350 次/min。终止该心律失常最迅速、最有效的方法是
    A. 立即给予电除颤
    B. 立即进行胸外心脏按压
    C. 尽快进行人工通气
    D. 立即给予盐酸利多卡因 100mg 静脉注射
    E. 立即给予盐酸肾上腺素 1mg 静脉注射

14. 女,21 岁。因"牙关紧闭、意识丧失"就诊于急诊科。医生考虑诊断为"阿片类药物过量(重
    症)",其临床表现中的三联征为
    A. 低血压、呼吸抑制、循环衰竭
    B. 昏迷、惊厥发作、心律失常
    C. 呼吸抑制、心律失常、循环衰竭
    D. 意识障碍、呼吸抑制、瞳孔缩小
    E. 癫痫发作、循环衰竭、多器官功能衰竭

15. 男,50 岁。因"在有机磷农药生产车间工作时防护不当"来医院就诊,经积极治疗,呼吸衰竭、
    抽搐等严重中毒症状消失。4d 后患者突然出现呼吸困难、眼睑下垂、肌力减退,这是出现了
    A. 中毒后"反跳"　　　　　　　　　B. 迟发性多发性神经病
    C. 中间综合征　　　　　　　　　　D. 脑血管疾病
    E. 中毒后遗症

16. 男,48 岁。3h 前骑摩托车与机动车相撞致伤。查体:嗜睡,左侧颜面部撕裂,口鼻及颜面部多处持续性出血,说话声音略含糊,左下肢下端肿胀、畸形,末梢暖,可触及足背动脉。心率112 次/min,血压 85/40mmHg,SPO$_2$ 88%,呼吸 34 次/min。该患者首要的急救措施是

A. 立即进行面罩吸氧　　　　　　　B. 立即进行输血输液

C. 立即清除气道血液和分泌物　　　D. 立即进行颜面部包扎止血

E 立即进行左下肢夹板固定

(三) A3/A4 型题

(17~19 题共用题干)

男,71 岁。因"心前区剧烈疼痛伴呼吸困难、面色苍白、大汗淋漓"由急救车转运至急诊,护士将其快速安置于抢救室,在连接心电监护时患者突发意识丧失、心搏骤停,医护人员立即进行抢救。

17. 复苏药物首选的给药途径是

A. 心内注射　　　　　B. 气管内滴注　　　　　C. 静脉给药

D. 骨髓腔输液　　　　E. 皮下注射

18. 该患者血气结果示:pH 7.26,PO$_2$ 50mmHg,PCO$_2$ 31mmHg,Lac 6.5mmol/L。此时应考虑给予的药物是

A. 类固醇　　　　　　B. 镁剂　　　　　　　　C. 5%碳酸氢钠

D. 盐酸利多卡因　　　E. 盐酸肾上腺素

19. 心肺复苏时,抗心律失常的首选药物是

A. 硫酸阿托品　　　　B. 盐酸利多卡因　　　　C. 盐酸肾上腺素

D. 盐酸多巴胺　　　　E. 盐酸胺碘酮

(20~22 题共用题干)

男,41 岁。近日自觉胃部不适,口服"护胃药"症状未好转,今晨在小区遛狗时胃部疼痛加剧,随即晕倒在地,呼之不应。

20. 现场共有 3 人参与抢救,其最优的配合是

A. 1 人判断患者是否心搏骤停,第 2 人拨打急救电话,第 3 人尽快取回自动体外除颤器

B. 1 人拨打急救电话,第 2 人判断呼吸,第 3 人寻找自动体外除颤器

C. 1 人判断患者意识,第 2 人呼救,第 3 人寻找自动体外除颤器

D. 1 人拨打急救电话,第 2 人呼救,第 3 人立即进行胸外心脏按压

E. 1 人判断患者意识,第 2 人呼救,第 3 人立即进行胸外心脏按压

21. 该患者送至医院时呼吸微弱,血氧饱和度进行性下降,医生立即予以气管插管。确认气管插管是否成功并能够客观监测心肺复苏质量的措施是

A. 听诊双肺呼吸音清晰对称　　　　B. 患者胸廓有起伏

C. 气管导管壁有雾气　　　　　　　D. 出现正常 PetCO$_2$ 波形

E. 血氧饱和度上升

22. 该患者送医后经积极抢救,意识恢复、生命体征基本平稳,其后该患者最可能接受的检查是

A. 胸部 CT

B. MRI

C. 胃镜

D. 腹部 B 超

E. 冠状动脉造影

(四)B 型题

（23~24 题共用备选答案）

A. 冠心病

B. 病毒性心肌炎

C. 主动脉瘤

D. 过敏性休克

E. 主动脉瓣狭窄

23. 能够引起心搏骤停的心源性疾病最常见的是

24. 能够引起心搏骤停的非心脏性疾病是

（25~26 题共用备选答案）

A. 减少按压中断次数

B. 缩短每次中断时间

C. 既要减少按压中断次数,又要缩短每次中断时间

D. 尽可能将每次中断时间控制在 10s 以内

E. 尽可能将每次中断时间控制在 15s 以内

25. 高质量心肺复苏要点中尽量减少按压中断是指

26. 缩短按压中断时间是指

二、填空题

1. 婴儿和儿童首次除颤能量选择（   ）,后续电击能量为 4J/kg 或更高级别能量,但不能超过（   ）。

2. 心脏停搏（   ）左右可出现瞳孔散大;停搏（   ）内可呈叹息样或短促痉挛性呼吸。

3. 清除胃肠道尚未吸收毒物的方法包括（   ）、（   ）、（   ）、灌肠。

4. 有机磷农药中毒,解毒剂的应用原则是（   ）、（   ）、（   ）、重复用药。

三、名词解释

1. 心肺复苏

2. 中间综合征

3. 限制性液体复苏

4. 海姆立克急救法

四、简答题

1. 简述心搏骤停的临床表现及心肺复苏有效的指征。

2. 简述基础生命支持的基本步骤。

3. 催吐和洗胃的禁忌证分别有哪些?

五、论述题

1. 试述成人高质量心肺复苏的要点。

2. 阿托品化与阿托品中毒的主要区别有哪些?

六、案例分析题

案例一：男，45 岁。长期从事出租车驾驶工作，今日驾驶过程中突感心前区闷胀疼痛，自行开车到某医院急诊科就诊，经检查诊断为：急性广泛前壁心肌梗死。在急诊抢救室进行经皮冠脉介入术（PCI）术前准备时忽然发生抽搐，意识不清，血压测不出，心电图见图 18-1。

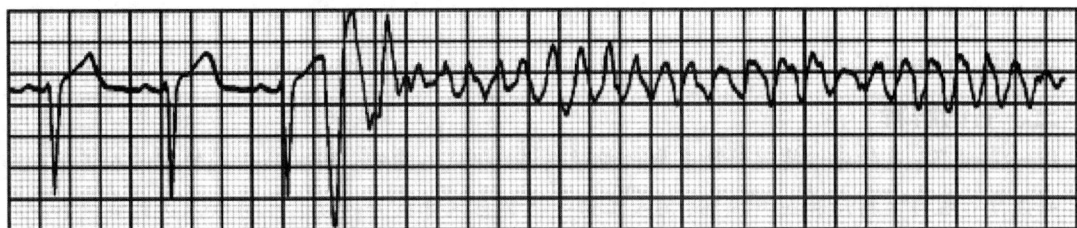

图 18-1 心电图

请问：

1. 该患者可能发生了什么？

2. 现场医护人员应立即采取哪些抢救措施？

案例二：男，56 岁。30min 前不慎从约 10m 高处摔下，当即昏迷。查体：昏迷，格拉斯哥昏迷量表评分（GCS）1+1+3 分，心率 118 次/min，血压 75/40mmHg，SPO_2 95%，呼吸 20 次/min，体温 35.8℃。左额部淤青肿胀，颈托固定，沙袋制动，气管插管，呼吸机辅助通气，面部无活动性出血，口腔颌面部无畸形。双侧瞳孔 3mm，对光反射迟钝，头颈软，气管居中，胸廓无畸形，腹平软，压痛反跳痛不配合，骨盆挤压试验阳性，触及骨擦感，右下肢外旋短缩，肌张力无增减，病理征未引出，双桡动脉、足背动脉可扪及，肛门指检阴性。

请问：

1. 该患者存在的紧急问题是什么？

2. 责任护士应采取哪些急救措施？

参考答案

一、单项选择题

（一）A1型题

1. C 2. A 3. E 4. E 5. C 6. A 7. A 8. B 9. C 10. C

（二）A2型题

11. B 12. C 13. A 14. D 15. C 16. C

（三）A3/A4型题

17. C 18. C 19. E 20. A 21. D 22. E

23. A　24. D　25. C　26. D

二、填空题

1. 2J/kg、10J/kg

2. 60s、20~30s

3. 催吐、洗胃、导泻

4. 早期、足量、联合

三、名词解释

1. 心肺复苏：是针对心搏骤停所采取的抢救措施，即应用胸外心脏按压形成暂时的人工循环并恢复心脏自主搏动和血液循环，用人工通气代替自主呼吸并恢复自主呼吸以达到促进和挽救生命的目的。

2. 中间综合征：是指急性重度有机磷农药（如甲胺磷、敌敌畏、乐果、久效磷等）中毒所引起的一组以肌无力为突出表现的综合征。

3. 限制性液体复苏：亦称低血压性液体复苏或延迟液体复苏，是指机体处于有活动性出血的失血性休克时，通过限制液体输注速度和输液量，使血压维持在相对较低的水平（即允许性低血压）直至彻底止血。

4. 海姆立克急救法：是一种简便有效的抢救异物窒息的急救方法，利用膈肌以上部位突然施加的向上的压力，使肺部残余气体形成气流快速进入气管冲出异物。

四、简答题

1. 简述心搏骤停的临床表现及心肺复苏有效的指征。

（1）心搏骤停的典型三联征：突发意识丧失、呼吸停止和大动脉搏动消失。临床上表现：①突然面色死灰、意识丧失；②大动脉搏动消失；③呼吸停止；④皮肤苍白或发绀；⑤瞳孔散大；⑥心尖搏动停止及心音消失；⑦伤口不出血。

（2）心肺复苏有效的指征：①能扪及大动脉搏动，收缩压维持在60mmHg以上；②自主呼吸逐渐恢复；③散大的瞳孔缩小，有时可有对光反射；④面色、口唇、甲床等颜色由发绀转为红润；⑤意识状态好转，出现反射或挣扎；⑥室颤波由细小变为粗大，甚至恢复窦性心律。

2. 简述基础生命支持的基本步骤。

（1）在安全情况下，快速识别和判断心搏骤停。

（2）启动急救反应系统。

（3）胸外心脏按压。

（4）开放气道。

（5）人工通气。

（6）早期除颤。

3. 催吐和洗胃的禁忌证分别有哪些？

（1）催吐的禁忌证：①昏迷、惊厥；②腐蚀性毒物中毒；③食管 - 胃底静脉曲张、主动脉瘤、消化性溃疡；④年老体弱、妊娠、高血压、冠心病、休克等。

（2）洗胃的禁忌证：①吞服强腐蚀性毒物；②正在抽搐、大量呕血者；③原有食管 - 胃底静脉曲张或上消化道大出血病史者。

五、论述题

1. 试述成人高质量心肺复苏的要点。

（1）按压频率为 100~120 次/min。

（2）按压深度至少为 5cm，但不超过 6cm。

（3）按压期间保证胸廓完全回弹。

（4）尽量减少胸外按压中断（中断时间控制在 10s 以内）。

（5）按压与通气之比为 30∶2。

2. 阿托品化与阿托品中毒的主要区别有哪些？

阿托品化与阿托品中毒的主要区别见表18-1。

表18-1　阿托品化与阿托品中毒的主要区别

项目	阿托品化	阿托品中毒
神经系统	意识清楚或模糊	谵妄、躁动、幻觉、双手抓空、抽搐、昏迷
皮肤	颜面潮红、干燥	紫红、干燥
瞳孔	由小扩大后不再缩小	极度散大
体温	正常或轻度升高	高热，大于40℃
心率	≤120 次/min，脉搏快而有力	心动过速甚至有心室颤动发生

六、案例分析题

案例一

1. 该患者可能发生了什么？

心室颤动。

2. 现场医护人员应立即采取哪些抢救措施？

（1）尽快实施电除颤，除颤后立即给予 5 个循环的高质量胸外心脏按压。①保证按压频率和按压深度：按压的频率为 100~120 次/min，按压深度至少为 5cm，但不超过 6cm；②按压期间保证胸廓充分回弹：按压放松时，手掌根部既不能离开胸壁，也不要在患者胸壁上施加任何压力；③尽量减少胸外心脏按压中断的次数及缩短每次中断的时间：尽量将中断时间控制在 10s以内；④不要过度通气：按压与通气比为 30∶2。

（2）2min（约 5 个循环）后，再检查脉搏和心率，必要时再进行电除颤。

案例二

1. 该患者存在的紧急问题是什么？

低血容量性休克。

2. 责任护士应采取哪些急救措施？

（1）选择18G留置针，开通两路近心端静脉通路快速补液，动态监测心率、血压、休克指数、瞳孔的变化，允许低血压复苏。

（2）绿色通道送血常规、血型、生化、电解质、凝血功能、血气分析等实验室检查。

（3）准备红细胞、血浆，做好输血准备。及时输注红细胞、血浆、凝血酶原复合物、人纤维蛋白原等血液制品。

（4）骨盆带固定，做好腹主动脉球囊阻断术准备。

（5）留置导尿，关注患者尿量变化。

（6）给予体表复温和体核复温措施，动态监测体温变化。

（7）在受伤后3h内，氨甲环酸药物治疗，在10min内输注1g，如果需要补充治疗，则需要在上次注射结束后6~8h再次注射。

（8）尽早完成B超、CT、X线检查，明确出血部位。

（9）动态监测血红蛋白、红细胞压积、凝血功能等指标的变化。

（胡少华　金静芬）

第十九章
灾害护理学

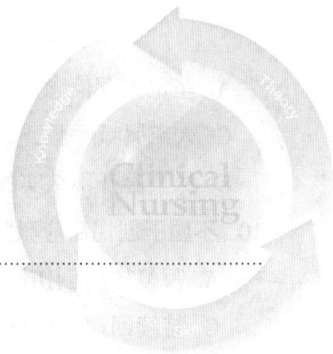

一、单项选择题

（一）A1 型题

1. 地震现场有下列伤员，应优先抢救的是
   - A. 肠穿孔
   - B. 张力性气胸
   - C. 脑挫伤
   - D. 上肢开放性骨折
   - E. 小腿挫裂伤

2. 地震现场复合性创伤患者出现下列情况，首先应紧急处理的是
   - A. 疼痛
   - B. 休克
   - C. 伤口出血
   - D. 骨折
   - E. 窒息

3. 严重腹部损伤患者的首要急救措施是
   - A. 禁食、输液
   - B. 吸氧
   - C. 预防休克
   - D. 物理降温
   - E. 使用镇痛药

4. **不属于**淹溺的现场救治原则的是
   - A. 恢复有效通气
   - B. 将患者救离出水面
   - C. 心肺复苏
   - D. 迅速转运
   - E. 建立静脉通路输液

5. 溺水的现场急救首先应
   - A. 保持呼吸道通畅
   - B. 倒水处理
   - C. 人工呼吸
   - D. 给予强心剂
   - E. 胸外心脏按压

6. 有机磷农药中毒出现毒蕈碱样症状的主要机制是
   - A. 腺体分泌亢进、运动神经兴奋
   - B. 腺体分泌减退、平滑肌痉挛
   - C. 腺体分泌亢进、平滑肌痉挛
   - D. 腺体分泌亢进、平滑肌松弛
   - E. 运动神经兴奋、平滑肌痉挛

7. 敌百虫急性化学中毒的特异性检查指标是
   - A. 血清胆碱酯酶活力
   - B. 尿中三氯乙醇含量
   - C. 尿中对硝基酚含量
   - D. 尿中硫氰酸盐含量
   - E. 血中高铁血红蛋白含量

8. 野外避震的正确方法是
   - A. 躲在山脚下
   - B. 躲在陡崖边
   - C. 蹲在开阔的区域
   - D. 蹲在桥梁下
   - E. 抱住电线杆

9. 发生地震时，**错误**的自救方式是

A. 坚定生存信念
B. 寻找食物和水
C. 大声哭喊呼救
D. 设法包扎伤口，等待救援
E. 尽量避开不结实的悬挂物

10. **不**属于创伤后应激障碍主要症候群的是

A. 反复体验创伤性经历
B. 警觉性增强
C. 持续回避创伤有关情景
D. 木僵状态
E. 情感麻木

11. 海水淹溺者出现血液浓缩症状时，切忌输入

A. 5% 葡萄糖
B. 10% 葡萄糖
C. 生理盐水
D. 右旋糖酐
E. 冰冻血浆

12. 淡水淹溺者，血液检查中可能升高的指标是

A. 磷
B. 钾
C. 钙
D. 血红蛋白
E. 钠

（二）A2 型题

13. 男，42 岁。因地震致头部外伤，考虑为"脑挫裂伤"。救护人员发现其意识模糊，口鼻腔出血且分泌物多，口唇发绀，呼吸困难。该患者目前最确切的首优护理诊断是

A. 有窒息的危险
B. 气体交换受损
C. 有受伤的危险
D. 有感染的危险
E. 有脑疝的危险

14. 男，32 岁。头面部及右上肢烧伤，局部大水疱，疱壁薄，剧痛，其烧伤面积和深度为

A. 9%，浅Ⅱ度
B. 10%，深Ⅱ度
C. 12%，Ⅲ度
D. 15%，浅Ⅱ度
E. 18%，深Ⅱ度

15. 某体温计厂 10 名女工突然出现咳嗽、咳痰、头晕、恶心、发热，部分女工皮肤出现红色斑丘疹，可考虑诊断为

A. 急性汞中毒
B. 慢性汞中毒
C. 烟雾热
D. 接触性皮炎
E. 流行性感冒

16. 女，25 岁。被浓硫酸烧伤，首选的急救措施是

A. 涂抹消毒液
B. 及时清创
C. 冰敷伤处
D. 大量清水冲洗
E. 使用中和剂

17. 男，13 岁。游泳时不幸发生淹溺，救起后，急救人员应给予该患儿的首要救治措施是

A. 给予强心剂
B. 建立静脉通道
C. 口对口人工呼吸
D. 胸外心脏按压
E. 保持呼吸道通畅

（三）A3/A4 型题

（18~20 题共用题干）

女，55 岁。因地震发生外伤造成左侧胸部 4~7 肋骨多处骨折。

18. 手法检查肋骨骨折的可靠表现是

    A. 局部肿胀   B. 直接和间接压痛   C. 局部痛觉过敏

    D. 局部皮下气肿   E. 局部瘀斑或皮下出血

19. 呼吸时患处可能出现

    A. 呼气时外凸,吸气时正常   B. 吸气和呼气时均外凸

    C. 吸气时外凸,呼气时内陷   D. 吸气和呼气时均内陷

    E. 吸气时内陷,呼气时外凸

20. 现场急救措施是

    A. 胸壁加压包扎   B. 胸膜腔穿刺排气减压

    C. 补液   D. 开胸探查

    E. 封闭胸壁伤口

(四) B 型题

(21~22 题共用备选答案)

    A. 失血性休克   B. 低血容量性休克   C. 感染性休克

    D. 神经源性休克   E. 心源性休克

21. 烧伤早期多为

22. 烧伤并发感染时可发生

(23~24 题共用备选答案)

    A. 沙林   B. 亚当氏气   C. 芥子气

    D. 双光气   E. 毕兹

23. 中毒症状为瞳孔散大、思维混乱的毒剂是

24. 中毒症状为皮肤起疱、糜烂的毒剂是

二、填空题

    1. 格拉斯哥昏迷量表是对(   )反应、(   )反应、(   )反应进行评分。

    2. 计算烧伤体表面积的常用方法是(   )和(   ),临床上常将两种方法配合应用。

三、名词解释

    1. 挤压综合征   2. 干性淹溺

四、简答题

    1. 淹溺者的现场救护要点有哪些?

    2. 重度烧伤者液体复苏有效的指标有哪些?

五、论述题

    1. 试述地震灾害的现场急救原则。

    2. 试述窒息性气体中毒的现场救治原则。

六、案例分析题

男，42岁。乘坐公交时被投掷不明气体包，出现腹痛、恶心、呕吐，呕吐物有大蒜味，被送往急诊，诊断为可疑化学毒剂中毒。查体：体温36.5℃，心率58次/min，呼吸30次/min，血压110/80mmHg，意识模糊，呼之不应，有压眶反应，皮肤湿冷，汗多，肌肉颤动，针尖样瞳孔，对光反射弱，口腔流涎，两肺较多哮鸣音和散在湿啰音，大小便失禁。

请问：

1. 该患者可能是什么类型的毒剂中毒？主要诊断依据是什么？

2. 该患者的主要治疗原则有哪些？

参考答案

一、单项选择题

（一）A1型题

1. B　2. E　3. C　4. E　5. A　6. C　7. B　8. C　9. C　10. D　11. C　12. B

（二）A2型题

13. A　14. D　15. A　16. D　17. E

（三）A3/A4型题

18. B　19. E　20. A

（四）B型题

21. B　22. C　23. E　24. C

二、填空题

1. 睁眼、语言、运动

2. 新九分法、手掌法

三、名词解释

1. 挤压综合征：指四肢或躯干肌肉丰富部位较长时间受重物挤压，或者由于身体被动体位的自压或止血带使用时间过长，造成肌肉组织缺血性坏死，临床上以受压肢体肿胀和一过性肌红蛋白尿为特点。肢体受到严重挤压时，造成大范围横纹肌溶解，出现肌红蛋白尿、代谢性酸中毒、高钾血症和氮质血症等急性肾衰竭为特点的临床症候群，称为挤压综合征。

2. 干性淹溺：当人入水后，因受强烈刺激（惊慌、恐惧、骤然寒冷等），反射性引起喉头和支气管痉挛导致窒息，呼吸道和肺泡很少或无水吸入，称为干性淹溺。

四、简答题

1. 淹溺者的现场救护要点有哪些？

（1）迅速使淹溺者出水，以改善淹溺者的呼吸功能及尽量减少缺氧时间。

（2）保持呼吸道通畅。

（3）倒水处理。

（4）心搏骤停者立即行心肺复苏。

2. 重度烧伤者液体复苏有效的指标有哪些？

（1）尿量：成人每小时尿量为30~50ml，小儿每千克体重每小时尿量不低于1ml。

（2）精神状态：患者安静，无烦躁不安，无明显口渴。

（3）心率、血压：成人心率在120次/min以下，收缩压维持在90mmHg、脉压在20mmHg以上，小儿心率在140次/min以下。

（4）末梢循环恢复。

（5）中心静脉压：应维持在5~12cmH$_2$O。

（6）呼吸平稳。

五、论述题

1. 试述地震灾害的现场急救原则。

（1）抢救顺序：救命为主，先救命后治伤，先抢救危重症后治轻伤，先救活人后处置遗体。

（2）对症处理：应用现场急救五大技术（通气、止血、包扎、固定和搬运）和其他急救技术处理伤员，保证伤员生命体征平稳。

（3）处置迅速及时：力争早抢救，快转移，迅速脱离危险场所。

（4）救护过程环环相扣：确保现场急救措施紧密衔接、完善，防止前后重复、遗漏或出现差错，规范填写统一格式的简要医疗文书，保障后续抢救的连续性和准确性。

（5）转运与现场医疗救护相结合：在伤员转送途中要有专业医务人员陪同，及时进行急救处置。

2. 试述窒息性气体中毒的现场救治原则。

（1）迅速脱离毒物接触。

（2）依中毒轻重分类，先后送诊。

（3）尽早开始间歇给氧，使用激素和碱性合剂，以减轻炎症和解除平滑肌痉挛。

（4）呼吸停止、心脏停搏时，行心肺复苏。

（5）有中毒但无症状者应保持安静，给予保暖，减少活动，严密观察24h。

六、案例分析题

1. 该患者可能是什么类型的毒剂中毒？主要诊断依据是什么？

有机磷类神经毒剂中毒。

诊断依据：

（1）呕吐物有大蒜味是有机磷类毒剂中毒的特点，临床表现为腹痛、恶心、呕吐、大汗，并迅速出现意识模糊。

（2）查体发现肌纤维颤动、瞳孔缩小呈针尖样、流涎、两肺哮鸣音和湿啰音、心率慢等毒蕈碱样症状和烟碱样症状。

2. 该患者的主要治疗原则有哪些?

(1)迅速清除体内毒物:洗胃、导泻。

(2)使用特效解毒剂:①胆碱酯酶复能剂,如氯解磷定;②抗胆碱药,如阿托品;③解磷注射液。

(3)对症治疗:包括维持正常心肺功能、保持呼吸道通畅、氧疗,必要时给予人工呼吸等。

(李亚敏)

第二十章 重症护理学

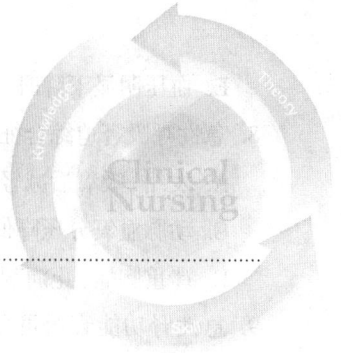

一、单项选择题

（一）A1 型题

1. 抗休克治疗的首选溶液为

   A. 平衡盐　　　　　　　B. 5% 葡萄糖溶液　　　　　C. 5% 碳酸氢钠溶液

   D. 右旋糖酐　　　　　　E. 0.9% 氯化钠溶液

2. 低血容量性休克患者应给予

   A. 平卧位　　　　　　　B. 中凹位　　　　　　　　　C. 左侧卧位

   D. 右侧卧位　　　　　　E. 俯卧位

3. 有关休克代偿期的表现，描述正确的是

   A. 血压稍升高，脉搏快，脉压无变化　　　B. 血压稍降低，脉搏、脉压正常

   C. 血压稍升高，脉搏、脉压正常　　　　　D. 血压稍升高，脉搏快、脉压缩小

   E. 血压稍降低，脉搏快、脉压缩小

4. 有效循环血量是指

   A. 维持正常代谢所需血量　　　　　B. 包括存在于肝脾及停滞于循环中的血量

   C. 全身血容量　　　　　　　　　　D. 单位时间内通过心血管系统进行循环的血量

   E. 心脏中的血量

5. 预防休克的综合措施中，最关键的措施是

   A. 消除病因　　　　　　　　　B. 保护机体调节代偿能力

   C. 提高机体调节代偿能力　　　D. 充分扩容

   E. 处理代谢障碍

6. 观察休克患者时，反映组织灌流量最简单有效的指标是

   A. 血压　　　　　　　　B. 脉搏　　　　　　　　　C. 肢端温度

   D. 尿量　　　　　　　　E. 神志

7. 休克时血管扩张剂使用于

   A. 血容量已补足，中心静脉压不高，血压仍低时

   B. 输液量已足够，中心静脉压高于正常，但外周循环障碍依然存在时

   C. 不能及时补足血容量时

   D. 各种药物治疗无效，又有心功能不全时

E. 血压明显下降时

8. 急性呼吸窘迫综合征最突出的表现为

    A. 发绀,吸氧后减轻   B. 呼吸增快,吸氧后减慢

    C. 动脉血氧分压降低,吸氧后改善   D. 动脉血氧分压降低,大量给氧也不能改善

    E. 严重胸痛,止痛剂无效

9. 急性肾功能衰竭可分为肾前性、肾性和肾后性三类,引起肾后性肾功能衰竭的常见原因有

    A. 挤压伤   B. 药物中毒   C. 严重休克

    D. 脓毒症   E. 双侧输尿管结石

10. 无尿是指成人 24h 尿量

    A. <500ml   B. <400ml   C. <200ml

    D. <100ml   E. <300ml

11. 多系统器官功能衰竭时,多数情况下首先受累的器官是

    A. 心   B. 肝   C. 肺

    D. 肾   E. 脑

12. 急性呼吸窘迫综合征患者采用呼气末正压通气的目的**不包括**

    A. 增加肺泡血流量   B. 增加肺泡通气量   C. 纠正低氧血症

    D. 使肺泡复张   E. 促进肺间质水肿消退

13. **不属于**休克早期临床表现的是

    A. 精神兴奋   B. 面色苍白   C. 脉搏细速

    D. 血压下降   E. 尿量减少

(二) A2 型题

14. 男,45 岁。十二指肠溃疡。突发大量呕血,约 700ml,患者烦躁,面色苍白,皮肤湿冷。该患者处于以下哪种状态

    A. 休克早期   B. 休克期   C. 虚脱

    D. 未发生休克   E. 休克晚期

15. 男,43 岁。感染性休克。输液期间中心静脉压为 $4cmH_2O$,血压 90/70mmHg。该患者正确的处理措施是

    A. 减慢输液速度   B. 加快输液速度   C. 减慢输液速度,加升压药

    D. 维持原输液速度   E. 减慢输液速度,加利尿剂

16. 男,44 岁。左下胸受挤压,左 8、9、10 肋骨骨折,脾破裂。面色苍白、四肢湿冷,脉搏 120 次/min,血压 80/60mmHg。下列治疗原则正确的是

    A. 一旦确诊,立即手术   B. 大量快速输液,待血压正常后及早手术

    C. 积极抗休克,同时迅速手术   D. 积极抗休克,如病情无好转再手术

    E. 积极抗休克,不手术

17. 女,47 岁。因高热、神志不清、休克送入 ICU 治疗,诊断为重症肺炎。经积极治疗后体温

恢复正常，血压 118/68mmHg，呼吸 36 次/min，口唇发绀，双肺无啰音。该患者最可能发生了

A. 气胸   B. 急性呼吸窘迫综合征   C. 胸膜炎

D. 脑膜炎   E. 心力衰竭

18. 男，38 岁，矿工。因在坑道工作时塌方，被埋 10h 后救出，双大腿及臀部明显肿胀，血钾 5.5mmol/L，诊断为挤压综合征。为及时发现肾脏并发症，最有意义的监测指标是

A. 神志、瞳孔   B. 血压、脉搏   C. 出血、脉搏

D. 尿量、尿钠   E. 中心静脉压

19. 男，48 岁。开胸术后 2d 呼吸快，有呼吸窘迫感，之后出现发绀，吸氧无好转。肺部未闻及啰音，X 线检查未见异常，动脉血氧分压下降。当前该患者发生了

A. 肺部感染   B. 胸膜炎   C. 肺不张

D. 呼吸窘迫综合征   E. 急性心力衰竭

（三）A3/A4 型题

（20~22 题共用题干）

男，25 岁。因"腹痛 4h"就诊。实验室检查：血淀粉酶升高。诊断为"胰腺炎"。按照胰腺炎治疗 4d 后，出现呼吸急促。查体：体温 39.2℃，呼吸 32 次/min，血压 70/45mmHg，心率 140 次/min，SaO_2 85%。转入 ICU。

20. 该患者最可能的诊断是

A. 失血性休克   B. 低血容量性休克   C. 感染性休克

D. 心源性休克   E. 过敏性休克

21. 护士立即为该患者建立静脉通道，最**不宜**选择的部位是

A. 颈内静脉   B. 锁骨下静脉   C. 股静脉

D. 上肢外周静脉   E. 下肢外周静脉

22. 护士给该患者输液时，**错误**的操作是

A. 监测中心静脉压，以此作为输液的指标

B. 监测血压、心率和尿量，以此评估每搏输出量

C. 监测电解质

D. 维持输液管道通畅

E. 大量输液时无须控制输入液量及速度

（23~25 题共用题干）

女，52 岁。肝硬化病史 10 年，因黑便 3 次、呕血 50ml 急诊入院。住院 1h 后患者非喷射性呕吐咖啡色胃内容物约 1 000ml，神志淡漠，口唇肢端发绀。体温 36.1℃，脉搏 110 次/min，呼吸 22 次/min，血压 70/40mmHg，血红蛋白 90g/L，1h 尿量 20ml。

23. 根据临床表现，该患者休克的类型是

A. 低血容量性休克   B. 感染性休克

C. 心源性休克   D. 神经源性休克

    E. 过敏性休克

24. 根据临床表现，该患者目前**不存在**的护理诊断是

    A. 体液不足   B. 体温过高   C. 有受伤的危险

    D. 有感染的危险   E. 气体交换受损

25. 关于该患者的护理措施，叙述**错误**的是

    A. 维持呼吸道通畅   B. 定时测量血压   C. 放置热水袋保暖

    D. 测量每小时尿量   E. 给予氧气吸入

（26~27题共用题干）

    男，35岁。创伤性休克晚期，咯血、呕血，皮肤出现瘀点和瘀斑。收缩压60mmHg，血小板计数$30 \times 10^9/L$，纤维蛋白原1.0g/L，凝血酶原时间延长。

26. 该患者最可能的临床诊断为

    A. 弥散性血管内凝血   B. 肝性脑病   C. 急性肾衰竭

    D. 休克   E. 急性呼吸衰竭

27. 此时该患者最适合应用的是

    A. 止血剂   B. 静脉滴注大量维生素   C. 血管收缩剂

    D. 新鲜血浆   E. 抗生素

（四）B型题

（28~30题共用备选答案）

    A. 中心静脉压低，血压低   B. 中心静脉压高，血压低

    C. 中心静脉压高，血压高   D. 中心静脉压低，血压正常

    E. 中心静脉压正常，血压低

28. 提示血容量相对不足的是

29. 提示有心功能不全存在的是

30. 提示容量血管过度收缩，循环阻力增加的是

二、填空题

    1. 中心静脉压主要反映右心功能和回心血量，（   ）主要反映左心功能和回心血量，当发生（   ）休克时，宜动态监测后者进行补液。

    2. 休克按原因分类可分为（   ）、（   ）、心源性休克、（   ）、神经源性休克。

    3. ECMO最常见的并发症是（   ），治疗期间需密切监测患者的（   ）。

    4. 血液灌流的适应证包括（   ）、（   ）、肝衰竭、严重感染等。

三、名词解释

    1. 休克   2. 中心静脉压（CVP）   3. 多器官功能障碍综合征

    4. 弥散性血管内凝血

四、简答题

1. 何种征象提示休克好转?

2. 心源性休克的特点有哪些?

3. 简述多器官功能障碍综合征(MODS)的发病机制。

4. 机械通气的并发症有哪些?

五、论述题

1. 试述急性呼吸窘迫综合征的临床表现及病情监测要点。

2. 按照休克的发病过程,其临床表现分为哪几期? 各期临床表现是什么?

六、案例分析题

男,35 岁。车祸后右上腹持续剧痛,向右肩放射,自觉腹痛范围增大,以右侧为著。体格检查:体温 38℃,心率 122 次/min,呼吸 26 次/min,血压 90/70mmHg。意识清醒,轻度烦躁,眼睑苍白,口渴,心悸。腹膜刺激征阳性,移动性浊音(+),肠鸣音弱。血常规:血红蛋白 92g/L,白细胞计数 12×10^9/L。B 超检查:肝右叶膈面有液性团块,肠间隙增宽。腹腔穿刺抽出不凝血。

请问:

1. 该患者首先考虑的诊断是什么? 其评估要点包括哪些?

2. 何为休克指数? 请计算该患者的休克指数。

3. 该患者的急救措施包括哪些?

4. 如何判断休克变化,其有效指征是什么?

参考答案

一、单项选择题

(一)A1型题

1. A 2. B 3. D 4. D 5. A 6. D 7. B 8. D 9. E 10. D 11. C 12. A 13. D

(二)A2型题

14. A 15. B 16. C 17. B 18. D 19. D

(三)A3/A4型题

20. C 21. E 22. E 23. A 24. B 25. C 26. A 27. D

(四)B型题

28. D 29. B 30. C

二、填空题

1. 肺动脉楔压、低血容量性

2. 低血容量性休克、感染性休克、过敏性休克

3. 出血、凝血功能

4. 急性药物或毒物中毒、尿毒症

三、名词解释

1. 休克：是机体由各种严重致病因素（如大出血、创伤、烧伤、感染、过敏、心力衰竭等）侵袭后，因有效循环血量骤减、组织灌注不足引起的以微循环障碍、细胞代谢紊乱和功能受损为特征的综合征。

2. 中心静脉压（CVP）：代表右心房或者胸段腔静脉内的压力，可反映全身血容量和右心功能，正常值为 5~12cmH_2O。

3. 多器官功能障碍综合征：指机体在严重创伤、休克、感染等急性损伤因素打击下 24h 后同时或序贯出现 2 个或 2 个以上与原发病损有或无直接关系的系统或器官的可逆性功能障碍。

4. 弥散性血管内凝血：由多种致病因素激活机体的凝血系统，导致机体弥漫性微血栓形成、凝血因子大量消耗并继发纤溶亢进，从而引起全身性出血、微循环障碍乃至单个或多个器官功能衰竭的一种临床综合征。

四、简答题

1. 何种征象提示休克好转？

若患者从烦躁转为平静、从淡漠迟钝转为对答如流、口唇红润、肢体温暖、血压升高、脉压变大、中心静脉压正常、尿量>0.5ml/(kg·h)，提示血容量已基本补足，休克好转。

2. 心源性休克的特点有哪些？

心脏排血功能障碍，不能维持其最低限度的心排血量，导致血压下降，重要脏器和组织供血严重不足，全身性微循环功能障碍，以缺血、缺氧、代谢障碍及重要脏器损害为特征。

3. 简述多器官功能障碍综合征（MODS）的发病机制。

多器官功能障碍综合征（MODS）的发病机制包括全身炎症反应失控、细菌和内毒素移位、组织缺血再灌注损伤、二次打击或双相预激、基因调控等。

4. 机械通气的并发症有哪些？

机械通气的并发症有呼吸机相关性肺损伤、呼吸机相关性肺炎、氧中毒、呼吸性碱中毒、血流动力学改变、气管食管瘘。

五、论述题

1. 试述急性呼吸窘迫综合征的临床表现及病情监测要点。

（1）急性呼吸窘迫综合征的临床表现：除原发病的表现外，常在受到发病因素攻击（严重创伤、休克、误吸胃内容物等）后 12~48h 内（偶有长达 5d）突然出现进行性呼吸困难、发绀，常伴有烦躁、焦虑、出汗，患者常感到胸廓紧束、严重憋气，即呼吸窘迫，不能被氧疗所改善，也不能用其他心肺疾病所解释。咳嗽、咳痰，甚至出现咳血水样痰或小量咯血。早期多无阳性体征或闻及少量细湿啰音；后期可闻及水泡音及管性呼吸音。

（2）急性呼吸窘迫综合征的病情监测要点：①呼吸状况，如呼吸频率、节律和深度，使用辅助呼吸肌呼吸的情况，呼吸困难的程度。②缺氧及 CO_2 潴留情况，观察有无发绀、球结膜水肿，肺部有无异常呼吸音及啰音。③循环状况，监测心率、心律及血压，必要时进行血流动力学监测。④意识状况及精神症状，观察有无肺性脑病的表现，如有异常应及时通知医生。昏迷者应评估瞳孔、肌张力、腱反射及病理反射。⑤液体平衡状态，观察和记录每小时尿量和液体出入量，有肺水肿的患者需要适当保持负平衡。⑥实验室检查结果，监测动脉血气分析和生化检查结果，了解电解质和酸碱平衡情况。

2. 按照休克的发病过程，其临床表现分为哪几期？各期临床表现是什么？

按照休克的发病过程，其临床表现分为休克代偿期和休克抑制期。

（1）休克代偿期：亦称休克早期。因中枢神经系统兴奋性增高、交感-肾上腺髓质系统兴奋，患者表现为精神紧张、烦躁不安、面色苍白、四肢湿冷、脉搏加快、呼吸急促。动脉血压变化不大，但脉压缩小。尿量正常或减少。若处理及时，休克可很快得到纠正。否则，病情继续发展，很快进入休克抑制期。

（2）休克抑制期：亦称休克期。患者表情淡漠、反应迟钝，甚至出现意识模糊或昏迷。皮肤黏膜发绀、四肢冰冷、脉搏细速、呼吸浅促、血压进行性下降。严重者脉搏微弱、血压测不出、呼吸微弱或不规则、尿少或无尿。若皮肤、黏膜出现瘀点、瘀斑，或出现鼻腔、牙龈、内脏出血等，则提示并发弥散性血管内凝血。若出现进行性呼吸困难、烦躁、发绀，吸氧仍不能改善，则提示并发急性呼吸窘迫综合征，患者常因继发多器官功能障碍综合征而死亡。

六、案例分析题

1. 该患者首先考虑的诊断是什么？其评估要点包括哪些？

首先考虑肝破裂、失血性休克。

评估要点包括：

（1）右上腹暴力撞击史。

（2）右上腹持续腹痛，向右肩放射。

（3）腹膜刺激征阳性，移动性浊音（+）。

（4）血红蛋白偏低。

2. 何为休克指数？请计算该患者的休克指数。

休克指数是用来评估休克严重程度的指标，常用脉率/收缩压（mmHg）计算，≥1.0提示休克，>2.0提示严重休克。

该患者休克指数=122/90=1.33，提示休克。

3. 该患者的急救措施包括哪些？

（1）迅速建立两条以上的静脉通路，补充血容量，维持体液平衡。

（2）保持休克体位，保持呼吸道通畅，早期给予氧疗。

（3）密切观察患者的病情变化，包括生命体征、意识、皮肤颜色及尿量的变化。

（4）定期复查血常规等，必要时备血、输血。

（5）禁食，胃肠减压，保持各管路通畅，观察并记录引流液的颜色、性质、量。

（6）做好开腹探查手术准备，积极止血、控制出血灶。

4. 如何判断休克变化，其有效指征是什么？

（1）意识和表情：患者有无呈现兴奋或烦躁不安的状态；有无表情淡漠、意识模糊、反应迟钝，甚至昏迷；对刺激有无反应。

（2）生命体征：①血压，患者的血压和脉压是否正常；②脉搏，休克早期脉率增快，加重时脉搏细弱；③呼吸，有无呼吸急促、变浅、不规则；④体温，患者体温是否偏低或偏高。

（3）皮肤色泽及温度：患者皮肤及口唇黏膜有无苍白、发绀、呈花斑状等。补充血容量后四肢有无回暖、皮肤是否变干燥。

（4）尿量：是反映肾脏血流灌注情况的重要指标之一。若患者尿量少于0.5ml/（kg·h），表明血容量不足；尿量大于0.5ml/（kg·h），表明休克有改善。

（田　丽）

第二十一章 医学影像学

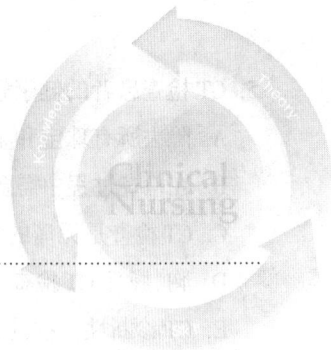

一、单项选择题

（一）A1 型题

1. 关于各种影像学检查，描述正确的是

    A. X 线成像利用了人体组织结构存在的固有差异

    B. CT 成像的空间分辨力高，要显著高于常规 X 线成像

    C. MRI 作为放射诊断和治疗计划的工具，用于引导介入治疗，如乳腺穿刺

    D. 超声波具有热效应

    E. PET 检查前数小时，嘱患者高糖饮食，提高检查效果

2. 关于 X 线成像的基本性质，描述正确的是

    A. X 线的穿透性、可吸收性、荧光效应和生物效应

    B. X 线的穿透性、可吸收性、荧光效应和感光效应

    C. X 线的穿透性、可吸收性、感光效应和生物效应

    D. X 线的可吸收性、荧光效应、感光效应和折射效应

    E. X 线的可吸收性、荧光效应、感光效应和生物效应

3. X 线检查适用于

    A. 具有良好自然密度的器官和部位；解剖部位结构重叠的病变

    B. 具有良好自然密度的器官和部位；骨与软组织穿刺，确保定位针位置准确

    C. 软组织；能够与周围结构产生明显密度对比的病变

    D. 具有良好自然密度的器官和部位；能够与周围结构产生明显密度对比的病变

    E. 器官血流动力学状况、脏器功能测定

4. **不是** CT 检查优点的是

    A. 示人体断层软组织的组织密度分布，图像清晰、密度分辨率高

    B. 解剖部位因为结构重叠，用传统摄片难以看清时，CT 检查极为有用

    C. CT 检查的密度分辨率，易于发现病变，可应用于治疗前分期、监测治疗效果、治疗后随访、诊断与评估并发症

    D. 在介入性手术中，可以应用 CT 引导，以帮助解决在普通透视下，相对困难的骨与软组织穿刺活检、骨样骨瘤和其他肿瘤的射频消融、脊柱穿刺等，确保针的位置准确

    E. 拥有多层扫描设备，因此能够提供高分辨率、多平面（轴向、冠状面、矢状面）的图片

5. CT检查患者的健康教育内容**不包括**

    A. 除去所有珠宝和金属物品

    B. 在检查过程中需要保持静止不动

    C. CT检查是无痛的检查,但不能排除检查过程中疾病、存在创伤和静卧导致的痛苦

    D. 胸、腹部CT检查扫描前应训练患者练习屏气

    E. CT诊断性扫描的辐射暴露低于X线成像

6. 与X线成像相比,**不是**CT优势的是

    A. 密度分辨率高   B. 空间分辨率高

    C. 解剖分辨率高   D. 增强扫描有利于病变定性

    E. 多方位重建

7. 超声波的声源震动频率大于

    A. 2 000Hz   B. 5 000Hz   C. 10 000Hz

    D. 20 000Hz   E. 25 000Hz

8. 超声成像的原理是

    A. 超声波的物理特性和人体组织密度

    B. 超声波的频率强度和人体组织声学参数

    C. 超声波的物理特性和人体组织声学参数

    D. 超声波的物理特性和人体组织含水量

    E. 超声波的物理特性和人体组织可吸收性

9. **不属于**MRI检查禁忌证的是

    A. 体内置有心脏起搏器   B. 体内有铁磁性手术夹、支架和假体

    C. 早孕妇女   D. 年老体弱者

    E. 幽闭恐惧症者

10. 关于放射影像学检查员工的防护知识,描述正确的是

    A. 放射暴露的积聚不会累积

    B. 放射暴露的积聚是累积的

    C. 仅工作区域的工作人员需要穿铅围裙等

    D. 不同患者、同样部位放射检查,放射剂量相同

    E. 摄片时肢体区域暴露的概率大于胸骨区域

(二)A2型题

11. 女,75岁。跌倒后左手掌撑地,主诉左腕部疼痛,首选的影像学检查是

    A. X线成像   B. MRI检查   C. CT检查

    D. B超检查   E. 骨密度检查

12. 男,63岁。突发右侧肢体偏瘫2h,临床怀疑脑梗死。下列影像学检查中最为敏感的是

    A. CT血管造影   B. MRI检查   C. X线成像

D. 头颅 CT 检查　　　　　E. B 超检查

（三）A3/A4 型题

（13~14 题共用题干）

男，80 岁。跌倒后主诉髋关节疼痛，右侧下肢缩短外旋畸形，为进一步诊治入院。

13. 为明确诊断，首选的影像学检查是

A. X 线成像　　　　　B. MRI 检查　　　　　C. CT 检查

D. B 超检查　　　　　E. 骨密度检查

14. 该患者既往有深静脉血栓史，应进行的检查是

A. X 线成像　　　　　B. MRI 检查　　　　　C. 头颅 CT 检查

D. 下肢多普勒超声检查　　　　　E. 骨密度检查

（四）B 型题

（15~16 题共用备选答案）

A. 高密度白影　　　　　B. 中密度灰影　　　　　C. 低密度黑影

D. 黑影　　　　　E. 不显示

15. X 线图像上，肌肉呈现

16. X 线图像上，骨皮质呈现

（17~19 题共用备选答案）

A. 屏蔽防护　　　　　B. 距离防护　　　　　C. 时间防护

D. 全身防护　　　　　E. 面部防护

17. 在 X 线检查中，含铅的防护服属于

18. 在医生开具 X 线检查申请时，发现患者昨日刚进行了其他部位的 X 线检查，取消了申请，属于

19. 在设计和布局 X 线设备时，适当扩大检查室空间，属于

（20~22 题共用备选答案）

A. 灵敏性高，空间分辨力差　　　　　B. 灵敏性差，空间分辨力高

C. 灵敏性高，组织穿透力弱　　　　　D. 灵敏度高，空间分辨力高

E. 灵敏性低，组织穿透力弱

20. PET 和 SPECT 成像的优势和不足在于

21. MRI 成像的优势和不足在于

22. PET/CT 成像的优势在于

（23~24 题共用备选答案）

A. T 值：+1~−1SD　　　　　B. T 值：−1~−2.5SD 峰值骨量

C. T 值：低于 −2.5SD　　　　　D. T 值：低于 −2.5SD，并伴有脆性骨折

E. T 值：高于 −2.5SD

23. 正常骨密度的特点是

24. 严重骨质疏松的特点是

二、填空题

1. X线防护的三项基本原则:(　　　)防护、(　　　)和(　　　)防护。

2. 骨密度检查是测量(　　　)的方法。这种安全无创的检测方法是诊断(　　　)的金标准。

3. 选择影像学检查方法的总体原则:在保证检查(　　　)的前提下,(　　　)选择诊断价值(　　　)、尽可能(　　　)或微创、(　　　)和(　　　)的成像技术和检查方法。

4. MRI图像的产生依赖于(　　　)的刺激,磁场受(　　　)、(　　　)、(　　　)和(　　　)的影响。

三、名词解释

1. X线成像　　　　2. 多模式成像　　　　3. X线检查人工对比　　　　4. 超声

四、简答题

1. 影像诊断的基本原则包括哪些内容?

2. 辐射防护的目的是什么?

3. X线检查可能的干扰因素有哪些?

4. X线检查的患者健康教育内容包括哪些?

五、论述题

一位中年女性,需要进行下腹部增强 MRI 检查。由于初次做 MRI 检查,她很焦虑,护士应如何对她进行检查前教育?

参考答案

一、单项选择题

(一)A1型题

1. C　2. B　3. D　4. A　5. E　6. B　7. D　8. C　9. D　10. B

(二)A2型题

11. A　12. B

(三)A3/A4型题

13. A　14. D

(四)B型题

15. B　16. A　17. A　18. C　19. B　20. A　21. B　22. D　23. A　24. D

二、填空题

1. 屏蔽、距离、时间

2. 骨密度、骨质疏松

3. 安全性、优先、高、无创、易行、费用低

4. 细胞密度、脂肪、肌肉、骨骼、血液

三、名词解释

1. X线成像：是应用X射线的穿透性、荧光效应和感光作用穿透骨与人体各类组织，基于组织结构密度和厚度差异成像的检查方法。

2. 多模式成像：是利用2种或2种以上成像方法对同一物体成像，获得融合信息，是分子成像发展的趋势，利用不同成像模式的优势互补，将极大地推进分子影像学研究从基础向临床转化。

3. X线检查人工对比：对于缺乏自然对比的组织或器官，可以人为引入密度高于或低于该组织或器官的物质，使之产生灰度对比，称为人工对比。

4. 超声：指物体(声源)震动频率在20 000Hz以上，所产生的超过人耳听觉范围的声波。

四、简答题

1. 影像诊断的基本原则包括哪些内容？

熟悉正常影像表现、辨认异常影像表现、异常影像表现分析和归纳、结合临床资料进行综合诊断。

2. 辐射防护的目的是什么？

防止有害的确定性效应的发生，限制随机性效应的发生率，使之达到可以接受的水平。

3. X线检查可能的干扰因素有哪些？

肥胖和腹水会干扰影像；不正确的位置可能需要患者接受重复检查，增加不适与过度暴露；检查时过度活动会妨碍摄片，需要提醒患者检查时限制活动。

4. X线检查的患者健康教育内容包括哪些？

(1) X线检查一般不需要特殊准备，可以在申请的当天完成。

(2) 向患者解释目的、过程和患者需要配合的事项，并确认患者理解。可能需要禁食禁饮。

(3) 患者可能需要脱去衣服或更换病号服，以避免金属人工制品影响到摄片或干扰到影像的观察；建议患者不要戴珠宝首饰。

(4) 检查前、中、后，患者可以提问，表达害怕或焦虑。向患者解释，可能需要拍数张片(一般至少2张)，检查后患者需要等待一会儿，确保影像可读并获得正确的摄片角度。

(5) 有时需要患者吸气/呼气，放射技师会指导患者如何呼吸。可以使用镇痛药、抗焦虑药物保持患者舒适。因检查导致肢体长时间摆放于引起疼痛的位置时，镇痛、局部冷热敷是必要的。

五、论述题

一位中年女性，需要进行下腹部增强MRI检查。由于初次做MRI检查，她很焦虑，护士应如何对她进行检查前教育？

(1) 充分了解患者焦虑的原因，根据原因针对性宣教。

(2) MRI检查前，一般无需特殊准备，某些特殊部位检查需要患者提前禁食；嘱患者避免检查前喝含咖啡因的饮料，避免膀胱过快充盈。

(3) 为了减少患者的焦虑，向患者解释MRI检查是无创和无痛的。进行增强MRI检查，需要询问患者是否存在过敏史，检查过程如有不适，及时通过手握报警球囊或对讲机联系医务人员。

(4) 告知患者在检查时，为了获得多层影像，扫描器会移动并发出较吵的声响。

（5）告知患者在检查时必须配合的事项，如整个检查过程需要平卧等。

（6）整个检查持续 30~90min。检查结束后，患者能立刻恢复正常活动和饮食。

（7）告知患者检查前需要取下身上所有金属物品，如饰品、手表、磁卡、发夹、钥匙等。

（朱唯一）

第二十二章 检查及治疗技术

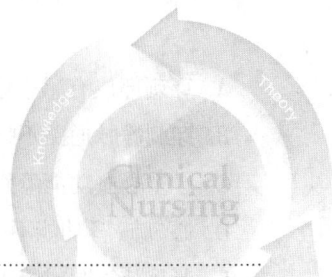

（含经外周置入中心静脉导管、静脉输液港植入、中心静脉导管置入、化学治疗药物配制、全胃肠外营养液配制、更换造口袋、胃肠镜检查、纤维支气管镜检查、冠状动脉造影、体外冲击波碎石、质子治疗）

一、单项选择题

（一）A1 型题

1. PICC 置管时，当导管进入锁骨下静脉中段时，嘱患者将头偏向穿刺侧，下颌紧贴肩膀的目的是防止

    A. 导管反折　　　　　　　　B. 送管困难　　　　　　　　C. 导管断裂

    D. 穿刺处出血　　　　　　　E. 导管异位

2. 关于使用生物安全柜的描述，**不正确**的是

    A. 使用前 30min 打开紫外线消毒灯进行柜内消毒

    B. 将生物安全柜移动门开启保持 20cm 安全水平

    C. 所有配药操作必须在离工作台外沿 30cm、内沿 10~12cm，并离台面 8~15cm 的区域内进行

    D. 双手在操作区内传递物品时，手臂在柜内跨越式移动

    E. 化学治疗药物配制结束后，用 75% 乙醇擦拭生物安全柜内的操作台

3. 关于全胃肠外营养液的配制，描述**错误**的是

    A. 配制前 30min 启动洁净台，严格按无菌操作和配制程序进行

    B. 控制配制间温度在 22~24℃，湿度在 50%~65%，保持空气流通

    C. 宜由经过培训的医务人员在层流室或超洁净台内进行配制

    D. 配制好的营养液如需存放，应放置于 4~10℃的冰箱内

    E. 配制后清理物品，用 75% 乙醇擦拭洁净台，紫外线照射 30min

4. 输液港的适应证**不包括**

    A. 导管过敏

    B. 外周静脉条件差

    C. 需要长期输液和保留静脉通路

    D. 需要输注化学治疗药物、高渗性药物或黏稠度较高的药物

    E. 需要使用加压泵快速输液

5. 中心静脉导管的禁忌证**不包括**

A. 穿刺部位有感染灶、未能有效控制者

B. 穿刺静脉通路不畅或损伤、有血栓形成的患者

C. 严重凝血功能障碍的患者

D. 心、肺、肾功能不全须严格控制循环容量,进行中心静脉压监测、血流动力学监测的患者

E. 严重肺气肿或肺尖过高易发生气胸的患者

6. 关于全胃肠外营养液配制时的药物配伍禁忌,描述**错误**的是

A. 硫酸镁不能与氯化钙配伍

B. 微量元素不能和维生素配伍

C. 电解质、微量元素不能直接加到脂肪乳中

D. 钙剂可与磷剂直接混合加入营养液中

E. 抽取各种药物的注射器应分开专用

7. 更换造口袋所需用物包括

A. 造口量度尺   B. 剪刀   C. 造口袋

D. 柔软的卫生纸   E. 外科手套

8. 揭除造口袋的方向是

A. 由上至下   B. 由下至上   C. 由左至右

D. 由右至左   E. 由内向外

9. 粘贴造口袋的方向是

A. 由上至下   B. 由下至上   C. 由左至右

D. 由右至左   E. 由外向内

10. 清洁造口及周围皮肤的原则是

A. 由上至下   B. 由下至上   C. 由左至右

D. 由外向内、环状清洁   E. 由内向外、环状清洁

11. 裁剪的造口底盘孔径要比造口根部大

A. 1~2cm   B. 2~3cm   C. 1~2mm

D. 2~3mm   E. 3~4mm

12. 患者可自由活动时,造口袋的底端开口方向一般建议选择

A. 横向左   B. 横向右   C. 朝向伤口

D. 垂直向上   E. 垂直向下

13. 纤维支气管镜检查操作前患者准备**不包括**

A. 向患者讲解检查的目的、方法、过程、注意事项,让患者有充分的心理准备,消除紧张、焦虑等情绪

B. 检查前2h开始禁食禁饮

C. 询问患者的药物过敏史、既往史、是否应用抗凝药物等

D. 哮喘患者在检查前应预防性使用支气管扩张剂

E. 建立静脉通路，便于术中应用镇静剂，并将静脉通路保留至术后恢复期结束

14. 胃肠镜检查的相对禁忌证为具有出血倾向、血红蛋白低于

    A. 60g/L   B. 70g/L   C. 80g/L

    D. 90g/L   E. 100g/L

15. **不属于**胃镜检查绝对禁忌证的是

    A. 明显的主动脉瘤、脑梗死急性期、脑出血患者

    B. 食管、胃急性腐蚀性炎症患者

    C. 怀疑休克、消化道穿孔等危重患者

    D. 严重精神失常不合作的精神病患者

    E. 原因不明的上消化道出血患者

16. **不属于**冠状动脉造影适应证的是

    A. 难以解释的室性心律失常   B. 新发生的心绞痛

    C. 急性心肌梗死   D. 心电图异常，如 Q 波、ST 段改变

    E. 心力衰竭

17. 关于冠状动脉造影的禁忌证，说法**错误**的是

    A. 若因血管原因而危及患者生命，急需行冠状动脉造影时，则无须考虑禁忌证，但应做好充分的术前准备

    B. 无心肌缺血或心肌梗死症状和证据者

    C. 冠状动脉轻度狭窄（>50%）或仅有痉挛者

    D. 严重心肺功能不全，不能耐受手术者

    E. 近期有严重出血病史，凝血功能障碍，不能耐受抗血小板和抗凝双重治疗者

18. 体外冲击波碎石的禁忌证**不包括**

    A. 血糖控制稳定的糖尿病患者   B. 全身出血性疾病患者

    C. 体内装有心脏起搏器的患者   D. 经期妇女

    E. 严重肥胖者

19. 纤维支气管镜检查的适应证**不包括**

    A. 疑诊气管、支气管、肺部肿瘤需要病理分型

    B. 不明原因痰中带血，尤其是 40 岁以上的患者，持续 1 周以上

    C. 怀疑有气管支气管裂伤或断裂、肺部手术前检查

    D. 活动性大咯血

    E. 肺或支气管感染性疾病（包括免疫抑制患者支气管肺部感染）的病因学诊断

（二）A2 型题

20. 男，69 岁。肺部感染，咳嗽、咳痰 12d，伴有痰中带血。需行纤维支气管镜检查，以查明原因。该患者出现以下何种情况时禁忌做纤维支气管镜检查

    A. 不明原因咯血   B. 血小板计数<20×10^9/L

C. 血红蛋白110g/L   D. 胸部外伤

E. 肺部肿瘤

21. PICC导管置入后,该患者穿刺口持续渗出淡黄色液体,该患者可能出现了

    A. 静脉炎   B. 淋巴漏   C. 血管破裂

    D. 穿刺口感染   E. 淋巴管炎

22. 该患者在胸壁输液港植入过程中,突然感到胸闷不适、呼吸困难。该患者最可能出现了

    A. 心脏压塞   B. 空气栓塞   C. 心律失常

    D. 胸导管损伤   E. 气胸

23. 男,28岁。多发刀刺伤,血胸,膈肌破裂,胃破裂,脾破裂。血压50/30mmHg,拟行紧急多学科联合手术。最适合该患者的输液工具是

    A. 外周留置针   B. 中线导管   C. PICC

    D. 中心静脉导管   E. 输液港

24. 男,58岁。普通胃镜检查提示浅表性胃炎。检查结束后,对该患者进行健康宣教,有关内容**不正确**的是

    A. 2h后可饮水   B. 可进食温凉流质饮食

    C. 可进食半流质饮食   D. 检查结束后可饮水、进流质饮食

    E. 依据患者治疗的项目进行不同的健康指导

(三) A3/A4 型题

(25~26 题共用题干)

     一名乳腺癌患者在置入PICC导管1个月后,置管侧手臂增粗、肿胀且伴有疼痛。

25. 该患者最可能的情况是

    A. 静脉血栓   B. 静脉炎   C. 皮肤感染

    D. 淋巴水肿   E. 静脉曲张

26. 为进一步明确该患者的问题,首选的检查是

    A. X线检查   B. CT检查   C. 血管B超检查

    D. MRI检查   E. 血管造影检查

(27~28 题共用题干)

     一名结肠癌患者入院行第2次化学治疗。入院评估时发现,患者右胸壁输液港植入部位局部红肿热痛。入院前患者曾在外科门诊就诊。血常规、C反应蛋白检验结果未见明显异常。

27. 该患者最可能出现的情况是

    A. 输液港翻转   B. 输液港囊袋感染

    C. 夹闭综合征   D. 输液港港体或导管感染

    E. 输液港堵塞

28. 应对该患者采取的措施**不包括**

    A. 抽取外周血、导管血培养送检

B. 输液港植入部位皮肤进行换药处理

C. 使用药物进行对症治疗

D. 若红肿热痛症状无法控制,可将输液港移位植入

E. 继续使用该输液港进行化学治疗

（29~30题共用题干）

女,58岁。腹痛、腹胀2月余,2周前体格检查发现上腹部有包块,钡餐检查提示胃窦部肿物,神志清楚,血压158/78mmHg。

29. 为明确诊断,首选的检查方法为

A. 胸腹部立位X线检查　　　B. 胃镜检查　　　　　　　C. 腹部MRI检查

D. 腹部B超检查　　　　　　E. 腹部增强CT检查

30. 检查前,应对该患者进行护理评估,评估的内容**不包括**

A. 既往病史　　　　　　　　　　　B. 血压、心率等生命体征

C. 患者医保支付类型　　　　　　　D. 药物过敏史

E. 抗凝药物服药史

（31~32题共用题干）

男,53岁。不稳定型心绞痛,有药物、食物过敏史,经股动脉穿刺行冠状动脉造影评估心脏血管情况。

31. 有关该患者的检查前准备,说法**错误**的是

A. 依据术前准备常规不需要做碘对比剂过敏试验

B. 核对检查前必要的实验室检查是否完善

C. 评估患者睡眠情况,保证检查前一晚睡眠充足,必要时遵医嘱给予患者镇静剂

D. 评估患者心理状态,向患者讲解检查的目的、操作过程、麻醉方式、可能会造成的不适及处理的方法

E. 需要对患者进行卧位排尿训练

32. 关于股动脉伤口护理,说法**错误**的是

A. 若伤口未缝合,沙袋压迫穿刺伤口6h,24h后患者可下地活动

B. 若伤口缝合,沙袋压迫穿刺伤口6h,12h后患者可下地活动

C. 术后对患者饮食无特殊要求

D. 术后3d内减少爬楼、开车、弯腰、深蹲起、用力排便等活动

E. 观察并对比双侧足背动脉搏动、皮肤温度、颜色及感知觉

（33~34题共用题干）

男,48岁。因体检发现多发性肾结石入院。诊断明确后行体外冲击波碎石术。

33. 治疗中,该患者应采取的体位是

A. 取平卧位,双手置于身体两侧　　　B. 取俯卧位,双手放在头的两侧

C. 取骑跨半坐位,双腿分开　　　　　D. 取侧卧位,双手放在头的两侧

E. 取俯卧位,双手放在身体两侧

34. 术后24h,该患者出现血尿。此时,护士可采取的措施是

    A. 立即为患者导尿   B. 为患者输注止血药物

    C. 嘱患者延长憋尿时间   D. 嘱患者大量饮水

    E. 嘱患者进行跳绳、打篮球、快跑等运动

(35~36题共用题干)

    男,72岁。因吃饭时不小心将一颗牙掉入气道内,出现喘憋,立即就医,医生做身体检查后拟行纤维支气管镜取出异物。

35. 术前手术安全性评估的内容**不包括**

    A. 血压   B. 肝肾功能   C. 凝血时间

    D. 心功能   E. 肢体活动度

36. 有关纤维支气管镜检查,描述**不正确**的是

    A. 纤维支气管镜前端及患者鼻腔涂抹无菌液状石蜡

    B. 插入纤维支气管镜前注入利多卡因2~3ml

    C. 手术过程中遵医嘱从操作孔道注入少量生理盐水冲洗,以保持视野干净

    D. 纤维支气管镜进声门时告诉患者可能的刺激,嘱患者行深呼吸及张口平静呼吸

    E. 进镜过程中可抬起患者下颌,以使术者更顺利地进镜到声门

(37~38题共用题干)

    女,66岁。因气道狭窄导致呼吸困难。初步体格检查:神志清楚,腹软,肺部听诊有少量湿啰音,于今日行纤维支气管镜检查。

37. 有关纤维支气管镜检查术后护理,描述**不正确**的是

    A. 术后患者出现声音嘶哑,与气道滴入麻醉药有关

    B. 术后2h内禁食禁饮,以免因咽喉部仍处于麻醉状态而导致误吸

    C. 术后咳嗽时会有痰中带血的现象,术后咳嗽有少量痰中带血,无需特殊处理

    D. 术中灌洗和刷检的患者,告知患者术后会有短暂的低热现象和轻微的出血,一般会自行缓解

    E. 纤维支气管镜检查容易损伤声门,引发喉头水肿

38. 有关纤维支气管镜检查术后的指导,描述正确的是

    A. 镇静后的患者应口头及书面建议其在24h内不要驾车

    B. 使用镇静剂的门诊患者意识恢复后可自行回家

    C. 镇静后的患者应口头及书面建议其在12h内不要进行高空作业或操作机械设备

    D. 术后告知患者出现胸闷、胸痛是正常现象,可自行观察

    E. 镇静后的患者应口头及书面建议其在6h内不可以签署法律文件

(四)B型题

(39~40题共用备选答案)

    A. 导管断裂   B. 夹闭综合征

C. 管道反折　　　　　　　　　　D. 导管堵塞（血栓或纤维蛋白鞘形成）

E. 导管附于血管壁

39. 关于植入患者体内的输液装置，须立即紧急处理的情况是

40. 关于植入患者体内的输液装置，可使用尿激酶进行处理的是

二、填空题

1. 全营养混合液应遵循（　　　）原则，存放时间不超过（　　　）。

2. PICC导管置入前，其长度的测量方法为从穿刺点测量至（　　　）反折至（　　　）再加2~3cm。

3. 中心静脉导管置入最常选择的静脉是（　　　）和（　　　）。

4. 静脉输液港冲封导管时，应使用（　　　）脉冲式冲管，（　　　）正压封管，最后剩1ml时边推边夹闭蝶翼针延长管处拇指夹。

5. （　　　）、（　　　）、（　　　）不能加入全营养混合液中，应单独输注。

6. 常见的造口并发症有（　　　）、（　　　）、（　　　）、（　　　）、（　　　）等。

7. 冠状动脉造影药物准备包括：利多卡因注射液、（　　　）、（　　　）、（　　　）、生理盐水、急救药品等。

8. 妇女妊娠期间发生肾结石可留置（　　　），按时定期更换支架管，防止疼痛引起胎儿发生意外。

9. 肾盂结石和输尿管结石同时存在，应先处理（　　　）。

10. 体外冲击波碎石术中，患者主诉（　　　）等不适时，立即暂停碎石。

11. 纤维支气管镜检查是经（　　　）在患者下呼吸道插入细长的支气管镜，即经过（　　　）进入气管、支气管以及更远端，对气管和支气管的病变进行直接观察，并以此为依据进行相应的检查和治疗。

三、名词解释

1. 更换造口袋　　　　2. 冠状动脉造影　　　　3. 体外冲击波碎石

4. 经外周置入中心静脉导管（PICC）　　　　5. 全胃肠外营养（TPN）

四、简答题

1. 静脉输液港植入操作后如何护理？

2. 患者置入PICC导管后的注意事项有哪些？

3. 更换造口袋前需要评估哪些内容？

4. 简述测量造口大小的方法。

5. 简述发生化学治疗药物外渗时的应急预案。

6. 更换造口袋的注意事项有哪些？

7. 简述胃镜检查的适应证。

8. 简述纤维支气管镜检查的禁忌证。

五、论述题

男,37岁。因左肾结石经急诊入院,主治医生为患者行体外冲击波碎石术。术后护士应如何对患者进行健康指导?

参考答案

一、单项选择题

（一）A1型题

1. E 2. D 3. B 4. A 5. D 6. D 7. E 8. A 9. B 10. D 11. C 12. E 13. B 14. B
15. E 16. E 17. C 18. A 19. D

（二）A2型题

20. B 21. B 22. E 23. D 24. D

（三）A3/A4型题

25. A 26. C 27. B 28. E 29. B 30. C 31. A 32. C 33. A 34. D 35. E 36. B 37. A
38. A

（四）B型题

39. A 40. D

二、填空题

1. 现用现配、24h

2. 右胸锁关节、第3~4肋间

3. 颈内静脉、锁骨下静脉

4. 20ml 生理盐水、肝素钠盐水

5. 抗生素、血浆制品、白蛋白

6. 造口出血、造口水肿、造口脱垂、造口回缩、造口狭窄

7. 硝酸甘油注射液、肝素钠注射液、碘对比剂

8. 输尿管支架

9. 输尿管结石

10. 恶心、心慌、胸闷

11. 口或鼻、声门

三、名词解释

1. 更换造口袋:指将患者的旧造口袋连同底盘从造口处揭除,评估造口及其周围皮肤情况,再剪裁新的造口底盘并粘贴的过程。

2. 冠状动脉造影:利用血管造影机,通过心导管经大腿股动脉或其他周围动脉插入,沿降主动

脉逆行至升主动脉根部，探寻左或右冠状动脉口，注入造影剂，使冠状动脉显影，以明确冠状动脉的解剖畸形及其阻塞性病变的位置、程度与范围。

3. 体外冲击波碎石：通过体外产生冲击波聚焦冲击粉碎体内的结石，使之随体内排泄液排出体外。

4. 经外周置入中心静脉导管（PICC）：指经外周静脉（贵要静脉、肘正中静脉、头静脉、肱静脉或颈外静脉）穿刺置入，其尖端位于上腔静脉或下腔静脉的导管。

5. 全胃肠外营养（TPN）：指完全通过静脉途径提供患者所需全部营养物质（葡萄糖、脂肪、氨基酸、维生素、电解质及微量元素）的营养支持方法。

四、简答题

1. 静脉输液港植入操作后如何护理？

（1）操作结束后，仔细检查穿刺部位有无肿胀、渗血。

（2）术后拍 X 线胸片，确定导管尖端位置是否正常，导管尖端最佳位置为上腔静脉和右心房交界处。

（3）需要进行输液治疗时，采用最小规格的无损伤针连接注射座。

（4）连续输液期间，每周更换一次无损伤针，输液治疗结束后拔出无损伤针；治疗间歇期，每月对导管进行冲封管维护一次。

2. 患者置入 PICC 导管后的注意事项有哪些？

（1）带管患者可从事一般性的日常工作和家务劳动，但须避免使用置管侧手臂提重物；可以淋浴，应避免盆浴、游泳，淋浴前须用保鲜膜在肘弯处缠绕 2~3 圈，上下边缘用胶布贴紧，保证透明敷贴不受潮。

（2）输液治疗间歇期，保证每隔 5~7d 携带 PICC 维护本到当地医院请专业护士对导管维护一次，包括检查穿刺侧肢体的皮肤情况、测量臂围、冲洗导管、更换敷贴及输液接头。

（3）对透明敷贴过敏者，可用纱布加网套或弹力绷带缠绕固定，但应缩短更换敷料的时间间隔，一般每 48h 更换一次。

（4）出现下述情况时须及时就医：①穿刺点持续渗血，反复按压无效；②穿刺点有渗液、脓性分泌物，局部出现红、肿、热、痛，甚至出现活动障碍，有寒战、发热症状；③冲洗导管时有阻力，输液时伴随上肢疼痛或输液不畅，时断时续；④导管外移、脱出；⑤置管侧上臂围增加。

3. 更换造口袋前需要评估哪些内容？

评估患者的病情、合作程度、心理状况、经济状况，造口的类型、位置、大小，使用造口袋的类型，造口周围皮肤状况，造口袋内容物的颜色、性状、气味等。

4. 简述测量造口大小的方法。

测量造口应以根部大小为准。若为圆形，用量尺测量造口根部的直径；若为椭圆形，用量尺沿身体长轴测量造口根部长度，沿与长轴垂直的方向测量造口根部宽度；若为不规则形，可将透明膜轻轻置于造口上描画造口根部大小。

5. 简述发生化学治疗药物外渗时的应急预案。

（1）化学治疗药物外渗后，立即标明污染范围，避免其他人员接触。

（2）护士必须穿专用防护服，戴一次性口罩、帽子、双层手套，做好个人防护后，再处理药物外渗。

（3）若化学治疗药物外渗，应使用纱布吸附药液；若为药粉，则利用湿纱布轻轻擦抹，以防药物粉尘飞扬，污染空气，并将污染纱布置于黄色垃圾袋中封闭处理。需反复使用的物品用肥皂水/清洁剂擦洗污染表面3遍，再用75%乙醇擦拭。化学药物的溢出量≥5ml（或5mg）时，则被视为大量药物溢出。先用清水洗刷被污染区域，继而用清洁剂清洁污染区，清洗次数为3次，最后再用清水冲洗。记录药物名称、溢出量、如何发生溢出、处理的过程及暴露于溢出环境的人员。

（4）若化学治疗药物溅到衣服或皮肤上，应立即更换工作服，并用大量流动清水或生理盐水冲洗局部皮肤，然后用肥皂水清洗被污染处，持续10~15min。

（5）若化学治疗药物溅到眼里，应立即用等渗盐水彻底冲洗眼部，至少10min，并及时咨询眼科医生做进一步处理。

（6）上报相关部门并登记。

6. 更换造口袋的注意事项有哪些？

（1）清洁造口及周围皮肤时，遵循由外到内、环状清洁的原则；清洁造口黏膜时，动作要轻柔，以防黏膜出血。

（2）测量造口应以根部大小为准。

（3）裁剪的造口底盘孔径要比造口根部大1~2mm，剪裁后用手指将底盘孔边缘捋平。

（4）将造口底盘全部粘贴于造口周围皮肤后，轻压造口底盘内侧周围，再由内向外侧加压，以保证粘贴效果。

（5）为尿路造口患者粘贴造口袋时动作要迅速，更换过程中若有尿液排出，应及时擦净；也可用棉球/柔软卫生纸卷成烟卷状置于造口上，吸收渗出的尿液。

（6）造口袋的底端开口方向可根据患者的活动情况而定，平卧位的患者选择横向，可半坐卧位的患者选择斜向，可自由活动的患者选择垂直向下。

7. 简述胃镜检查的适应证。

（1）原因不明的上消化道症状，怀疑累及食管、胃及十二指肠病变，需要确诊者。

（2）原因不明的上消化道出血。

（3）上消化道钡餐、X线等检查不能确定病变性质者。

（4）已确诊的上消化道病变如溃疡、慢性胃炎、胃癌前病变等，需胃镜随访复查或进行治疗者。

（5）治疗性胃镜，如食管、胃内异物取出，息肉切除，电凝止血，胃、食管黏膜剥离等。

（6）家族史筛查及常规体检。

8. 简述纤维支气管镜检查的禁忌证。

（1）急性心肌梗死后4周内。

（2）活动性大咯血。

（3）血小板计数<$20×10^9$/L。

（4）妊娠期间不推荐行支气管检查术。

（5）恶性心律失常、不稳定型心绞痛、严重心肺功能不全、高血压危象、严重肺动脉高压、颅内压增高、急性脑血管事件、主动脉夹层、主动脉瘤、严重精神疾病以及全身极度衰竭等。

五、论述题

男，37岁，因左肾结石经急诊入院，主治医生为患者行体外冲击波碎石术。术后护士应如何对患者进行健康指导？

（1）肾结石患者碎石术后3d内避免重体力运动；较大肾结石患者，碎石后需平卧2~3d，以减少碎石屑快速堆积成石街。3d后可正常运动，如散步、跳台阶、跳绳、跑步、打篮球、打羽毛球。运动期间若出现血尿症状，减少活动，多饮水。

（2）指导患者每天饮水2 500~3 000ml，预防发生肾绞痛、形成石街，减轻血尿症状。

（3）嘱患者遵医嘱口服抗生素3d，预防泌尿系感染。

（4）排出的结石收集后做结石分析，根据分析结果，结合个人具体饮食习惯，进行饮食方面的健康指导。

（5）碎石术后2~3周进行复查。

（周春兰 王 泠 陈 梅 李 红）

参考文献

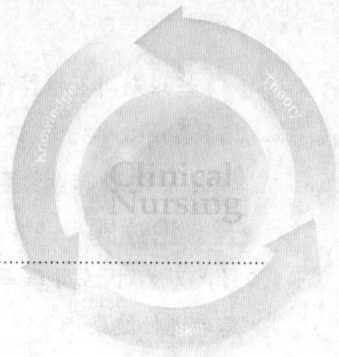

1. 尤黎明，吴瑛．内科护理学［M］.7 版．北京：人民卫生出版社，2022.
2. 李乐之，路潜．外科护理学［M］.7 版．北京：人民卫生出版社，2021.
3. 席淑新，肖惠明．眼耳鼻咽喉科护理学［M］.5 版．北京：人民卫生出版社，2021.
4. 王爱平，丁炎明．全国临床护理"三基"训练指南［M］.北京：人民卫生出版社，2021.